체형 교정 기구

필라테스 1

체형 교정 기구 필라테스 1

발행일 2018년 2월 14일

지은이 최 영 철
펴낸이 손 형 국
펴낸곳 (주)북랩
편집인 선일영   **편집** 권혁신, 오경진, 최승헌, 최예은
디자인 이현수, 김민하, 한수희, 김윤주   **제작** 박기성, 황동현, 구성우, 정성배
마케팅 김회란, 박진관, 김한결
출판등록 2004. 12. 1(제2012-000051호)
주소 서울시 금천구 가산디지털 1로 168, 우림라이온스밸리 B동 B113, 114호
홈페이지 www.book.co.kr
전화번호 (02)2026-5777   **팩스** (02)2026-5747

ISBN 979-11-5987-977-7 14510 (종이책)   979-11-5987-978-4 15510 (전자책)
         979-11-5987-823-7 14510 (세트)

이 도서의 국립중앙도서관 출판예정도서목록(CIP)은 서지정보유통지원시스템 홈페이지(http://seoji.
nl.go.kr)와 국가자료공동목록시스템(http://www.nl.go.kr/kolisnet)에서 이용하실 수 있습니다.
(CIP제어번호: CIP2018005260)

기구를 이용한 하체 / 골반 / 척추 측만 교정의 실제

체형 교정 기구

필라테스 ¹

하체

골반

척추 측만

최영철 지음

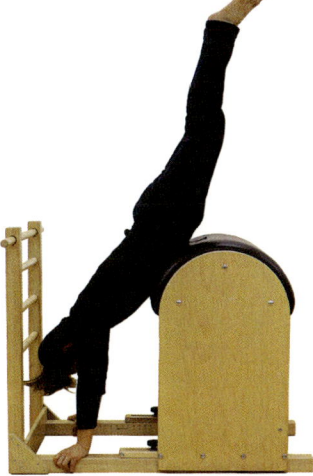

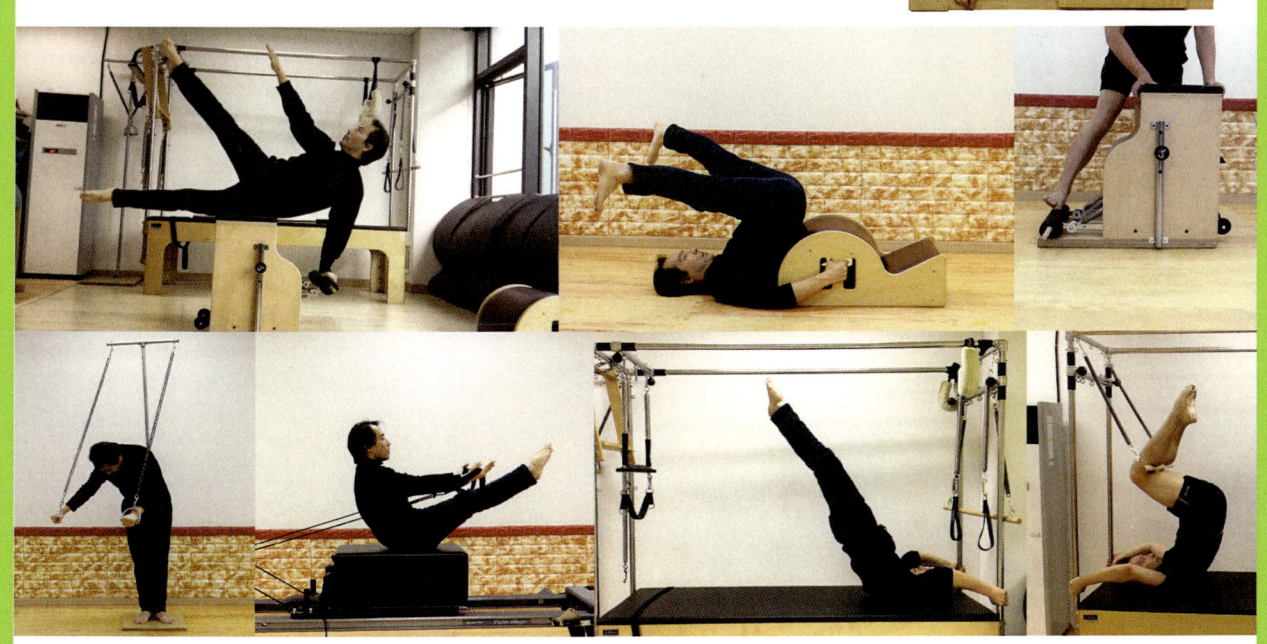

북랩 **book** Lab

최영철
Yeong cheol choi

[출생과 가족 관계]

1966년 7월 26일에 대한민국 서울 연세대 세브란스 병원에서 출생했습니다.

아버지의 성함은 최진호 님이고, 어머니는 최행자 님으로 2남 중 장남(동생 최영훈)입니다.

작고하신 부 최진호는 대구 출신으로 경북고 졸업하고, 민주화운동실천협의회(민가협) 활동을 하셨습니다.

모 최행자는 청주간호학교 졸업을 하고 이전에 간호사로 일했습니다. 동생 최영훈은 개인사업을 하고 있습니다.

[학력]

서울 신천초, 서울 신천중, 경기고를 졸업했습니다. 1985년 경기대(서울 충정로) 경영학과 입학과 중퇴를 했습니다. 1986년 성균관대학교 동양철학과(나중에 중국철학과로 개명) 입학 후에 중국철학과를 졸업했습니다.

[필라테스 경력]

2008년 체형의 틀어짐으로 인한 허리 통증과 허리의 마비로 쓰러진 이후에 인천의 정형외과 운동치료실에서 처음으로 필라테스를 접했습니다. 당시에 운동치료실에서 배운 필라테스의 롤다운롤업과 롤오버는 필자의 허리통증에 아주 유효했습니다. 롤다운롤업과 롤오버는 필라테스의 대표적인 동작으로, 이 책에서 상세하게 소개합니다. 당시에는 한국엔 필라테스를 가르치는 곳이 별로 없었고, 서울 강남 청담동 중심으로 몇 개가 있었습니다. 그 후에 일산에 있는 요가학원에서 요가를 하면서, 필라테스 매트 수련을 했습니다. 당시의 선생님은 폴 스타 매트 지도자 자격을 받으신 선생님이었습니다. 그 후에 서울 강남의 필라테스 학원에서 일대일 레슨을 받았습니다. 그것으로 갈증이 해결되지 않아서, 2011년/2012년에 걸쳐서 한국에서 진행되는 밸런스드 바디 필라테스 지도자 전 과정을 수료했습니다. 이 지도자 교육 과정을 수강하면서, 필라테스기구를 모두 김포의 집에 구입해서 설치하고 연습을 진행했습니다. 그리고 집에서 '포스필라테스'란 이름으로 일대일 레슨을 시작했습니다. 그 후에 주로 일대일이나 도제교육으로 포스필라테스 지도자 교육을 시작했습니다. 당시에 일대일 레슨을 받으러 왔던 모 한의사님의 제안으로, 경기도 고양시 덕양구에서 '건강한 필라테스'란 이름으로 2013년부터 2014년까지 2년간 지도했습니다.

2013년 12월 16일 PMA 필라테스 티처 시험을 독학으로 합격했습니다. 2014년/2015년 미국PMA(필라테스연맹)에서 개최하는 연간 미팅에 참가했습니다. PMA연간 미팅에서 조셉 필라테스의 제자인 로리타 산미구엘의 세미나에 참가한 후에. 그녀가 주최하는 '로리타 필라테스의 전 과정을 졸업했습니다. 2014년/2015년/2016년의 약 3년에 걸쳐서 미국 플로리다 팜비치 가든에 가서 지도를 받았습니다.

2016년 1월경에 김포시 구래동에 '포스필라테스'를 오픈하였습니다. 2016년 말부터 2017년 8월경까지 '로리타 필라테스'를 지도자 교육할 수 있는 '에쥬케이터' 계약을 하고, 한국에서 로리타 필라테스 지도자 교육을 실시했습니다. 그러나 로리타 필라테스 미국본부에서 교재를 제때제때 보내지 않고, 무리한 요구를 하는 등, 한국 실정에 맞지 않는 시스템을 고집하여 중단하였습니다.

겸손한 애기가 아닐 수도 있으나, 필자는 미국 필라테스의 모든 내용을 다 익혔습니다. 그리고 체형교정의 관점에서 더 한 발 나아갔다고 생각합니다. 그동안 서울, 부산, 대구, 광주, 경기도, 제주도. 강원도 등 전국 각지의 체형 교정을 원하는 사람들이 김포에 직접 와서 일대일 레슨을 받았습니다. 현재도 체형 교정 일대일 레슨과 지도자 교육, 필라테스 및 운동건강에 대한 책을 집필하면서 나날을 보내고 있습니다.

[무술관련]

초등학교 시절에 서울 마포 아현동에서 태권도(청도관)를 수련했습니다. 신천중학교, 경기고등학교시절 에는 학교에서 대한검도수련을 했고, 성균관대에서는 1학년 때까지 검도부에 있었습니다. 방학 때는 성수동의 대한검도도장에 다녔습니다. 또한 고등학교 시절 성수동 한화체육관에서 당랑권을 2년간 수련했습니다. 어린 시절부터 무술을 좋아해서, 길을 가다가도 무술도장간판을 보면 들어가보는 취미가 있었습니다. 그 후에 합기도, 해동검도, 유도, 극진가라데, 의권, 거합도 등 다양한 무술을 수련했습니다. 1997년에 경기도 안산에서 무술도장을 오픈했습니다. 그후에 경기도 광주, 서울 둔촌동에서 도장을 운영하고 무술을 지도했습니다. 1999년부터 2013년경까지 일 년에 한두 번 정도 일본에 가서, 스포츠찬바라, 대동류 합기유술 등을 수련했습니다. 이 과정에서 일본의 무술기술 중 하나인 '합기'를 터득했습니다. 2013년경부터 합기 및 발경을 수련하는 '합기연구회' 수련회를 만들고, 서울남부터미널역, 신촌역 등지에서 지도했습니다.

현재는 무술을 일대일로 지도하고 있습니다.

[사회경력]

대학졸업 후에는 보험영업을 했습니다. 그 후에 동양화재의 영업소장을 하기도 했습니다. 서울 중계동에 있었던 학림학원의 논술강사를 하다가. 유레카 논술학원으로 옮겼습니다. 그 후에 인천 목민논술학원의 주주이며, 이사, 부원장을 했습니다.

[저서]

- 『포스필라테스교재』 1, 2, 3권
- 『포스필라테스 해부학』
- 『심화교재』
- 『필라테스학 리포머레벨 1』 (좋은땅 출판사)
- 『PMA필라테스』 (좋은땅 출판사)
- 『최영절식 고관절 교정법』 (바른북스)
- 『다이어트매트필라테스』 (북랩)
- 『체형 교정기구필라테스』 1, 2, 3권 (북랩)

이희선, 53세, 전 공군원사

저는 공군에 근무하는 군인입니다

운동을 좋아하다 보니 운동에 많은 시간을 할애했고 또한 부대에는 부대별 운동시합이 있어 대표선수로 발탁되면 단체로 합숙훈련을 하다 보니 나도 모르게 근육에 부하를 주면서 문제가 발생했습니다.

2014년 5월 25일[토] 갑자기 허리가 끊어지는 듯한 통증이 발생해서 참고 있다고 다음날 월요일 병원에서 검사 결과 요추 4~5추간판 탈출증이라는 검진 결과가 나와 그날 수술 후 의사 소견은 아주 잘되었다고 하였으나 그 이후로 3개월을 병원에서 생활하면서 우측 골반이 뒤쪽으로 밀려나며 위로 올라가는 현상이 생기면서 엄청난 고통이 밀려오기 시작했습니다.

할 수 없이 집에서 운동과 수기치료를 3개월 하였으나 아무 차도가 없어 수기치료를 포기하였고 인터넷에서 최 선생님의 필라테스 교정운동을 보고 김포로 찾아갔습니다.

2015년 2월 둘째 주 구정 전주 금요일 처음으로 필라테스[교정운동]를 하였는데 그제야 내 골반과 허리를 교정을 할 수 있다는 자신감이 생겼습니다.

그로부터 1년 7개월을 교정운동을 배우는 과정에서 힘도 들었지만 정말 행복했습니다.

제 몸에서 점차로 고통이 없어지고 생활을 하는 데 크게 문제가 없으니 자만심이 생기더군요

혼자 운동을 해도 될 것 같아 2016년 9월부터 혼자 운동을 시작했습니다.

혼자서 한 8개월의 교정운동은 아무 효과도 보지 못하고 힘만 빠지는 결과를 만들었지요

시간만 흘러가고 나에 몸은 그대로 정체되어 있는 상태에서 선생님을 찾아가기로 마음 먹고, 2017년 5월 죄송하고 미안하고 염체 없었지만 선생님을 찾아가니 반갑게 맞아주는 선생님을 보면서 얼굴을 들 수가 없더군요

지금이나마 이 글을 통해 선생님에게 사과드립니다. 죄송하고요.

2017년 10월 31일 지금에 제 몸에 통증이 있는 곳은 아무데도 없고 정말로 정상인이 되었습니다.

교정운동으로 치유된 곳을 보면 발바닥 근족염, 왼쪽 발가락 기능 살리기/척추는 요추 4~5협착, 목이 우측으로 완전히 기울어져 흉추 층만, 경추 6~7협착/골반, 고관절, 무릎정렬, 어깨관절/호흡법에

의한 감기, 축능증, 피부 건조증이 사라지고 병원이 찾아갈 필요가 없게 되었습니다.

선생님 정말 감사합니다.

정상에 몸을 만들 수 있는 인체운동법과 마음의 수양도 할 수 있는 단전호흡과 명상을 알려주시고 저에게 알려준 교정운동을 책 속에 담아 모든 사람들이 보고 배울 수 있게 좋은 책을 만들어 주시면 좋겠습니다.

이상진, 28세, 현 공군중위/원래 초등교사

고등학교 때 학업에 대한 스트레스 때문에 몸이 많이 안 좋아졌습니다. 몸이 많이 틀어졌고 고치기 위해 여러 치료법과 운동을 해보았습니다.

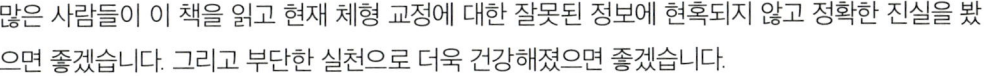

그러나 낫지 않았고 새로운 운동법을 찾는 도중 최영철 필라테스를 알게 되었습니다. 부산에서 김포까지 나중엔 경기도로 직장을 잡아 지금은 진주에서 올라가서 배운 지 어느덧 6년이 되었습니다.

6년 전에도 그랬고 지금도 여전히 체형 교정에 대한 한결같은 장인 정신으로 드디어 체형 교정에 대한 완결본이 나오게 되었습니다.

많은 사람들이 이 책을 읽고 현재 체형 교정에 대한 잘못된 정보에 현혹되지 않고 정확한 진실을 봤으면 좋겠습니다. 그리고 부단한 실천으로 더욱 건강해졌으면 좋겠습니다.

임혜진, 24세, 포스 필라테스 강사

체형 교정 필라테스를 하며

안녕하세요 포스필라테스에 소속된 임혜진 강사입니다.

요가, 헬스, 댄스, 마라톤, 등산 등 다양한 운동을 좋아하는 저는 포스 필라테스에서 최영철 선생님에게 필라테스를 처음 접하고 매우 놀랐습니다.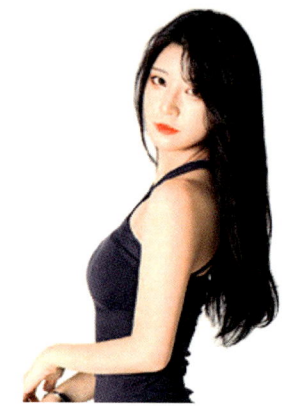

운동은 저마다 다른 매력을 가지고 있지만 최영철필라테스의 과학적이면서도 정교하고 세심한 동작에 큰 매력을 느꼈습니다.

운동을 열심히 해도 허리와 골반 통증을 항상 달고 다녔던 과거의 저는 체형 교정을 기반으로 한 필라테스를 하고 난 후 매우 달라졌습니다.

바른 자세를 유지하고 있다고 생각했음에도 불구하고 제 몸 자신의 틀어짐을 인지하지 못했고 잘못된 지식으로 더 통증을 악화시키고 있었습니다.

그러나 체형 교정을 통해 올바른 동작과 증상에 맞는 운동을 통해 현재 통증이 사라짐은 물론 건강하고 바른 신체정렬을 유지할 수 있습니다. 주변사람들도 자세가 좋아졌다며 신기해하기도 합니다.

더 나아가 더욱 더 관심을 가지고 필라테스 강사로 재직 중입니다.

요즘 굽은 등, 거북목과 골반통증 등 많은 현대인들이 틀어진 체형으로 통증을 겪으며 체형 교정에 대한 관심도가 높아지고 있는 추세입니다.

다양한 매체로 정보를 얻기는 쉬우나 옳고 그름이 분명하지 않은 정보들이 너무도 많아 개인적으로 어떤 것을 내 몸에 적용해야 하는지 알 수 없습니다.

그런 점에서 『체형 교정 기구 필라테스』는 다른 책과 획기적으로 다르게 증상별로 구분하여 그에 필요한 바른 운동방법을 제시하고 있습니다.

저는 직접 센터에서 체형 교정을 배웠지만 『체형 교정 기구 필라테스』 출간으로 앞으로의 건강 스포츠 교육 시장이 좀 더 발전하는 계기가 마련될 것이라고 생각합니다.

처음 배우는 일반인들도 쉽게 필라테스에 관심을 가지고 접할 수 있고 이미 필라테스를 하고 계시는 사람들도 새로운 정보를 얻을 수 있을 것입니다.

『체형 교정 기구 필라테스』를 통해 바르고 건강한 사회가 되기를 기원합니다,

저자는 이 책을 쓰는 데 여러 사람들로부터 많은 도움을 받았습니다. 지면으로나마 이분들에게 진심으로 감사의 마음을 전합니다.

그동안 저를 믿고 지도를 받아준 모든 지도자 교육생 선생님들과 회원님들께 진심으로 감사드립니다.

평생을 저와 자식들을 위해 헌신하신 어머니께 진심으로 감사드립니다. 돌아가신 아버님과 현재 살아계신 어머니는 이 땅의 다른 부모님들처럼 자식들을 위해 평생 일만 하셨습니다. 어린 시절, 무술이나 운동을 좋아했고, 책 읽기를 좋아했지만, 성급하고 부족한 점이 많은 필자 때문에, 부모님들은 너무도 많은 고생을 했습니다. 더군다나 아버님은 제가 그동안 거둔 성과를 보지도 못하고, 먼저 하늘나라로 가셨습니다. 돌아가신 아버님은 아주 오랫동안 디스크로 고생하셨습니다. 제가 이 책을 완결하는 시점에 만약에 아버님이 살아계셨다면, 제가 아버지의 디스크를 고쳐서, 삶의 질 저하를 해소하는 데 도움이 되었을 것입니다. 이러한 아버지에 대한 부채 의식에서 저는 이 책을 쓰는 데 박차를 가했습니다. 아버님이 돌아가시고, 아버지의 염을 할 때, 보았던, 아버지의 틀어진 왼쪽 고관절의 모습이 생생합니다. 이 책이 대한민국의 남녀노소, 지역, 계층, 종교, 입장의 차이를 떠나서 건강해지는 데 조그마한 도움이 된다면, 저자의 책임은 다한 것입니다. 감사합니다.

- 체형 교정이나 필라테스를 전혀 해보지 않은 독자

먼저 책 전체를 통독하여, 체형 교정의 이론이나 실기를 이해할 필요가 있습니다. 즉 먼저 산을 먼저 보아야 합니다. 그리고 자신이 고치고자 하는 체형 교정의 구체적인 내용을 책을 잘 읽고 따라해보시기 바랍니다. 그리고 더욱 잘 진행하기 위해서는 이 책을 읽은 필라테스 강사를 찾아서 직접 지도를 받으시면 더욱 효과가 좋을 것입니다.

- 필라테스나 체형 교정법을 경험해보신 독자

이 책과 기존에 했던 내용을 비교해보시기 바랍니다. 현재 대한민국의 필라테스나 체형 교정은 초창기입니다. 그러므로, 바르지 않은 지도가 많습니다. 바르지 않은 방법으로 하게 되면, 도리어 체형 교정을 더욱 힘들어집니다. 그러므로 바른 방법으로 할 수 있도록 합니다.

- 현 필라테스 강사나 체형 교정 지도자인 독자

이 책을 정말로 꼼꼼하게 정독하고 정독해서, 완전히 자신의 것으로 체득하시기 바랍니다. 물론 이 세상의 모든 것은 완벽한 것은 없습니다. 그러나 저는 그동안의 미국 필라테스의 모든 내용을 체형 교정의 관점에서 다 수록을 했습니다. 그러므로 이 책을 체득하는 것은, 필라테스의 모든 내용을 아주 쉽게 획득하는 방법입니다.

미국의 필라테스를 모두 배우려면, 직접 미국의 저명한 필라테스강사를 찾아서 가야 하고, 또 그것을 제대로 배우려면, 영어가 되어야 하며, 그걸 배울 수 있는 신체와 정신. 비용, 시간, 노력이 갖추어져야 합니다. 이 책을 읽는 독자들이 생각하는 이상으로 미국 필라테스 강사들한테 직접 배울 때 지불하는 교육비는 아주 비쌉니다. 저는 필라테스뿐 아니라, 일본에 가서 일본 무술을 예전에 배웠습니다. 그 비용보다 미국 필라테스를 배우는 비용이 훨씬 더 비쌉니다. 그것을 이 책 및 다른 책들에 다 공개하는 것입니다.

목차

추천사 008
이 책을 쓰는 데 도움을 주신 분들 011
이 책의 이용방법 012

1 들어가며 016
2 체형 교정의 정의 018
3 필라테스와 체형 교정 021
4 이상적인 체형의 정렬 025
5 체형점검 리스트 027
6 필자의 과거 체형불균형의 사례 033
7 체형 교정의 원리 035
8 체형이 틀어지는 이유 037
9 필라테스 기구와 각 동작 구분 038
10 잘못된 자세와 움직임 045
11 증상별 체형 교정필라테스 068

공통 동작 … 069
발목교정[회내, 프로네이션/회외수피네이션] … 075
족저근막염[발바닥 근막 문제] 교정 … 084
무지외반증 교정 … 089
평발 교정 … 092
걷기 교정 … 098
엑스다리[knock knee] 교정 … 103
오다리 교정 … 108
무릎 과신전 교정 … 115
무릎 안정성 교정 … 126
고관절 교정 … 134
다리 길이 교정 … 150
골반 교정 … 153
천장관절[천장관절 증후근] 교정 … 175
척추 측만 교정 … 183

Pilates

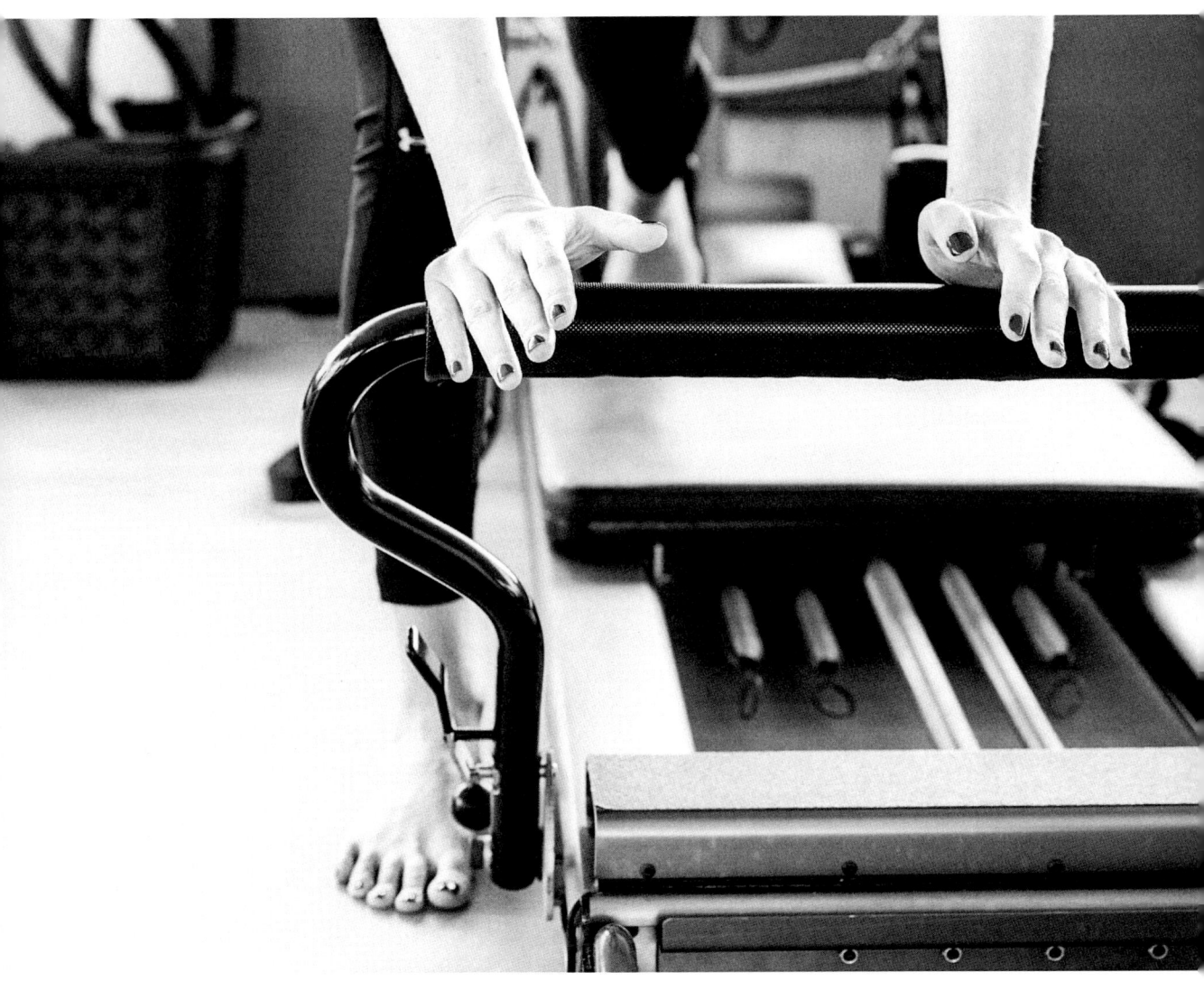

1 들어가며

- 골반교정을 어떻게 하지요?

- 척추 측만을 어떻게 고치지요?

- 오다리/엑스다리를 고치고 싶어요.

- 안면비대칭을 해소하고 싶어요?

- 거북등/거북목을 고치고 싶습니다.

- 오른쪽/왼쪽으로 몸이 틀어져 있어요.

- 평발입니다.

- 어깨가 항상 아파요.

- 허리가 아파요.

- 무릎이 아픕니다.

- 몸이 전체적으로 틀어져있습니다.

- 천장 관절이 아주 아파 죽겠습니다.

필자가 그동안 상담을 하거나, 지도를 하면서 들었던 말들이다.

- 도수치료로 골반교정을 한다.

- 카이로 프락틱이 좋다.

- 재활 피티, 헬스 퍼스널 트레이닝으로 체형 교정합니다.

- 체형 교정병원

- 요가로 체형 교정한다.

인터넷에 '체형 교정', '신체 교정', '골반 교정', '척추 교정' 등으로 검색하면, 병원, 헬스, 요가, 필라테스, 도수치료, 운동센터 등의 온갖 광고와 주장이 난무한다.

그러나 과연 진짜는 무엇인가?

필자는 10년 전 틀어진 몸 때문에 만성 요통에 시달려서 틀어진 골격을 고치기 위해 지난 10여 년간 필라테스 및 체형 교정에 대한 여러가지 방법론을 공부, 연구, 연습, 시행착오를 반복해왔다.

그리고 이제는 필자의 신체가 틀어진 원인을 정확히 찾아내고, 그 방법을 집대성했다. 그 내용을 이 책에서 공개한다.

필자는 필라테스의 창시자인 조셉 필라테스의 제자인 로리타 산미구엘의 필라테스를 비롯해서, 미국의 주류 필라테스의 모든 내용을 배우고 익혔다. 그런데 체형 교정의 관점에서 볼 때는 우수한 측면도 있지만, 일정한 한계도 존재한다는 사실을 발견하였다.

그래서 이 책은 단순히 미국 주류 정통 필라테스의 내용을 그대로 소개하는 것이 아니라. 체형 교정의 관점에서 필라테스뿐 아니라, 여러 가지 체형 교정법에 대한 연구를 토대로 하여 집필한 것이다.

2 체형 교정의 정의

체형 교정이란 틀어진 관절을 정상으로 맞추어서 신체를 바르게 유지하도록 하는 것을 말한다.

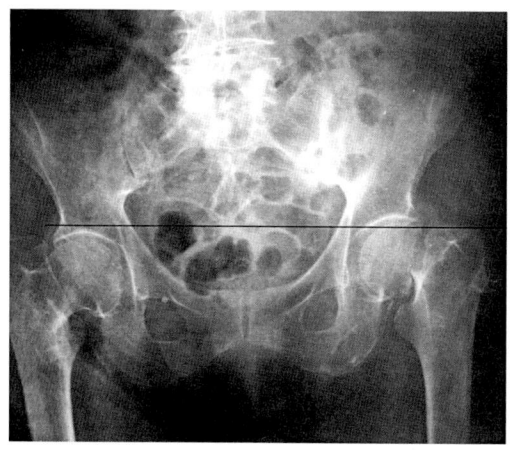

위의 사진을 보면, 한쪽 고관절의 높이가 다른 쪽보다 높다, 즉 고관절이 정상 위치에서 벗어나 있는 것이다. 이러한 틀어진 관절을 정상 위치로 돌리는 것이 체형 교정이다.

사실 체형 교정은 정확한 학술적 용어가 아니다. 체형 교정의 원조는 미국이다. 미국에선 체형 교정을 한국과는 다른 의미로 쓴다. 미국에서 원래의 의미는 비만형, 마른형, 근육질 등 근육이나 지방의 축적에 따른 개인의 신체 모양을 고치는 것을 말한다. 그런데 한국에선 틀어진 골격을 바르게 세우는 의미로 사용된다. 체형 교정을 정확히 부른다면 자세 교정[Posture Correction], 자세 개선[posture improvement]이라고 불러야 한다. 그런데 한국에서는 체형 교정. 신체교정, 골반교정, 척추교정 등의 여러 가지 단어로 불린다. 내용은 틀어진 골격을 바로 잡는 것이다. 예를 들면 거북등이란 학술적으로 흉추의 과도한 후만[뒤로 구부러짐이다. 그것을 정상적인 흉추의 구부러진 각도[흉추가 일자가 되는 것도 틀어진 것이다]로 회복하는 것이 '체형 교정'이다.

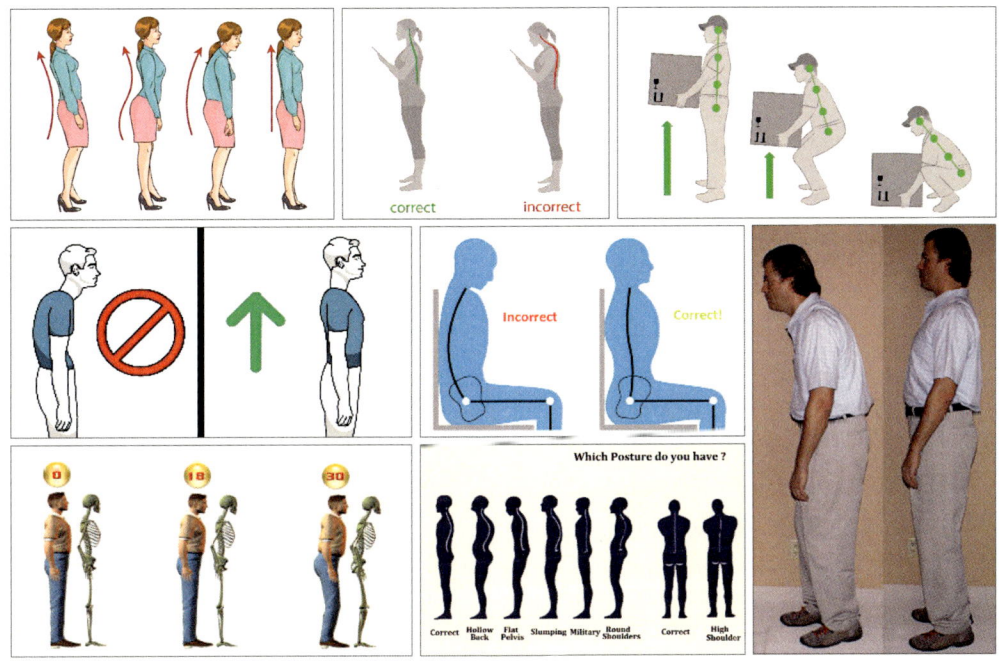

여러 가지 체형 교정에 대한 그림들

체형 교정을 주장하는 각종 방법론들이 있다. 그중에서 현재까지 가장 우수한 방법론 중의 하나가 필라테스이다. 체형 교정이 필라테스의 목적 중 하나이고, 필라테스가 이 부분에 아주 뛰어나다. 그러나 필라테스도 일정 부분 한계가 있다. 그렇게 된 이유는 조셉 필라테스 이후에 발레 댄서들이 많이 필라테스를 하다 보니, 플로우 무브먼트를 발레적으로 해석한 결과라고 생각한다.

플로우 무브먼트란 흐르는 듯한 움직임, 부드러운 움직임을 말한다. 동작을 할 때 불필요한 힘이 들어가지 않고, 적절한 움직임을 하는 것을 말한다. 그런데, 발레 댄서 출신들의 미국 필라테스 강사들은 이것을 동작과 동작을 계속 연결해서 하는 것으로 해석하여, 필라테스의 개별동작들을 연결해서 하는 데 치중하게 되었다.

필자가 배웠던 로리타 필라테스도 마찬가지이고, 로마나 필라테스도 마찬가지이다. 로리타

도, 로마나도 모두 발레 댄서 출신이다. 이것을 강조하다 보면, 체형 교정이 가능한 단순동작의 반복을 소홀하게 되는 경향이 발생한다.

필라테스로 체형 교정을 하기 위해서는 틀어진 체형에 맞는 필라테스 개별동작을 많이 반복해야 한다.

예를 들면 거북등의 체형 교정을 위해선 척추의 흉추를 신전(뒤로 펴는) 단순동작의 반복이 필요하다.

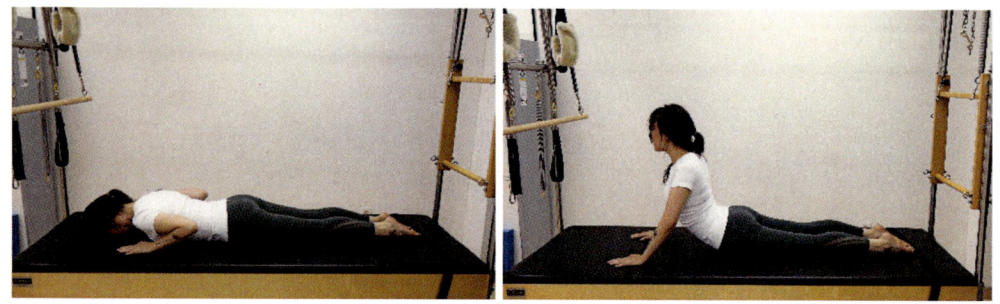

3 필라테스와 체형 교정

필자가 처음 필라테스를 시작한 것은 필자의 틀어진 체형을 교정하기 위함이다. 필라테스는 체형 교정에 아주 우수한 운동법이다. 그런데 먼저 우리가 현재 한국에서 보급되고 있는 필라테스란 간판을 걸고 하는 센터들이 모두 동일한 내용을 가르치는 것이 아니라는 것을 정확히 이해해야 한다.

필자에서 이 책에서 다루고 있는 필리데스는 기존 필라테스 스타일인 미국 밸런스드 바디 스타일과 로리타 필라테스, 그외 필라테솔로지[미국의 로마나 필라테스 강사들이 주로 나오는 필라테스 동영상 사이트]나 필라테스 애니타임[다양한 필라테스 강사들이 나오는 미국 동영상 사이트], PMA[미국의 필라테스 연맹]의 다양한 강사들에게 배운 내용과 그동안 필자가 한국에서 필라테스를 지도하면서 개인적으로 터득한 연구, 개인적인 필라테스 수련 중에 얻은 내용들을 포함한다.

즉 필자의 경우는 그동안 미국식 정통 필라테스와 필자의 수련, 지도. 연구경험을 결합해서 가르쳤고, 필자의 모든 책에도 그 내용들이 모두 공개되었고 공개될 것이다. 그런데 한국의 경우에는 현재 필라테스란 이름하에 실제로는 다양한 내용들이 공존한다. 그것들을 체형 교정의 관점에서 볼 때는 일정한 한계가 있다는 것이다. 분류하면,

1. 미국식 필라테스를 그대로 가르치는 경우: 미국의 필라테스 단체의 지도자 교육을 할 수 있는 허가를 모두 취득하고, 한국에서 가르치는 강사나 센터[소위 국제지도자 교육].
2. 피트니스를 가르치는 경우: 필라테스에 유입되는 여성회원들의 관심사 중에 다이어트에 관심도가 가장 높다. 그러므로, 그 다이어트에 부응하기 위해서는 정통적인 필라테스 동작보다는 스쿼트나 런지 같은 피트니스 동작 위주로 가르치는 경우도 아주 많다. 그리고 피트니스 동작을 가르치는 이유가 다이어트에 부응하기 위함도 있지만. 실제로는 정통

필라테스 동작을 강사가 몰라서 그렇게 하는 경우도 대부분이다.

3. 요가동작을 가르치는 경우: 말 그대로 필라테스라고 해놓고, 요가동작을 가르친다.

4. 자기 스타일로 가르치는 경우: 이런 경우는 일단 미국식 필라테스를 조금 배운 후, 관계를 끊고, 자기 나름대로 가르치는 경우이다. 이런 경우도 아주 많다.

5. 물리치료학 등을 토대로 가르치는 경우

이렇게 5개로 분류할 수 있다. 각각의 스타일은 장단점이 있다.

대중성의 측면이란 관점에서는 2번 피트니스를 가르치는 경우가 가장 일반적이다.

그런데 체형 교정의 관점에서 보았을 때는 각각은 한계가 있다.

그 이유는 다음과 같다.

피트니스나 요가, 자기 나름으로 가르치는 것은 일단 체형 교정과는 관계가 멀다.

피트니스나 요가는 먼저 체형 교정을 목적으로 하는 것이 아니다. 피트니스는 외모적 아름다움을 추구하는 것이 일반적인 목적이다. 소위 말하는 피트니스의 복직근의 보여주는 '식스팩'은 체형 교정과 직접적인 관련이 없다. 그리고 요가의 과도한 유연성은 체형이 틀어지게 하는 원인이 될 수도 있다. 자기나름으로 하는 것은 객관적 검증이 되지 않았다. 또한 물리치료학의 목적은 체형 교정이 아니다. 병원에서 물리치료를 많이 받는다고 직접적으로 체형이 교정되는 것이 아니다. 체형 교정이란 직접적인 체형 교정운동을 해야 하는 것이다.

미국식 필라테스의 장점

필라테스의 원조답게 그 기술이나 이론이 풍부하다. 당연히 필라테스의 정확한 동작을 행한다. 해부학이나 운동학 등 다른 인접분야 학문과의 결합을 통해 풍부하게 하는 장점을 가지고 있다.

미국식 필라테스의 체형 교정에서 단점

필자가 생각에 미국식 필라테스[필자가 모든 자격을 획득한 로리타 필라테스 포함]가 체형 교정에서 문제가 된 것은, 조셉 필라테스 이후에 발레 무용수들이 필라테스를 한 것 때문이라고 본다.

인간은 무엇을 배워도, 자기가 기존에 한 것과 결합시키는 경우가 많다. 필라테스의 창시자, 조셉 필라테스는 댄서가 아니었다. 그런데 그의 제자들은 대부분 발레를 했다.

그러다 보니, 이 제자들[로리타 산미구엘, 로마나 크라자스카, 이브 젠트리, 론 플레처 모두 발레 무용수였다]은 당연히 조셉 필라테스에게 배운 동작에 발레의 '연속적 흐름'을 집어넣었고, 결국 오늘날 동작을 연결해서 하는 미국식 필라테스의 형태가 완성된 것이다.

발레란 체형 교정을 목적으로 만들어진 운동이 아니다. 발레는 무용수들이 프로페셔널한 연습과정을 거쳐서, 무대공연을 통해 관객에게 아름다움을 전달하는 예술 장르의 일종이다.

체형 교정이란 체형이 틀어진 사람을 위한 치료이며, 치유의 과정이다. 타인에게 아름다움을 보여주는 공연이 아니다.

물론 미국 주류 필라테스 내에도, 물리치료사 출신의 강사들이 있고, 이들은 체형 교정을 강조한다. 그러나 일반적인 경향은 동작의 '연속적 흐름'을 중시한다는 것이다.

그런데 그동안 필자 자신의 체형 교정과 회원들이 체형 교정을 지도하면서, 이러한 동작의 '연속적 흐름'은 '동작 개별의 반복'보다 체형 교정의 관점에서 효율성을 떨어뜨리고, 심지어는 회원에게 더 혼란을 일으킬 가능성이 있다는 사실을 파악하게 되었다.

체형 교정운동의 잘못된 사례들

• **요가**: 유연성만 좋다고 체형 교정을 하는 것이 아니다. 요가코브라는 목의 경추 사이를 좁게 하고 그 사이에 있는 디스크에 과도한 힘을 가하여, 문제를 일으킬 가능성이 있다.

요가의 코브라 자세는 도리어 목의 체형을 좋지 않게 만든다.

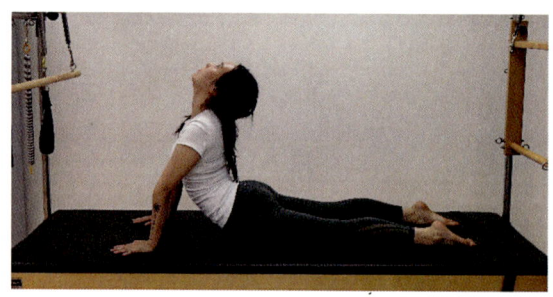

필라테스의 스완 자세는 경추를 뒤로 압박하지 않는다. 즉 경추 사이를 완만하게 늘리면서 운동을 해야, 목과 등의 정렬이 좋아진다.

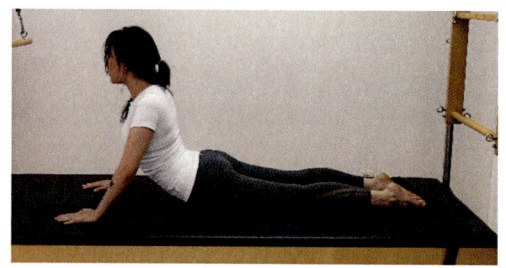

- **헬스**: 근력만 키운다고 체형 교정이 아니다. 근육의 크기와 선명도를 향상하기 위한 헬스적 근력운동과 체형 교정을 위한 근력강화는 일정한 차이가 있다.

- **카이로프락틱**: 카이로프락틱이나 수기요법은 틀어진 뼈[관절]를 맞추는 데는 일시적으로 좋다. 그러나 틀어진 뼈는 그 주변의 근육이 그렇게 만든 것이다. 즉 근육에 틀어진 상태가 기억된 것이다. 그것은 지워지지 않는다. 근육의 잘못된 기억을 없애고, 새로운 기억을 만들기 위해서는 운동요법을 해야 한다.

4 이상적인 체형의 정렬

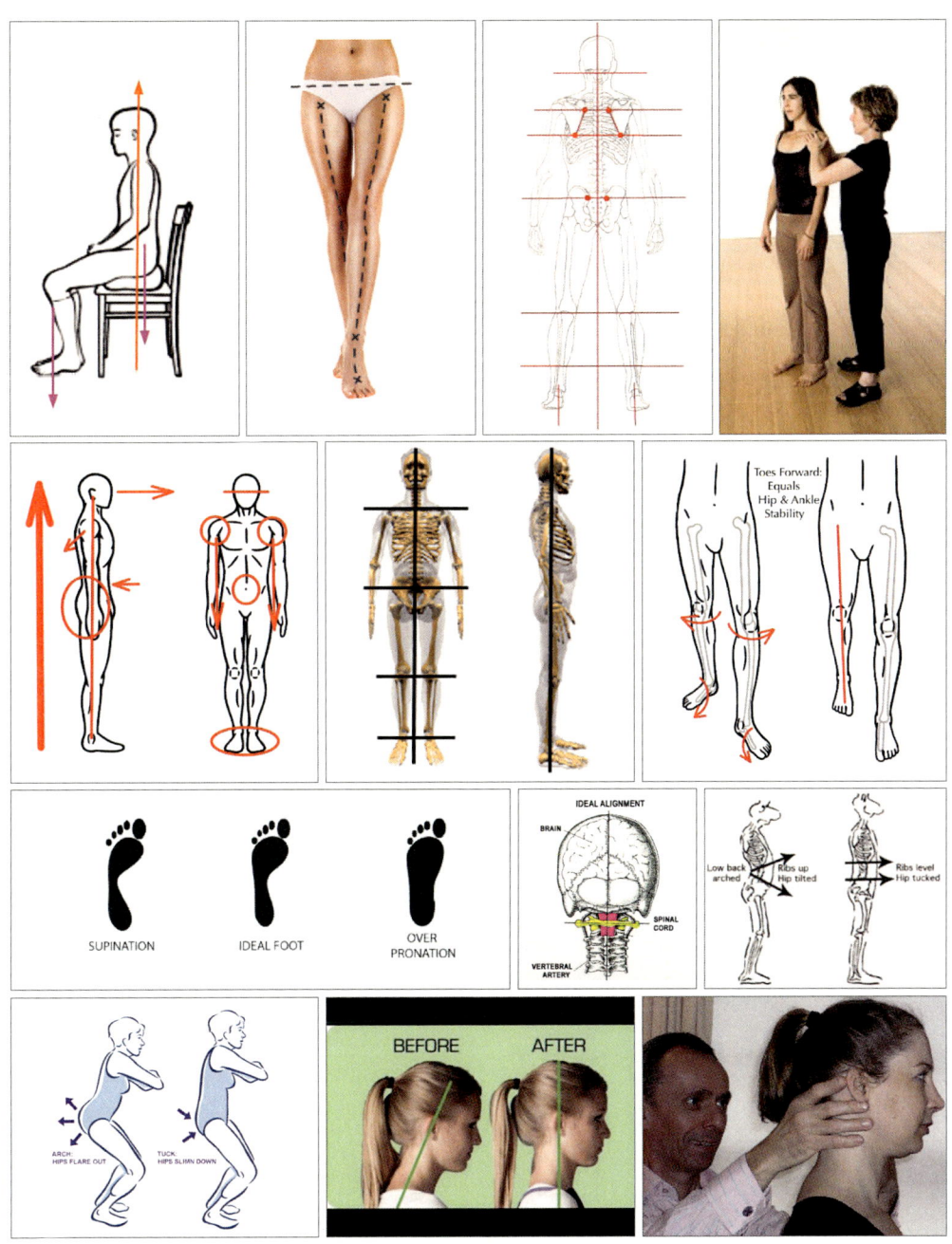

틀어진 체형을 앞의 이미지와 같은 이상적인 형태의 정렬[자세]로 바꾸는 것이 체형 교정이다. 체형정렬은 뼈를 중력에 맞춰 바르게 배열하는 것이다.

올바른 체형정렬은 선 상태에서 신체중심선을 기준으로 신체 전후좌우상하의 균형이 맞추어져 있는 것이다. 그런데 이 균형을 맞추는 것이 쉬운 것 같아도 의외로 어렵다. 인간은 직립보행을 하면서, 각자 다양한 신체의 움직임을 통해 자기만의 습관을 가진다. 이 습관에 따라서 체형이 달라진다. 또한 각 사람의 선천적으로 태어난 각 기관의 약함과 강함에 따라서도 체형이 결정된다. 그리고 노화가 진행되면서 점점 체형은 나빠진다. 즉 중력에 맞추어서 몸을 잘 맞추는 것이 아니라. 점점 무너지게 되는 것이다. 그러나 인간은 가급적 살아있는 동안에 더욱 건강하게 살기 위해서는 바른 체형을 갖도록 노력해야 한다.

5 체형점검 리스트

체형 교정을 하기 위해서는 먼저 체형이 어떻게 틀어졌는가를 정확히 알아야 한다. 다음의 항목들을 기준으로 체형을 분석한다. 이것은 인간이 가진 해부학적 구조와 기능에 근거해서 작성된 것이다. 인간은 뼈와 근육, 장기 등의 총체적인 유기체이다. 그러므로 신체의 각 부위는 서로 분리되어있는 것이 아니라. 상호연결되어있다. 그러나 먼저 각 부위가 어떻게 변형되었는가를 판단하고 그것을 기초로 하여, 그것이 서로에게 어떤 영향을 주는지를 종합적으로 판단하여 한 사람 체형의 틀어짐과 바름, 약한 부위와 강한 부위를 판단하여 거기에 맞는 적절한 체형 교정 운동처방을 할 때 효율적으로 체형을 교정할 수 있다.

체형은 일차적으로 뼈와 근육의 관계지만, 그것을 명령하는 신경계[두뇌를 비롯하여]와 각 장기[폐, 간, 위, 대장 등]와 감각기관[눈, 귀, 코 등]의 종합으로 형성된다. 그리고 특별하게 신체의 위치를 감지하는 고유수용성감각에 의해서, 신체의 위치가 결정된다. 그러나 여기에서는 일차적으로 뼈와 근육과 신경계 중에서 고유수용성 감각[신체의 위치를 감지하는 감각]을 중심으로 체형을 분석한다.

- 신체가 직립한 상태를 기준으로 기저면[신체의 표면과 지면이 만나는 부위인 발바닥부터 순차적으로 위로 올라가면서, 체형의 틀어짐을 정한다.
- 신체를 3차원적으로 파악하기 위해, 정면, 측면[오른쪽, 왼쪽], 뒤쪽, 발바닥 밑, 머리 위에서 본 형태의 5가지로 나눈다.

신체의 앞면에서 보았을 때

- 무지외반증[bunion]: 엄지발가락이 정면을 향하지 않고, 두 번째 발가락으로 구부러진 상태, 엄지발가락이 정면으로 향하고 있을 때, 발바닥에

Normal   Bunion

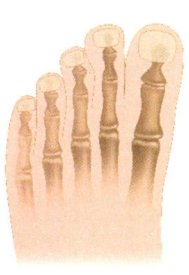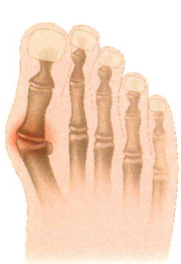

신체의 무게가 골고루 분산된다. 그래야 신체는 중력에 대항하여 더욱 잘 신체를 유지하게 된다.

- 발목의 수피네이션[supination]: 발목이 바깥으로 벌어져서, 새끼발가락에 무게를 실은 상태가 수피네이션이다. 반대로, 발목이 안쪽으로 모아져서, 엄지발가락의 발바닥 안쪽에 무게가 실린 상태가 프로네이션[pronation]이다.

수피네이션과 프로네이션이 되지 않은 상태가 바른 체형이다.

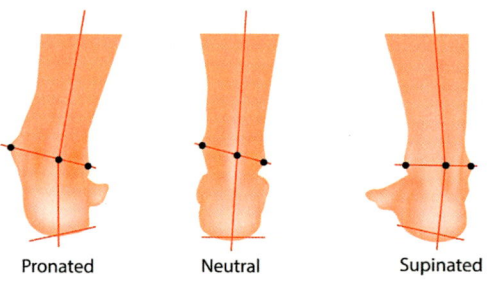

Pronated   Neutral   Supinated

- 무릎 슬개골의 중심이 앞으로 향하고 있으면 정상이다. 바깥으로 향하고 있으면 오다리이고, 안으로 향하고 있으면 엑스다리이다. 이것이 양 무릎에 비대칭인 경우도 있다.

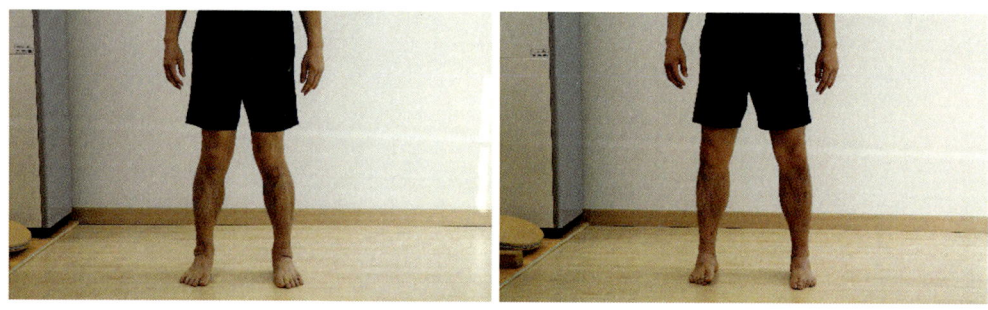

- 고관절이 안으로 회전하거나 바깥으로 회전한 상태도 비정상이다.
- 두 번째 발가락과 무릎 중앙과 고관절이 일직선에 있으면 정상이고, 벗어나면 다리의 체형이 틀어진 것이다.
- 두 다리는 서로 대칭을 이뤄야 정상이다.

- 골반이 한쪽으로 치우치지 않고, 가운데 있어야 한다. 치골 결합과 배꼽이 일직선상에 있어야 한다.
- 몸통은 배꼽과 명치와 인후부와 코와 미간이 일직선을 기준으로, 좌우가 대칭을 이루면 정상이다.
- 골반의 좌우높이가 다르면 체형이 틀어진 것이다.
- 어깨의 좌우높이가 같아야 한다.
- 목이 한쪽으로 기울어지지 않아야 한다.
- 턱의 좌우가 대칭을 이뤄야 한다.

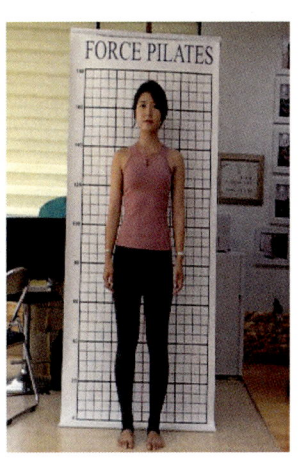

측면에서 보았을 때

- 측면은 바깥쪽 복숭아뼈의 중앙이나 앞부분에서 출발하는 일직선이 무릎의 옆중앙을 통과하여 대전자와 옆 장골의 가운데와 옆 늑골의 가운데, 옆 어깨의 중심과 귀볼이 일직선에 있으면 바른 체형이다.
- 척추는 미골, 선골이 약간 앞으로 구부러지고, 요추는 약간 전만, 흉추는 후만, 경추는 전만되어서, 전체적으로는 일직선을 이룬다.

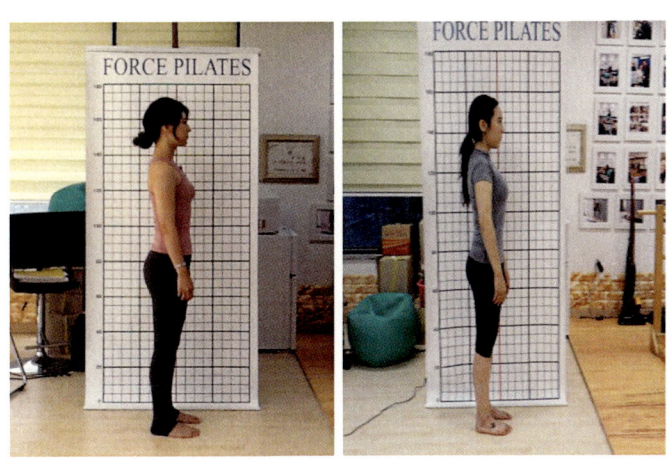

뒤에서 보았을 때

- 아킬레스건과 뒤꿈치의 중앙이 일직선에 가까워지면 정상

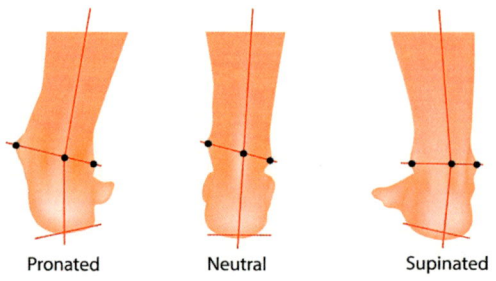

Pronated   Neutral   Supinated

- 뒷무릎[오금]의 중앙과 아킬레스건의 중심에 지면과 수직선이 일치하면 정상

- **아킬레스건과 뒤무릎중앙과 좌우엉덩이의 각각 중심을 통과하면 뒤에서 보았을 때 바른**
  다리체형이다. 그림에서 가장 왼쪽이 바른 다리체형이다.

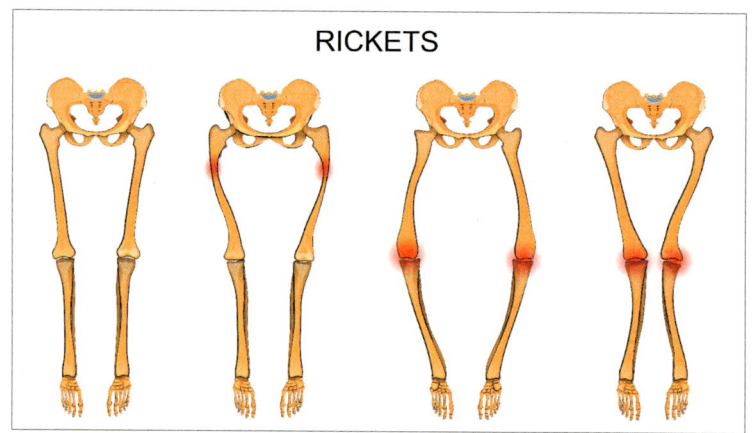

RICKETS

- 척추는 일직선에 있으면 정상, 좌우로 틀어지면 척추 측만이다.

- 척추와 좌우의 어깨의 거리가 같으면 대칭, 다르면 비대칭이다.

아래 사진의 왼쪽과 같이 몸통이 좌우대칭을 이루도록 한다. 오른쪽은 좌우비대칭이다.

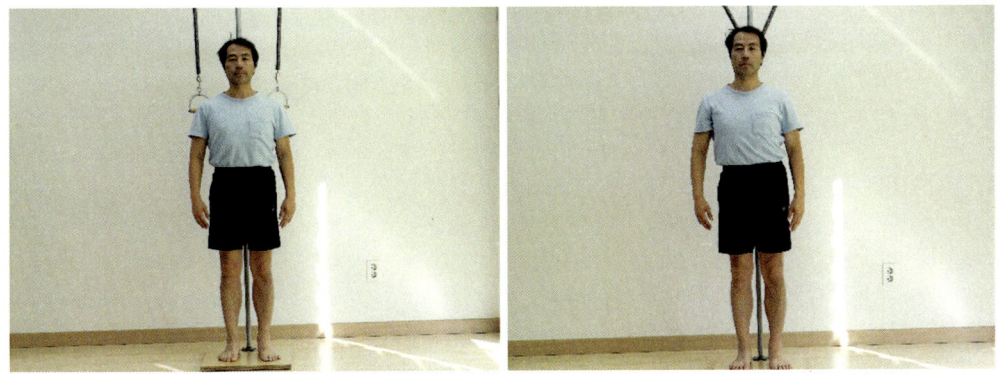

- 목은 척추 연장선의 수직에 위치한다.
- 목은 한쪽으로 기울어지면 체형이 틀어진 것이고, 다음의 사진과 같이 가운데 있으면 정상

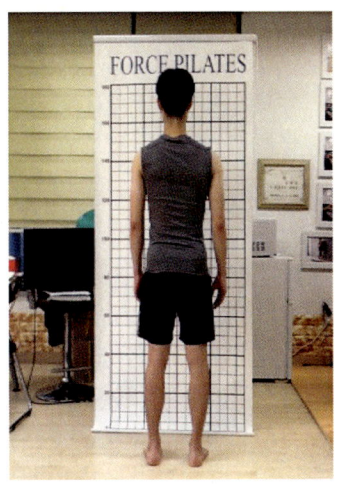

발바닥 밑에서 보았을 때

- 엄지발가락의 아래, 새끼발가락의 아래, 뒤꿈치의 중앙에 3분의 1씩 무게중심이 실리면
  정상. 어느 한쪽에 치중되면, 틀어진 체형
- 발목관절, 무릎관절, 고관절의 무게중심이 아래에서부터 위로 일치하면 정상, 벗어나 있으

면 틀어진 것이다.

- 골반의 무게중심과 척추가 전체적으로 무게중심이 연결되면, 바른 체형이다.

머리 위에서 보았을 때

머리 한가운데를 관통하는 선이 하늘에서 내려온다고 할 때, 그 중심선이 정확히 골반밑[기저부]의 회음을 통과하여, 이것을 기준으로 [중심선] 신체가 좌우, 전후가 대칭을 이루면 바른 체형이다. 이 중심선이 다리 사이의 공간을 통해 내려와서 두 발의 무게중심 가운데에 있으면 바른 체형이다.

체형 불균형의 예

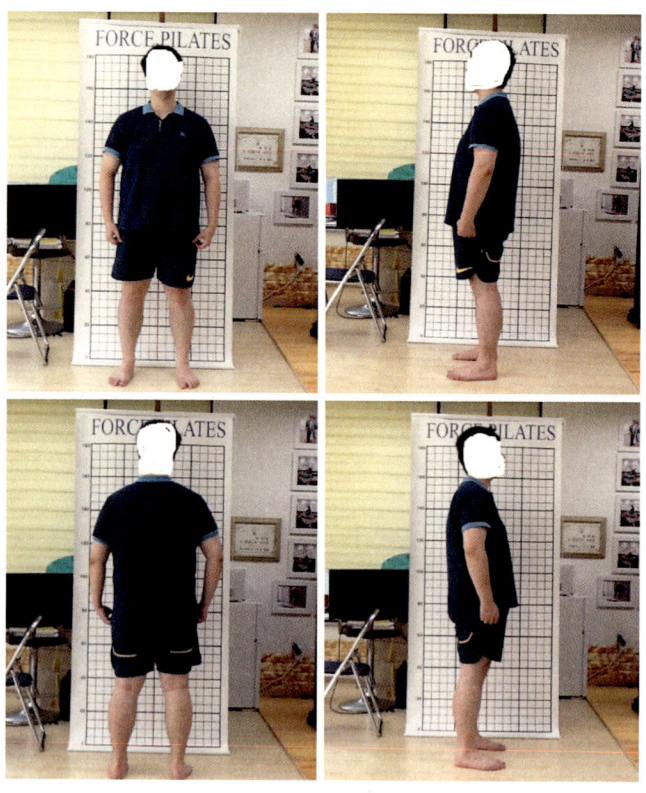

6 필자의 과거 체형불균형의 사례

사람마다 체형불균형은 다르게 나타난다. 그러므로, 이 책을 잘 이해하고, 먼저 자신의 체형불균형을 정확히 파악하도록 한다.

- 왼발의 평발[아치 무너짐]과 프로네이션/오른발의 수피네이션

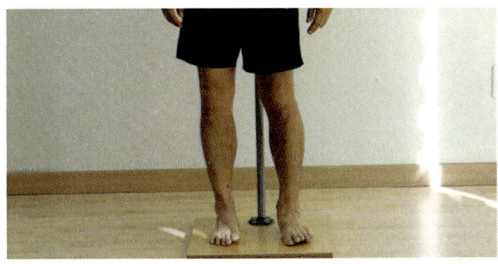

- 오른무릎 안쪽이 짧아져 있음[만성적 무릎통증]

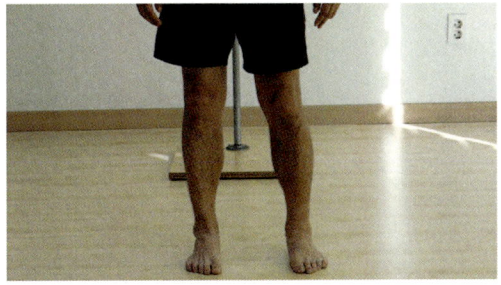

- 왼쪽 고관절의 굴곡변위에 의한 근육 타이트함과 통증

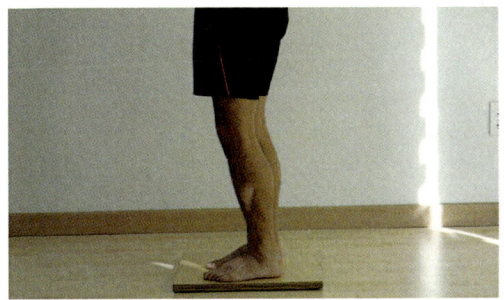

- 왼 요방형근의 만성통증

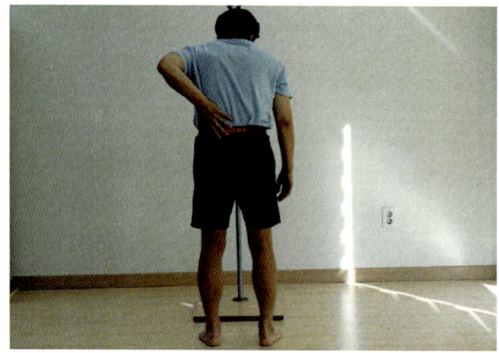

- 오른어깨가 올라감

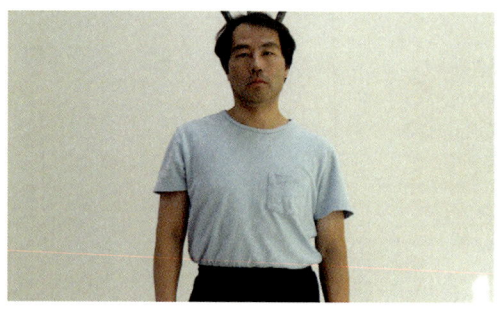

- 왼쪽 측두근과 눈근육의 타이트함

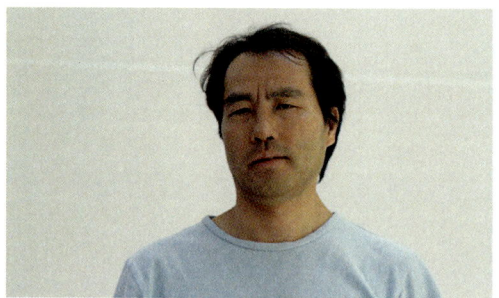

7 체형 교정의 원리

- **엘롱게이션의 중요성**: 엘롱게이션이란 신체의 관절 사이를 늘리는 것을 말한다. 신체가 틀어졌다는 것은 신체의 가해지는 중력에 우리 몸이 점점 굴복한다는 것이다. 그런데 엘롱게이션이란 관절에 가해지는 압박[중력]을 최소화해서, 관절에 가해지는 부담을 줄인다는 것이다. 척추질환의 가장 큰 원인은 척추가 눌려서 그 사이에 있는 추간판[디스크]이 압박받는 것이다. 이것은 척추뿐 아니라 모든 관절이 그러하다. 그러므로 체형 교정의 성공을 좌우하는 것은 관절 사이를 늘려서, 관절에 가해지는 부담을 줄이는 능력을 획득하는 데 있다. 그러기 때문에 모든 동작의 핵심은 먼저 동작을 하는 것이 아니라, 먼저 늘리고, 그것을 유지하면서 동작을 하는 것이다.

신체관절 중에서 고관절은 가장 큰 관절이고, 신체의 무게를 지탱한다. 그러므로 고관절의 교정은 체형 교정에 있어서 아주 중요하다. 그래서 부위별 교정과 함께 고관절 교정을 반드시 해야 한다.

* 참고: 고관절 교정은 필자의 다른 저서 『최영철식고관절교정법』[바른북스]을 참고하기 바란다.

- 틀어진 부위의 반대 동작을 한다. 예를 들면 거북등의 경우에는 흉추가 뒤로 굴곡된 것이다. 그러므로 흉추의 신전동작을 반복한다.
- 체형이 틀어져있는 것은 어떤 근육은 과도하게 수축하고 있고, 그 반대 근육[길항근]은 과도하게 늘어난 것이다. 그런데 이것이 장기화되어서 굳어진 상태이다. 그러므로 과도하게 수축된 근육을 무리해서 늘리려고 하면, 수축되고 짧아진 근육은 안 늘어나려고 저항하고, 통증을 일으킨다. 그러므로 아주 부드럽고, 점진적으로 근육을 달래면서 늘려야 한다.
- 늘어난 근육은 근육강화 운동으로 근육을 강화시켜서 원래의 정상길이로 만들어야 한다.
- 미국주류필라테스의 동작들은 몇 개의 단순동작을 연결해서 하는 경우가 많다. 이런 방식

이 아니라, 체형 교정에 맞는 단순동작만을 정밀하고, 천천히 정확하게 반복을 해야 한다.

- 1세트의 반복횟수는 사람에 따라 다르며, 일률적으로 몇 회는 바람직하지 않다. 사람에 따라 10회가 적당하면. 10회를 행하고. 20회가 적당하면 20회를 행한다. 적당하다는 것은, 틀어진 신체를 바르게 만든 다음에 그것을 유지할 수 있는 횟수와 강도이다.

- 만약에 거북등인 사람이, 흉추를 정상각도로 만든 다음에 12회를 할 수 있는데, 13회부터는 정상흉추가 아닌 거북등흉추로 동작을 한다면, 이 사람에게는 12회가 적당한 횟수가 되는 것이다.

- 필라테스기구는 보통 스프링또는 자신의 신체무게로 강도를 가하는데, 이것도 각 사람에 바른 체형을 유지하면서 할 수 있는 강도가 적정강도이다. 그러면서 점점 횟수와 강도를 점진적으로 올린다.

8   체형이 틀어지는 이유

한국은 어린 시절부터 **바른 자세가 무엇인지에 대한 교육**을 전혀 하지 않는다. 그냥 허리를 펴고 서라는 등, 아주 추상적인 애기만 한다. 그러다 보니, 정확하게 바른 자세가 무엇인지를 대부분의 사람들이 모른다. 어린 시절부터 가정과 학교에서 이 책을 토대로 바른 자세교육이 필요하다. 그리고 티브이나 인터넷의 카메라나 사진의 일정한 조작에 의한 '몸매'가좋은 것과 체형이 좋은 것은 다르다. 그런데 많은 사람들이 이것을 아직 잘 모르고 있다.

사고나 정신적 트라우마도 체형을 틀어지게 한다. 사고를 당하면 근육이 강하게 놀라서,수축된다. 그리고 그것을 정확한 재활로 풀지 않으면, 그대로 근육이 수축된 대로 경직된다. 이것은 결국 주변 뼈의 위치를 변하게 한다. 정신적 트라우마도 마찬가지이다. 경제적어려움이나, 공포, 실망감 등에서 강한 충격을 받으면, 그 감정에 따라, 근육도 강하게 수축한다. 근육은 수축 후에 이완해야 한다. 그러나 이완이 잘 안 되면서, 수축된 근육은 계속수축해있으니 통증을 일으키고, 급기야 관절에서 만나는 뼈의 위치를 변하게 한다. 결국 체형이 틀어진다.

잘못된 운동은 체형을 틀어지게 한다. 헬스, 요가, 골프, 테니스, 배드민턴 또는 일상생활의 걷기, 앉기, 눕기 등의 모든 움직임에는 인간의 골격구조에 맞는 합리적인 움직임이 있다. 그 합리적인 움직임을 벗어날 때 체형은 틀어진다. 이것은 직업과도 관련이 있다. 한국의 경우에는 장시간 근무가 일상화되어있다. 장시간 직업에 맞는 특정 움직임과 자세만을지속적으로 반복하게 된다. 그러면 당연히 신체는 거기에 맞게 적응하고, 그것이 체형을 틀어지게 하는 것이다.

9 필라테스 기구와 각 동작 구분

<u>프리</u>

프리 필라테스는 맨몸으로 하는 것으로 필라테스의 기초 동작이면서, 간단한 동작을 통해 필라테스의 바른 움직임을 터득하는 것이다.

<u>매트</u>

매트 동작은 말 그대로 매트에서 맨몸으로 하는 동작이다. 필라테스의 창시자, 조셉 필라 테스가 만든 34개 동작을 기본으로 여러 가지 응용 동작이 있다.

*위의 프리와 매트동작들은 필자의 별도 저서 『다이어트 매트 필라테스』에 모든 내용을 수록하였다.

필라테스 기구들

다음 필라테스 기구들은 외국산과 국내산을 동시에 올렸다.

<u>월유닛</u>

두꺼운 매트에 스프링을 사용하는 동작을 할 수 있도록 만들었다. 매트필라테스의 확장이 라고 할 수 있다.

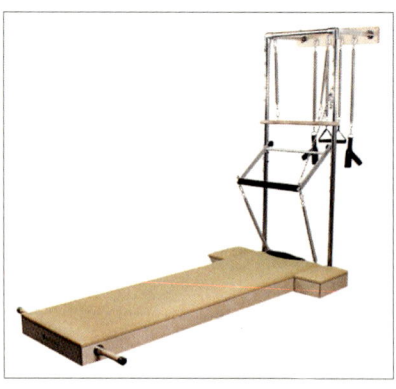

리포머

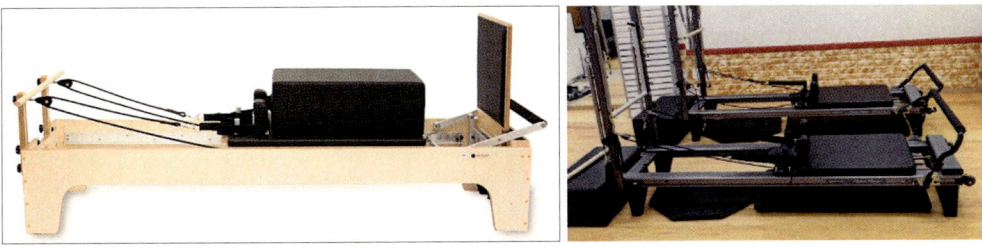

필자의 필라테스 센터에 있는 이 기구는 캐딜락의 동작도 할 수 있어서 '타워'라고 부르며, 리포머와 캐딜락의 조합이다.

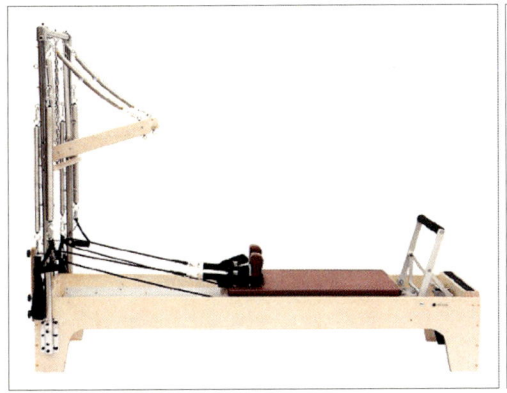

국산 필라테스의 리포머와 캐딜락의 조합 '타워'

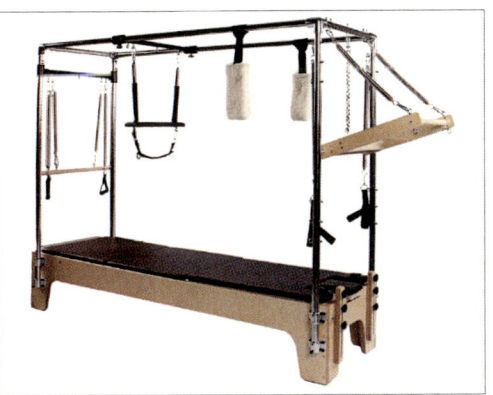

국산 필라테스의 캐딜락과 리포머를 동시에 할 수 있는 캐포머

캐딜락

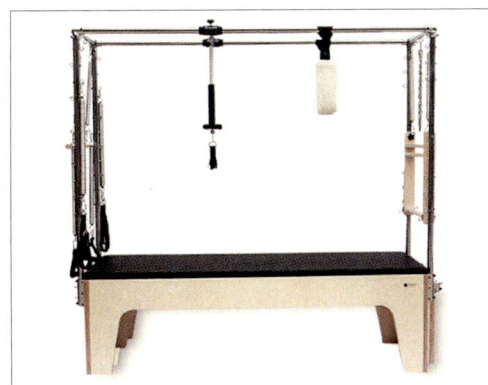

국산 필라테스의 캐딜락

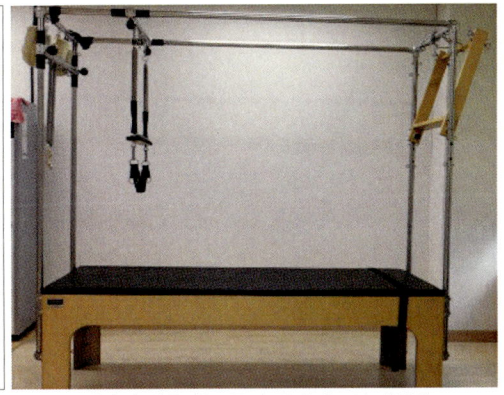

필자가 사용하는 국산 필라테스의 캐딜락

체어

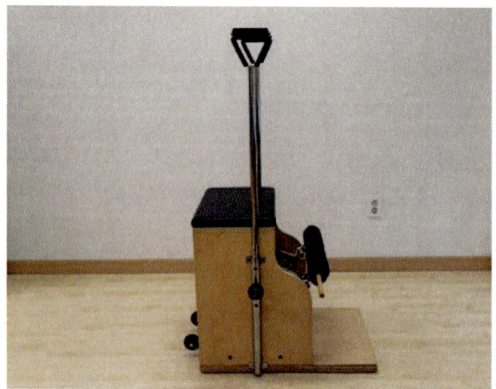

미국산 체어

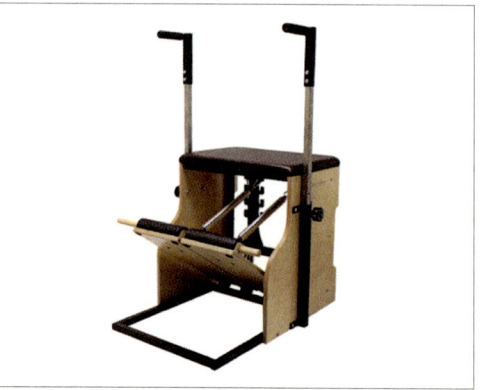

국산 필라테스 체어

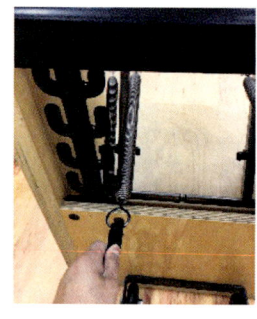

체어의 뒷면으로 이렇게 스프링을 선인장과 같이 생긴 곳에 건다. 밑에 걸면, 스프링의 강도가 약해지고, 위에 걸면 강도가 강해진다.

레더바렐

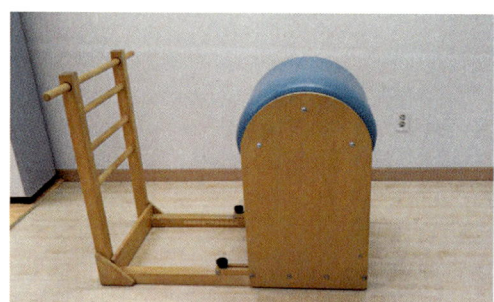

미국산 레더바렐

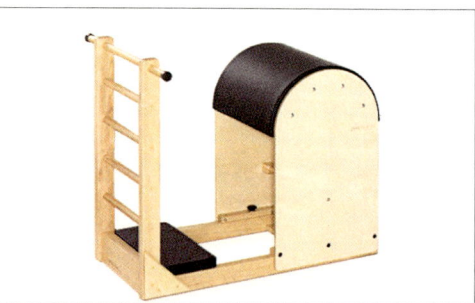

국산 필라테스 레더바렐

스파인 커렉터

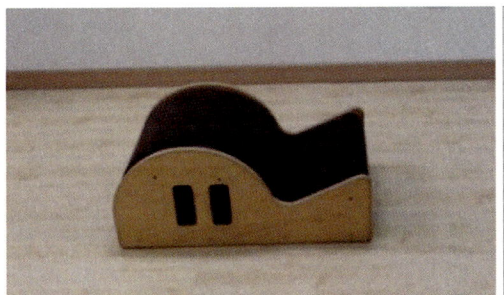

미국산 스파인 커렉터

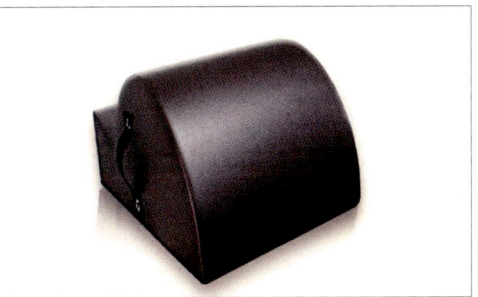

국산 스파인 커렉터

페드오풀

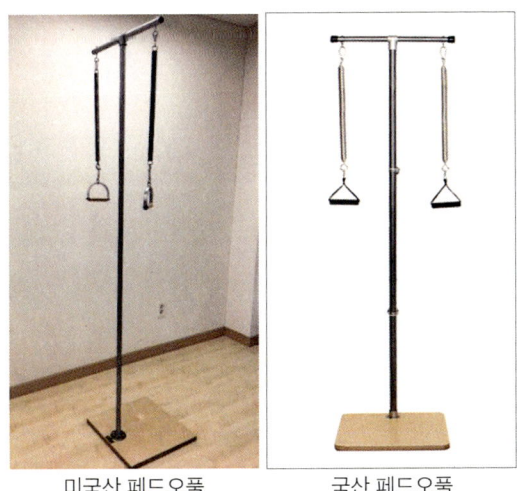

미국산 페드오풀   국산 페드오풀

토우 커렉터

발가락 교정기로 무지외반증 교정을 한다.

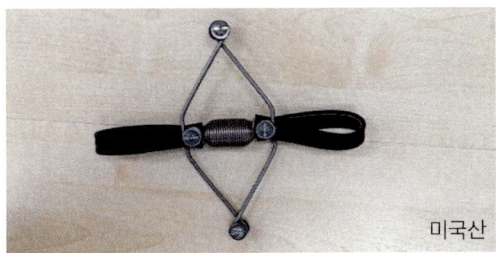

미국산

오르빗

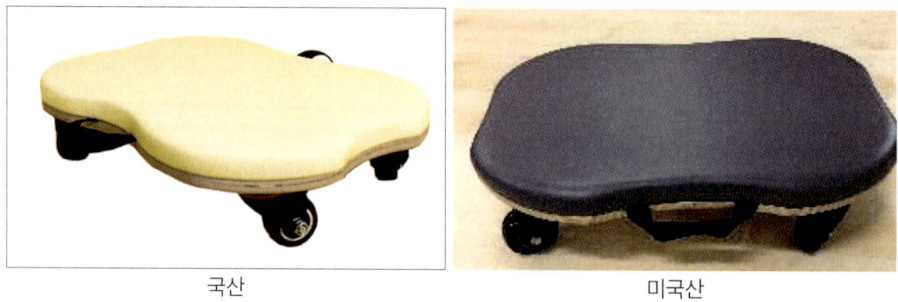

국산   미국산

풋 커렉터

발의 근육을 강화하고, 평발 교정 등을 한다.

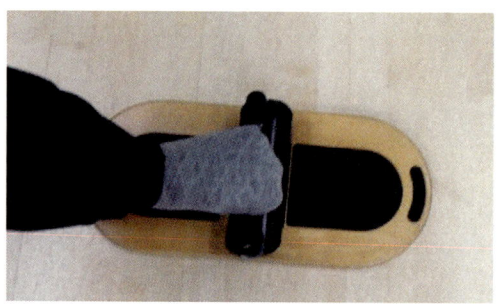

필라테스링

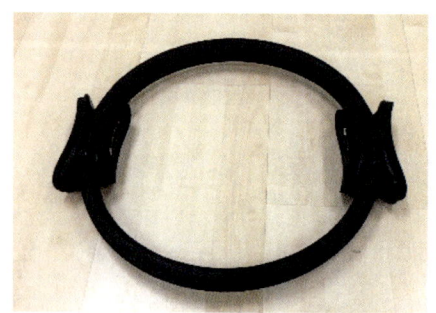

품롤러

신체의 타이트해진 근육 및 근막을 이완한다.

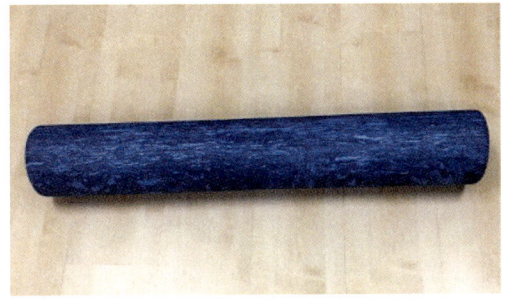

아크

척추를 대고 누워서 척추교정을 한다.

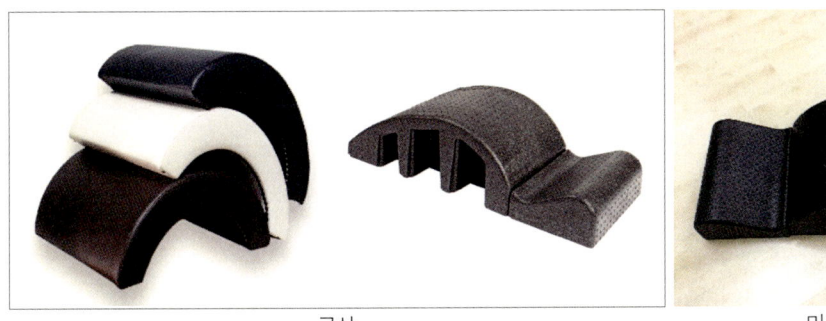

국산

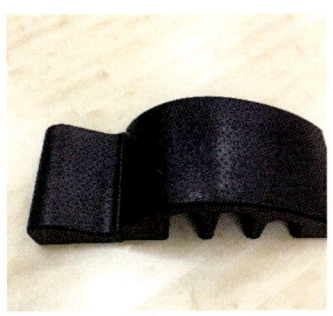

미국산

풋프린트

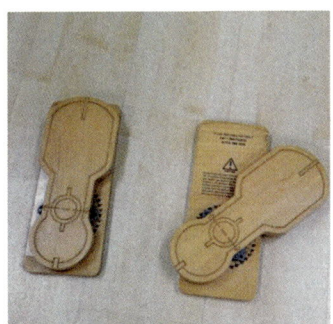

▲ 고관절외회전내회전기로 고관절의 내회전외회전을 촉진해서, 고관절 교정이나 다리 길이 차이 교정을 한다. (미국산)

▼ 스프링 보드로 벽에 부착해서, 스프링을 이용한 동작을 한다. 캐딜락의 스프링을 간소화한 것이다.

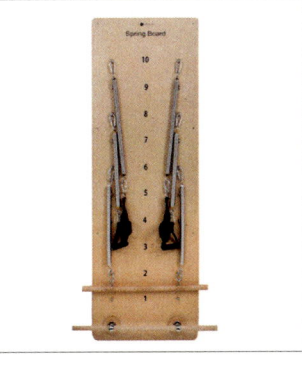

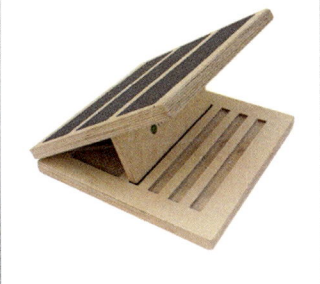

▲ 발바닥을 위에 올려놓고 발바닥의 근막을 이완하고 타이트해진 종아리를 이완시킨다. 발바닥이 타이트하면, 신체전체도 타이트해진다. (국산)

빈백

조셉 필라테스가 발명한 기구로, 손목 강화 기구이다. 콩
주머니를 막대기에 매달아서 감아올리고 내리고를 하면
서, 손목을 강화한다. 미국 그라츠의 제품이다. 재미있는
사실은, 필자가 고등학교 시절에 서울성수동의 한화체육
관이란 곳에서 당랑권[중국무술의 일종]을 수련했는데, 당시
에는 항아리에 모래를 채우고, 줄로 막대기에 매달아서

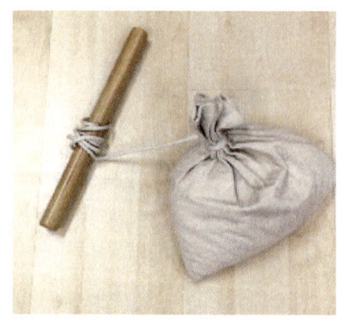

이 빈백[콩주머니]과 똑같은 수련을 했다는 것이다. 콩주머니와 모래항아리만 바뀌었지, 개념
이 똑같다.

척추 측만 교정기구

척추 측만 교정기이다. 두 개의 돌아가는 원판이 서로 부착되어서, 여기에 누워서 몸을 좌
우로 움직이면서 척추 측만을 교정한다.

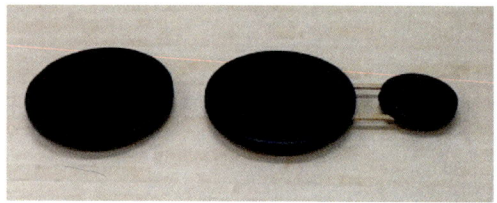

미국산

근막 이완 각종 볼

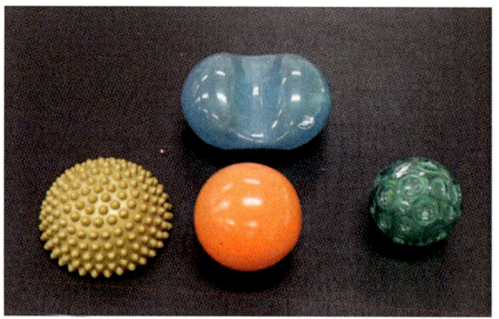

근육과 근막을 이완시키는 다양한 말랑말랑한 볼들

<table>
<tr><td>10</td></tr>
</table>

잘못된 자세와 움직임

체형이 틀어지는 이유는 잘못된 자세와 움직임을 계속적으로 반복한 결과이다. 그러므로 우리는 잘못된 자세와 움직임이 무엇인지를 알고, 그것을 하려고 할 때, '아, 내가 잘못된 자세와 움직임을 하고 있구나. 바른 자세와 움직임을 해야지.' 하고 교정을 할 필요가 있다. 이것을 알아차리기 위해서는 정신을 고요히 하는 훈련이 필요하다. 그리고 나 자신의 신체와 정신을 있는 그대로 바라보는 훈련이 필요하다. 또 그것을 알아차리면, 성급하게 교정하려고 하지 말고, 서서히 바꿔나가야 효과가 나타난다. 성급하게 바꾸려고 하면. 습관이 밴 것 때문에 몸에서 저항이 일어나서 더 역효과가 나타난다.

체형 교정필라테스는 각종 동작을 하면서 이것들을 줄이고, 일상생활에서도 이것들을 줄이는 것이 핵심이다.

필라테스강사나 체형 교정지도자는 회원이 이러한 잘못된 자세와 움직임을 하지 않도록 엄밀히 지도해야 한다. 그리고 체형 교정을 하려는 사람은 자신의 사진이나 영상을 찍거나. 타인에게 부탁해서 자신의 잘못된 자세와 움직임을 파악하도록 한다.

비대칭적 움직임

발, 무릎, 고관절, 척추좌우, 어깨관절, 견갑골, 목 등에서 비대칭적 움직임이 일어난다. 비대칭적 움직임이란, 신체좌우의 면을 따라서. 좌우의 대칭뿐 아니라, 전후의 면을 따라. 신체 전후의 대칭과, 상하의 면을 따라서. 상체와 하체의 대칭적 움직임을 포괄한다. 그런데 상체와 하체. 신체 앞면과 뒷면. 좌측면과 우측면이 비대칭적 움직임을 하면, 한쪽은 더

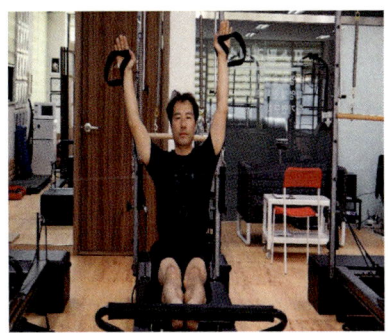

좌우 어깨가 비대칭으로 동작을 하고 있다

사용하고, 한쪽은 덜 사용하게 된다. 더 사용하는 쪽은 과부하가 걸리게 되고, 덜 사용하는 쪽은 약하게 된다.

호흡의 짧음이나 숨의 멈춤

동작을 할 때는 호흡과 조화를 이루어야 한다. 보통 동작을 할 때는 내쉬고 돌아올 때 마신다. 그러나 그 반대로 하는 경우도 있다. 문제는 호흡이 짧아지는 것이다. 호흡이 짧다는 것은, 각 개인이 호흡기관의 구조와 능력을 최대한 사용하여, 호흡하지 못한다는 것을 말한다. 호흡근육이 약하거나, 호흡을 잘못하면 호흡이 짧아진다.

빨리빨리 덜컹거리는 움직임

빠르게 움직이는 것과. 급하게 움직이는 것은 다르다. 급하게 움직이는 것은, 필요한 근육들을 수축하지 않고, 몇 개의 근육만으로, 동작 전체를 하려고 하는 것이다. 신체는 대단히 복잡한 유기체이다. 발가락에서부터 머리끝까지, 연결되어있다. 이 연결성이 모두 깨어지고, 특정근육 위주로만 동작을 하게 되면, 특정근육에는 과부하가 걸리고, 다른 근육은 쓰지 않아서 밸런스가 무너지게 된다.

단순하다고 생각하는 걷기에서도, 머리부터 발끝까지 모든 근육을 유기적으로 결합해서 걸어야 하는데, 몇 개의 근육만으로 움직이려 한다. 마치, 자동차가 급출발, 급정지를 할 때의 덜컹거리는 것을 반복하면, 자동차 엔진의 수명은 점점 짧아진다. 신체도 마찬가지이다.

척추의 요추에서의 분절이 안 일어남

요추는 5개로, 흉추와 연결된 부분과 선골과 연결된 부분을 포함해서. 6개의 관절로 이루어져 있다. 그 사이는 디스크가 있다. 요추분절이 안 된다는 것은, 이 요추 사이 관절의 움직임이 거의 없다는 것이다. 요추의 분절이 안 된다는 것은 요추 주변의 근육이 굳어있다는 것이고, 근육이 굳어있다는 것은 혈액순환이 안 된다는 것이다. 결국 요추는 고장나게 된다.

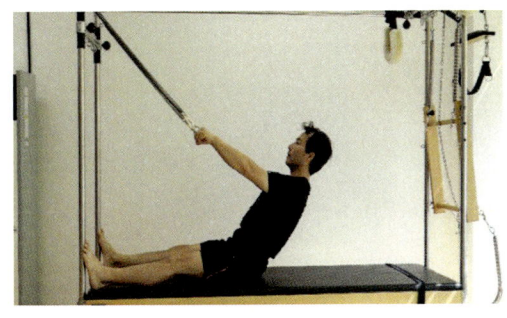

요추분절이 안 일어남

다음은 요추분절이 잘 이루어지는 움직임이다.

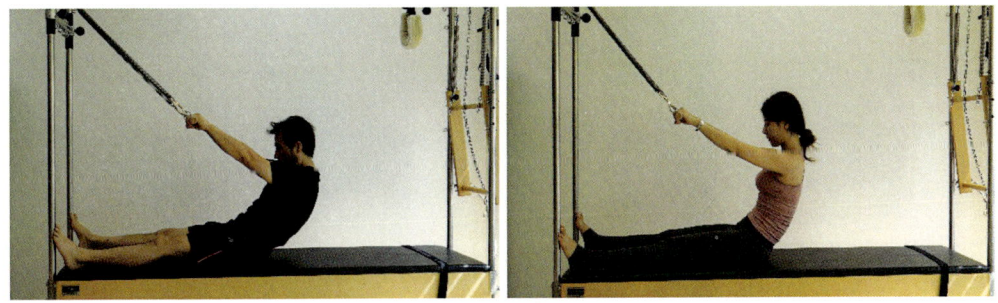

과도한 경추의 늘어남[목 과도하게 사용하기]과 흉추의 미사용

특히나 현대인은 컴퓨터와 스마트폰의 장기간 사용으로 경추만 사용하고 흉추가 사용되지 않는다. 이것이 필라테스 동작 초기에 그대로 나타난다.

척추는 기본적으로, 미골, 선골, 요추, 흉추, 경추를 골고루 나누어서 사용해야 한다. 그러나 경추만 사용하고, 흉추를 사용하지 않게 되면, 경추의 과부하로 각종 목, 얼굴, 머리의 병이 생기고, 흉추는 덜 사용하여 가슴과 흉추에 병이 발생한다.

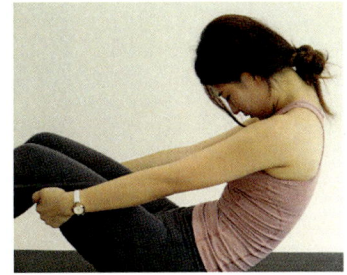

오른쪽 사진과 같이 턱을 과도하게 가슴 쪽으로 당기는 것도 좋지 않다.

아래와 같이 턱에 오렌지가 있다고 공간을 만들면서 살짝 조인다.

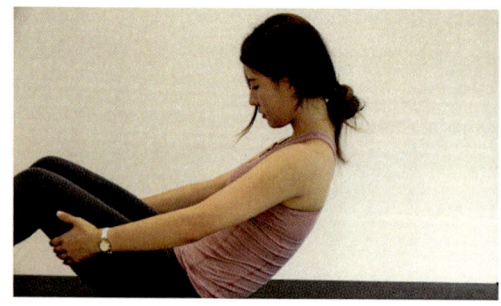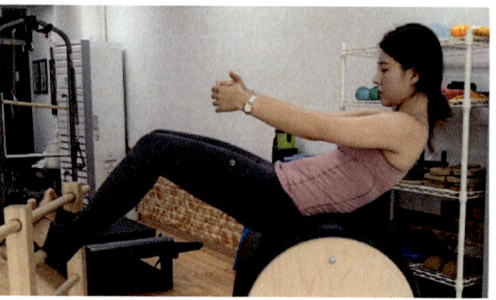

안면근육의 긴장

안면근육은 감정을 표현하라고 있는 근육이다. 그런데 운동을 하면서 얼굴을 찡그리는 사람이 있다. 운동을 하면서 얼굴을 찡그린다는 것은 운동에 필요한 주동근, 길항근, 안정근, 협력근을 제대로 사용하지 못하다 보니까, 불필요하게 안면근육을 사용하려고 것이다. 이것이 안면근육의 긴장으로 나타난다.

항상 얼굴은 편안한 상태를 유지하고, 필라테스 동작을 행한다.

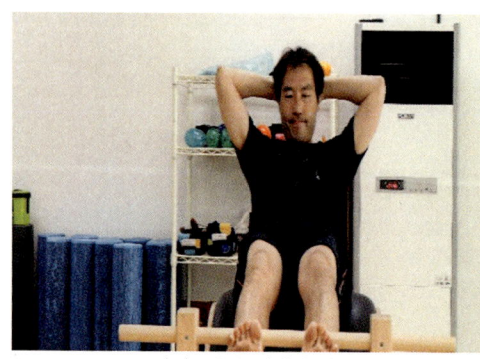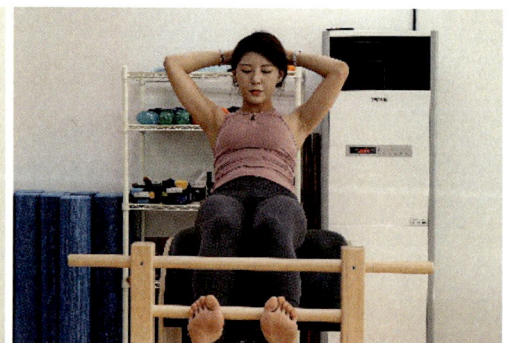

안면근육을 긴장한 상태 　　　　　　　　안면근육을 이완한 상태

사각근호흡

안 좋은 호흡의 대표적 사례로, 사각근으로 호흡하는 것이다. 늑간근과 횡격막을 사용하는 것이 서툴다 보니 상대적으로 사각근호흡을 하게 된다. 사각근은 목의 옆면에 있는 근육으

로, 사진처럼 수축하면, 어깨를 올리게 된다.

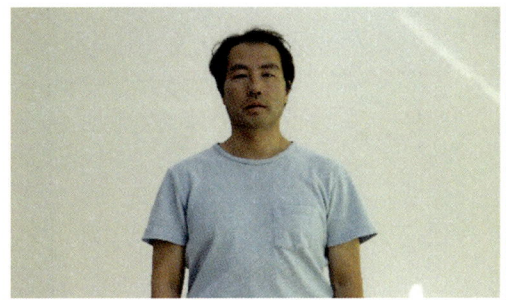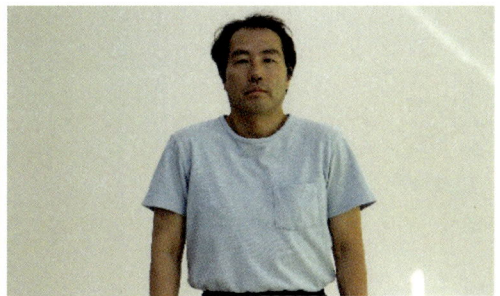

팔의 비정렬

팔의 비정렬은 가장 대표적인 사례는, 팔꿈치를 과신전하거나, 손목을 과굴곡하는 것이다. 팔꿈치와 손목을 안 좋게 만든다.

팔굽을 과신전하고 운동하면 팔굽에 통증이 생긴다.

골반의 비정렬

골반중립을 유지하지 못하면 전경이 되거나 한쪽 골반이 올라간다. 골반은 여러 방향으로 틀어진다. 자신이 틀어진 상태를 정확히 파악하고, 그 틀어진 상태를 중립[가장 대칭적인 상태에 있는 것]으로 만들고, 동작을 반복한다. 예를 들면, 장골의 높이를 다르게 운동하면, 골반이 틀어진다.

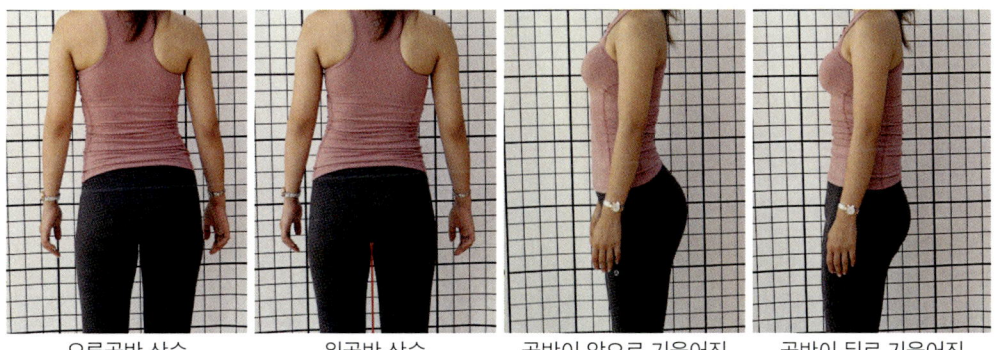

| 오른골반 상승 | 왼골반 상승 | 골반이 앞으로 기울어짐 | 골반이 뒤로 기울어짐 |

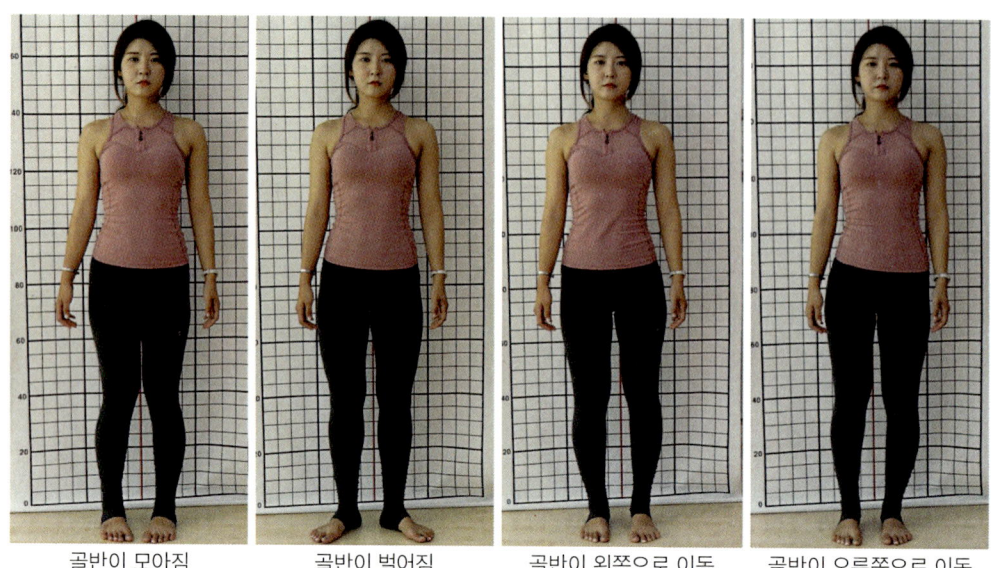

| 골반이 모아짐 | 골반이 벌어짐 | 골반이 왼쪽으로 이동 | 골반이 오른쪽으로 이동 |

다리의 비정렬

고관절. 무릎. 발목의 중심축이 연결되지 못하고 벗어난다. 내전근, 외전근, 대퇴사두근의 무릎신전근, 장요근의 고관절굴곡근, 대둔근, 햄스트링의 고관절 신전근의 불균형에 의해 발생한다.

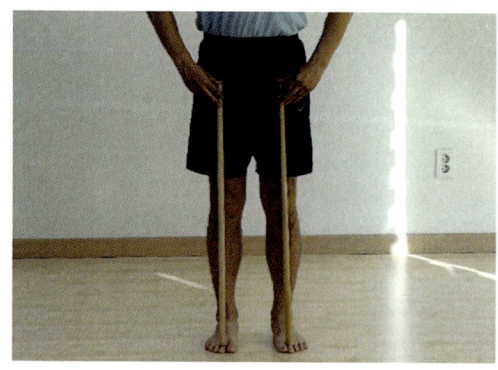

다리의 바른 정렬은 두 번째 발가락, 무릎 중앙, 고관절이 일치한 상태

발가락, 손가락의 불필요한 움직임

필라테스는 동작을 할때, 신장(늘리기)을 하면서 행하는 것이 원칙이다. 그러기 위해서는 손끝. 발끝도 뻗어나가야 한다. 그런데, 발가락. 손가락이 자꾸 위축되고, 꼼지락거리게 되는 것은 신장을 방해한다.

각 관절의 중심을 벗어난 움직임

모든 관절은 두 개 이상의 뼈가 맞닿아 있다. 고관절은 장골과 대퇴골이 만나고, 팔굽관절은 상완골과 요골, 척골이 만나고 있다. 여기에는 중심이 있다. 이 관절중심을 축으로 해서 움직임이 일어나야 한다. 그런데 그 관절중심축을 벗어나서 움직이면, 주변의 인대나 근육은 피곤하게 된다.

아래의 사진이 각 관절중심을 맞춘 것이다.

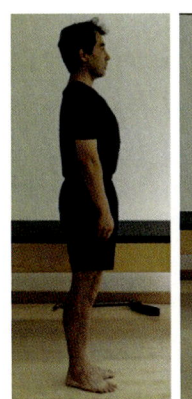 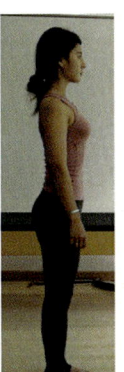 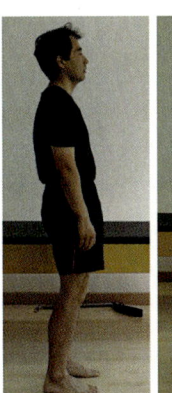 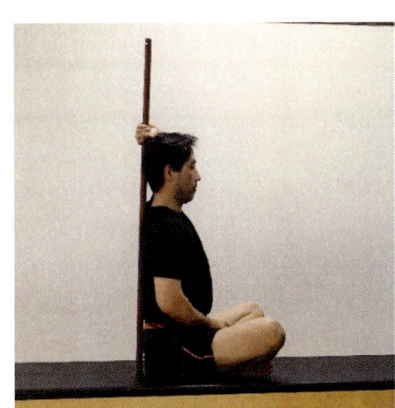

관절의 중심 맞춤   관절의 중심을 맞추지 않은 자세   앉아 있을 때의 바른 척추자세

다른 부위와의 연동이 되지 않고, 단절됨

예를 들면 '테니스 엘보우'처럼 팔꿈치 통증이 있는 사람은 어깨관절이나 흉추의 움직임과 연동해서 팔꿈치 관절을 움직이지 않고, 팔꿈치만, 또는 팔꿈치 척골의 팔꿈치 관절 쪽만 움직이는 경향이 강하다. 신체의 움직임은 근본적으로 전체 연동해서 움직이는 것이다.

코어근육을 먼저 안정화하지 않는 움직임

모든 움직임은 코어근육[단순히는 복횡근수축]부터 사용하고, 움직여야 한다. 그러나 그것이 이루어지지 않고 움직임이 일어나는 것을 말한다. 먼저 동작을 하기 전에 숨을 마시고, 숨을 내쉬면서 배꼽을 척추 쪽으로 집어넣고 요추를 보호한 다음에 동작을 행한다.

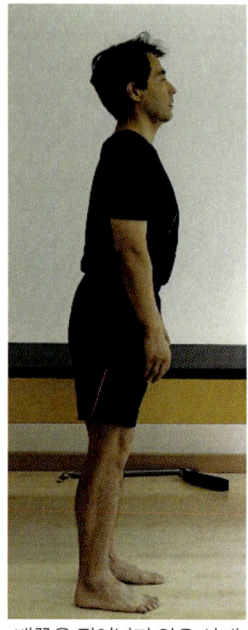 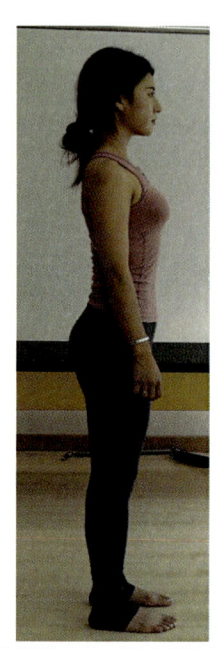

배꼽을 집어넣지 않은 상태　　　　코어를 안정화시키는 배꼽을 집어넣은 상태

보상작용이 일어나는 움직임

앞의 안면근육 긴장이나, 손가락. 발가락의 움직임도 보상작용이다. 사용하는 주 근육이 제 기능을 못하면서. 다른 근육을 사용하는 것을 말한다.

예를 들면, 이두박근수축으로 자기가 간신히 5번 할 수 있는 웨이트의 덤벨운동을 할 수 있다고 하자. 그런데 7번, 10번을 해야 한다고 하자.

그러면, 이두박근에서는 두뇌에 도움을 청한다. 나의 현재 이두박근의 스트렝스[근력]로는 할 수 없다. 이때, 두뇌는 다른 근육, 다리나 등근육에 도움을 요청하고, 그 근육들을 사용하여 운동을 하게 된다. 부족한 부분을 채워주는 '보상'을 하는 것이다.

이것은 다치고, 약한 근육을[만약 위의 경우처럼 이두박근이 약하고, 다쳐 있다면], 보호해주는 역할을 한다. 그래서 근육이 더 다치지 않도록 방지해준다. 그래서 전체적으로는 균형을 유지해준다. 이것은 '근육보상'의 장점이다.

그러나 단점이 문제다. 약한 근육의 성장을 저지하게 된다. 당연히 안 쓰게 되니까. 점점 더약해진다. 사용저하로 근육의 위축을 가져온다. 다시 변화하기 어려운 자세의 틀어짐을 만든다. 신체비정렬이 되는 것이다. 약한 근육 대신, 보상근육의 과도한 사용으로, 그 주변의 인대나 관절이 만성적인 스트레스 상태에 처하게 한다.

신경의 과도한 예민

인간의 움직임은 두뇌에서 근육에게 신경을 통해 명령을 내려서 일어난다. 그런데 신경이너무 예민한 상태가 되면, 움직임이 제대로 일어나지 않는다. 신경이 예민해지면, 움직임에필요한 정보를 과대하게 인식하거나, 착각할 수 있다. 그러므로 신경이 너무 예민해지지 않도록 적절하게 유지하도록 해야 한다. 여기에서 필요한 것은 '이완법의 숙달'이다.

죠셉 필라테스 창시자는 '콘트롤로지[필라테스 운동의 원래 이름]'의 목적 중 하나가 '신경 긴장의해방'이라고 하였다. 현대 사회는 끊임없이 신경을 긴장시키고 예민하게 하는 사회이다. 자동차 운전자는 다른 자동자 운전자의 돌발행동에 긴장해야 하고, 대학입시 수험생은 더욱좋은 점수를 받으려고 신경이 예민해진다.

그런데 신경을 긴장시키고 예민하게 한다고 하여, 자동차 사고를 예방하고, 수능에서 좋은점수를 받는 것이 아니다. 신경이 예민해지면, 신체에 들어오는 외부 환경의 정보를 정확하게 받아들이는 것이 아니라, 과대하게 받아들안다. '1의 강도의 정보'를 '2 이상 강도의 정보'로 받아들이는 것이다.

필라테스 동작을 할 때, 코어를 잡으려고 '복횡근을 수축'하기 위해 '배꼽을 요추 쪽으로 집어넣으세요'라고 하면 수련자는 '부드럽게' 집어넣는것이 아니라, '갑자기 강하게' 집어넣는다.

또는 발목을 발바닥 쪽으로 구부리는 '플란타플렉션[포인트, 포인이라고도 한다]'을 할 때도, 부드럽게 발목과 발등을 '늘려서' 발바닥 쪽으로 구부려야 하는데 '급격하게' 구부리다 보면 발목과 발등이 충분히 신장되지 않고 구부린다. 이러한 동작들을 계속해서 반복하면 발목의 기능이 떨어져서 통증이 발생할 수도 있다. 그러므로 신경을 이완시켜서 적절한 반응을 할 수 있도록 훈련시켜야 한다. 그러므로 다음과 같이 신경을 이완시킨다.

- 필라테스 동작을 하거나, 일상생활의 움직임에서 눈의 과도한 긴장을 이완한다.
- 양 미간의 주름이 생기지 않도록 한다.
- 마음속의 조급함, 놀람, 두려움, 의심의 감정을 콘트롤한다. 조급하면 될 일도 안 되고, 놀란 상태로는 바른 판단을 할 수 없다. 두려움, 의심도 성공을 방해한다. 숨을 깊이 쉬고, 정신을 고요히 하는 명상을 통해 이것들을 극복해 나간다.
- 통증은 신체가 두뇌에게 보내는 이상신호이다. 통증이 있다는 것은 살아있다는 것이고, 그 신호에 반응하여 통증을 일으키는 원인을 해소하면 통증은 사라진다는 사실을 기억하라. 조급하게 통증에서 벗어나려고, 진통제를 과잉사용하거나, 술, 담배에 의존하는 것은 통증을 해소하는 것이 아니라, 일시적으로 통증을 못 느끼게 하는 것일 뿐이다.
- 공기 좋은 자연을 자주 접하고 그 속에서 수련하라.
- 자동차, 티브이, 인터넷, 스마트폰, 업무, 복잡한 인간관계에서 벗어나 일정한 휴식을 취하라.

경추가 짧아짐

경추가 짧아지면 경추 사이의 디스크가 압박을 받는다. 그러면 목디스크가 생긴다. 다음과 같이 척추를 뒤로 펴는 것을 척추의 신전이라고 한다.

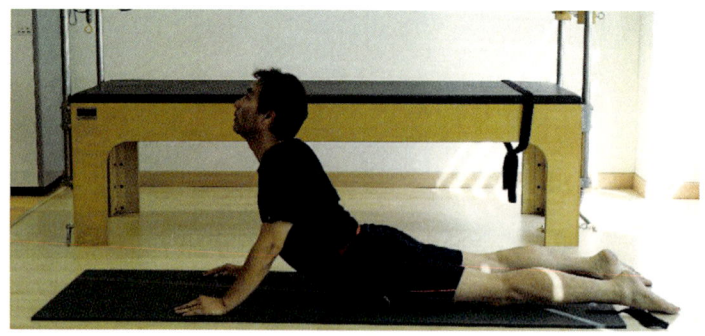

척추신전을 할 때, 충분히 각각의 척추를 늘려서. 균등하게 척추를 신전하지 않으면 척추건강에 좋지 않다.

어깨 올라감

어깨를 과도하게 올리면, 어깨의 긴장이 증가된다. 어깨를 내리고 동작을 한다.

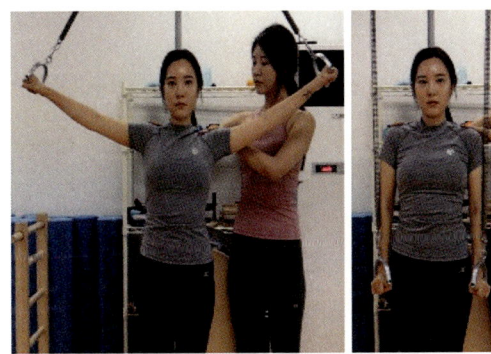

어깨 긴장

어깨 올리기와 같이 어깨를 긴장시키는 것도 좋지 않다. 상체의 움직임을 방해한다.

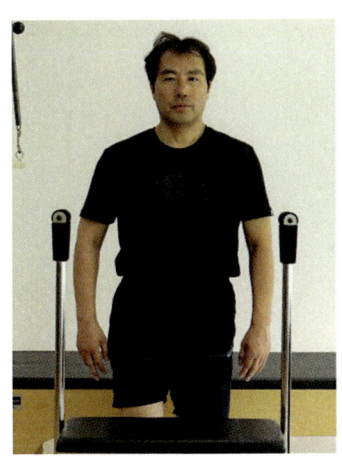

손목 꺾임

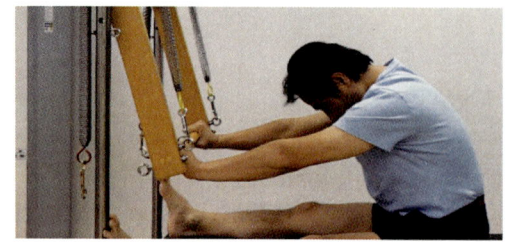

위와 같이 손목을 꺾으면 당연히 손목에 무리를 준다.

그러므로 다음과 같이 손목을 꺾지 않도록 한다. 세 번째 손가락과 손목의 중심을 맞추도록 한다.

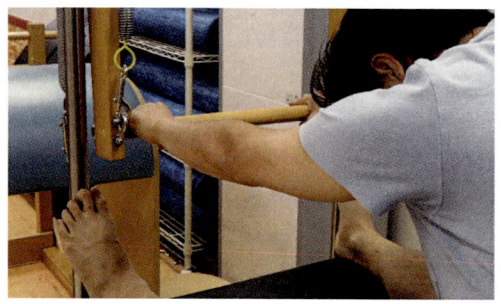

중심축 늘리기를 하지 않기

아래 사진들이 신체의 중심축을 늘리지 않은 유형들이다.

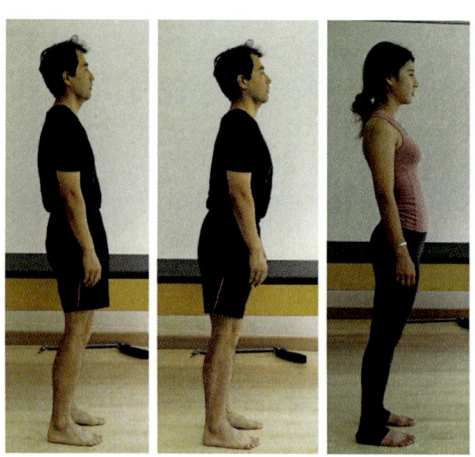

아래의 사진은 중심축을 늘린 상태다.

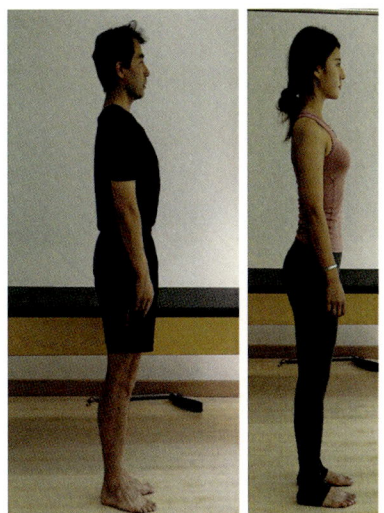

부드러운 움직임을 잃어버리기

동작이 딱딱하거나 거친 것을 말한다.

목의 긴장

목에 긴장이 들어간다는 것은 배꼽을 집어넣지 않아서 생긴 결과이다.

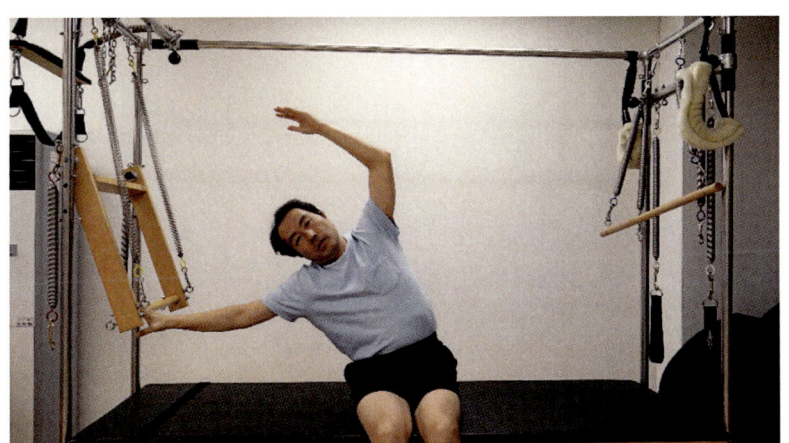

시선 분산

시선을 옆이나 아래나. 위로 보는 것은 올바르지 않은 움직임이다.

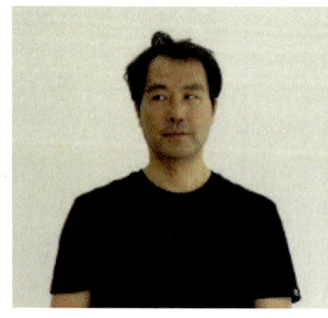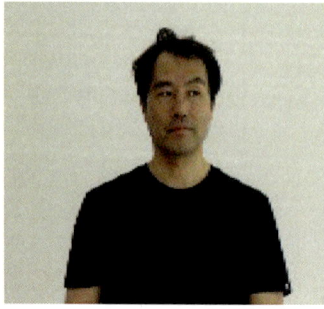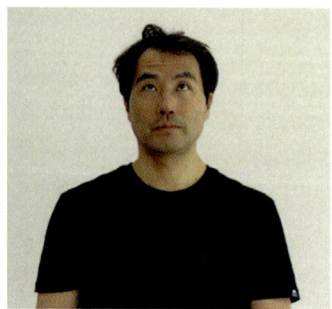

시선은 정면과 평행을 바라보고, 동작을 할 때는 자연스럽게 동작과 일치하여 그쪽을 바라본다.

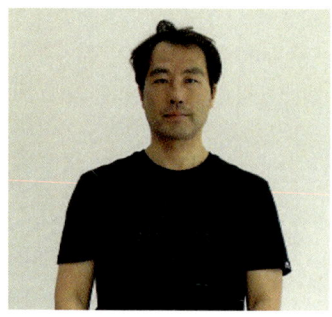

척추측면 굴곡 시에 척추의 앞으로 회전, 뒤로 회전

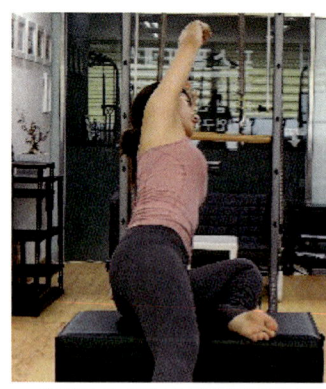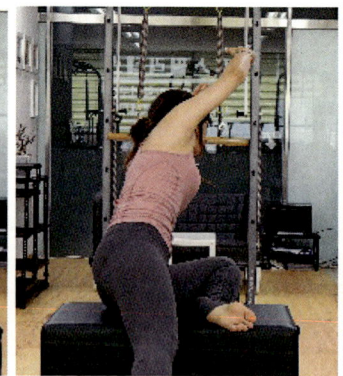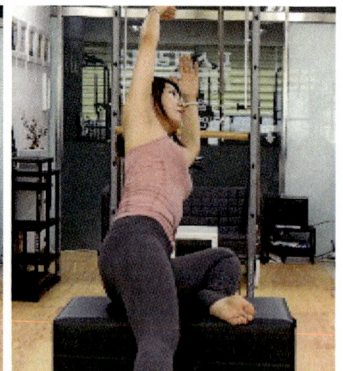

| 측면굴곡 시에 중심에 일치해서
구부리는 바른 자세 | 몸이 앞으로 기울어진 잘못된 자세 | 몸이 뒤로 기울어진 잘못된 자세 |

팔을 길게 늘리지 않기

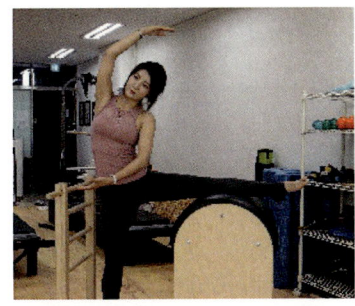

팔을 짧게 하지 말고,

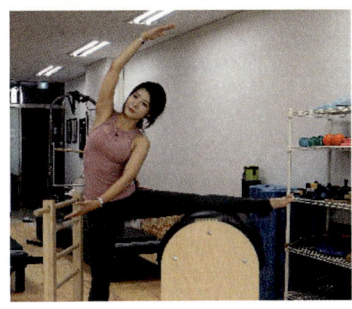

팔을 길게 늘린다.

머리 떨구기

머리는 척추의 경추에 연결되어있는 것이다. 그러므로 척추와 조화를 이뤄서 위치해야 한다. 아래와 같이 경추가 구부러지는 것이 좋지 않다. 즉

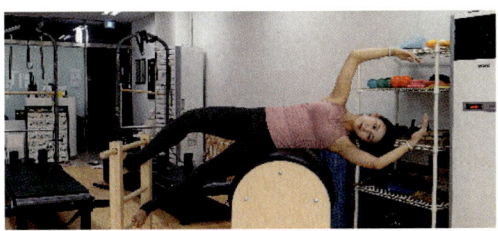

아래와 같이 척추의 연장으로 유지한다.

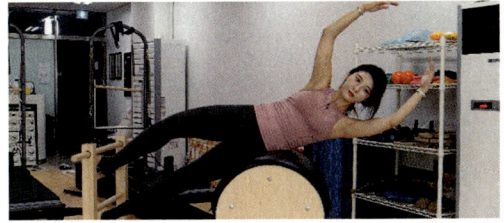

다리 뒷면 스트레칭할 때, 뒤꿈치 들기

뒤꿈치를 올리면 다리 뒷면의 스트레칭이 제대로 될 수 없다. 뒤꿈치를 내리고 한다.

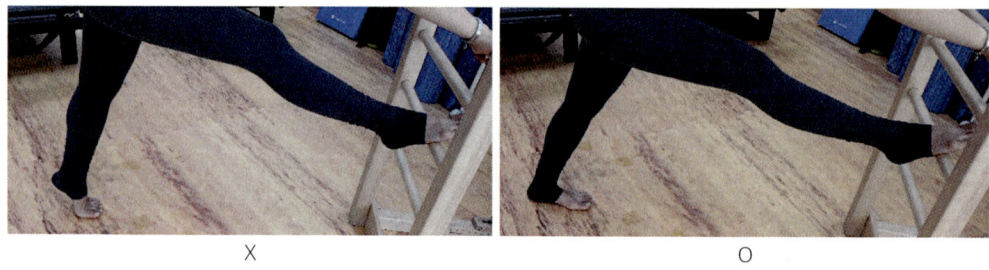

X   O

몸통의 안정성 잃어버리기

어깨관절과 고관절이 직사각형의 박스를 유지하는 것을 잃어버리는 것을 말한다.

아래와 같이 몸통이 틀어져 있는 것은 좋지 않다.

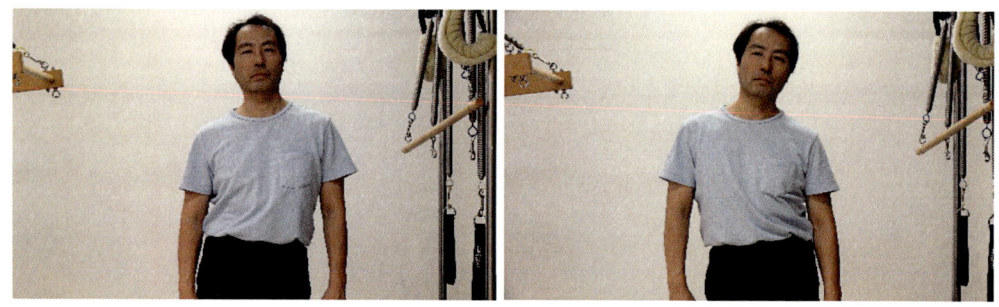

다음과 같이 어깨와 고관절의 정렬을 유지한다.

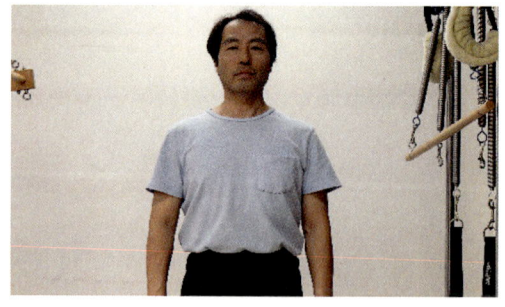

라운드 어깨

어깨가 앞으로 둥그렇게 되는 것도 좋지 않다.

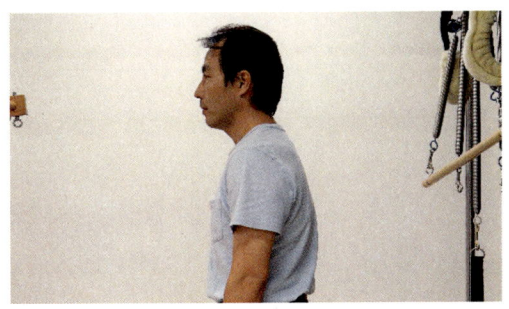

앞 갈비뼈 부풀기

앞 갈비뼈가 부풀었다는 것은 배꼽을 집어넣지 않았다는 것이다.

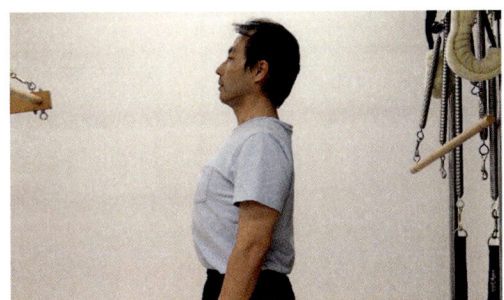

과도하게 펴는 팔꿈치

팔굽 과신전을 말한다. 팔굽을 구부리는 이두박근이 팔굽을 펴는 삼두박근보다 약해서 생긴 것이다. 두 근육 간의 균형을 유지해야 한다.

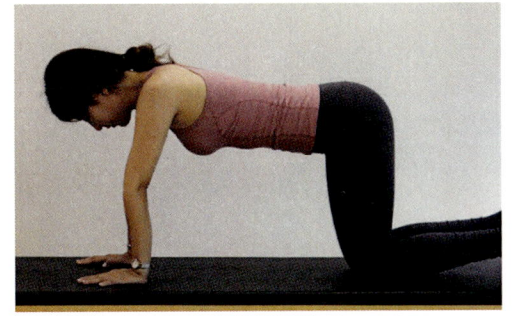

쇄골이 좁아지기

다음과 같이 쇄골이 좁아지지 않도록 한다.

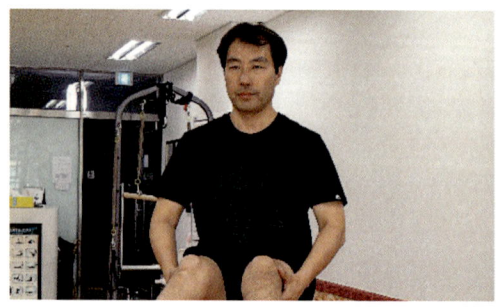
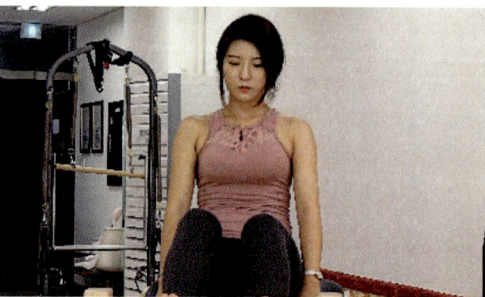

쇄골을 서로 반대 방향으로 편다.

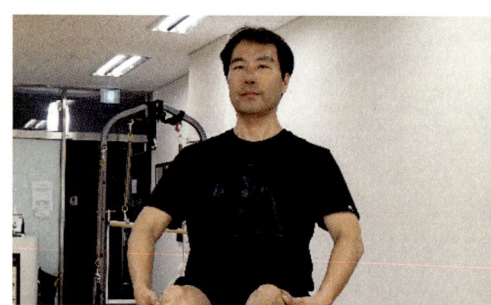
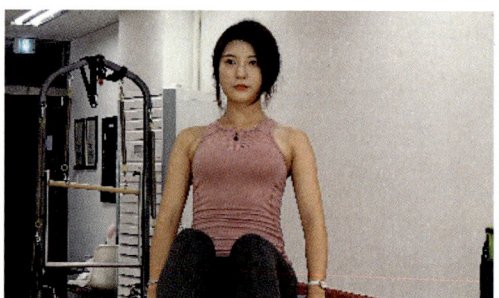

체어 풋워크에서 몸통 앞으로 기울이기

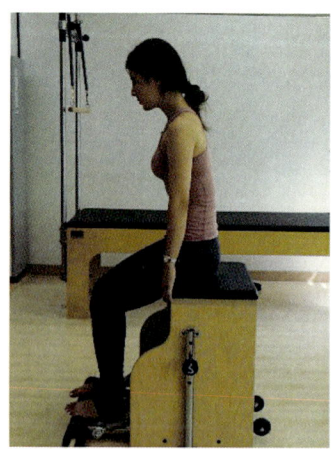
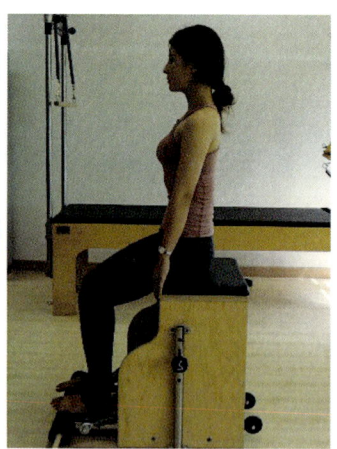

몸통을 앞으로 기울인 잘못된 자세   몸통을 수직에 세운 바른 자세

다리 정렬 수피네이션, 프로네이션 발

발목을 수피네이션하고 운동하면 오다리가 된다. 반대로 프로네이션을 하고 운동을 하면 엑스다리가 된다.

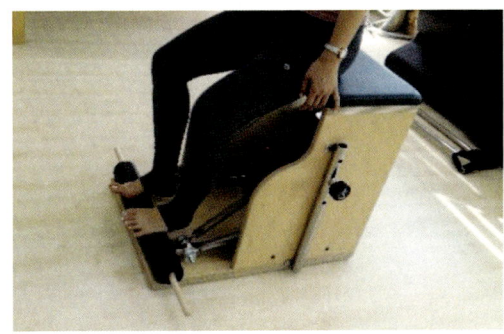 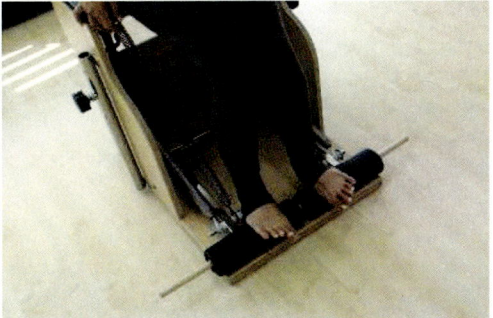

수피네이션[발목을 벌리고]을 하고 체어를 하는 것　　프로네이션(발목을 모으고)하고 체어 동작을 하는 경우

발목이 수피네이션/프로네이션이 되지 않도록 중립을 유지하고 한다.

가동범위를 전부 하지 않기

가동범위란 관절이 움직일 수 있는 범위를 말한다. 보통 각도로 표시된다. 처음부터 이렇게 하라는 뜻이 아니라, 점점 그 가동범위를 늘리라는 뜻이다. 만약에 관절에 문제가 있는 사람은 가동범위를 줄여서[제한해서] 해야 한다. 예를 들면 다음과 같이 어깨관절의 가동성을 보자.

어깨관절의 운동성

가동범위[range of motion.ROM]란 각 움직임에서 벌려지는 각도를 말한다. 움직임의 해부학적인 범위를 말한다.

관절 움직임	가동범위
굴곡	170~180°
신전	45~60°

관절 움직임	가동범위
외전	170~180°
내전	30~45°
외회전	60~90°
내회전	60~80°
수평외전	130~140°
수평내전	30~45°

위와 같이 어깨관절의 정상인의 경우에 가동범위가 있고, 완전한 가동범위란 위 각도에 완전하게 움직이는 것이다. 예를 들면 수평내전이 완전한 가동범위가 30~45°인데, 그렇게 할수 있는데도, 10°나 25°에서 움직이는 것을 완전한 가동범위에서 움직이지 않는 것이라 하고 '잘못된 움직임'이다.

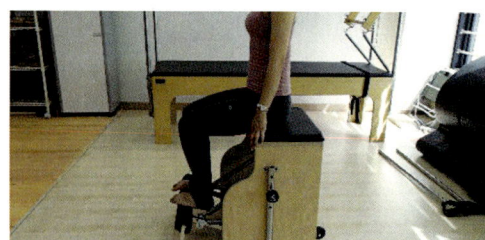

고관절의 완전가동범위에서 움직이지 않는 움직이기

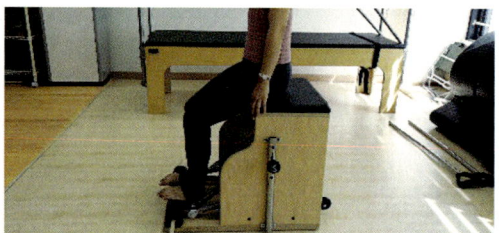

체어의 페달의 움직임 범위 내에서 고관절을
완전히 가동하여 움직이기

서기나 동작 시에 발가락 움켜쥐기

서있거나 동작을 할 때 과도하게 발가락을 움켜지는 것도 잘못된 움직임이다. 10개의 발가락을 균등하게 편다.

풋워크 시에 발가락을 올리고 내리기[움직이기]

풋워크를 할 때, 발가락을 고정하지 않고, 자기의지와 상관없이 움직이는 것을 말한다. 다음과 같이 발바닥과 발가락이 지면에 서있는 것처럼 하는 것이 바른 움직임이다.

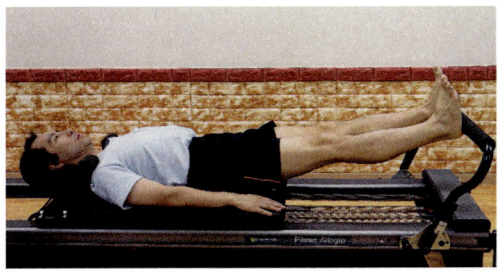

다음과 같이 발가락이 내려가는 것은 발근육을 사용하지 않은 것으로 잘못된 움직임이다.

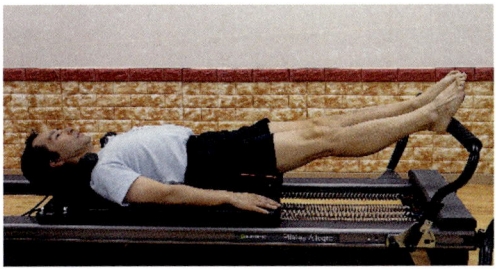

궤도불일치[무릎 중앙과 두 번째 발가락 일치하지 않기]

다리가 움직일 때 무릎 중앙과 두 번째 발가락을 벗어나서 움직이기

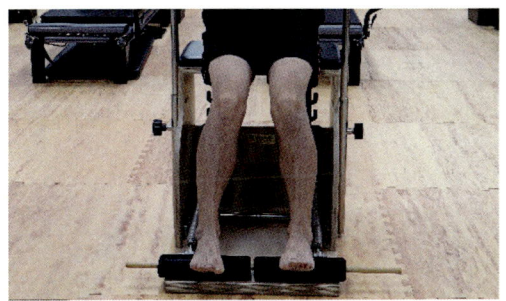

무릎을 강하게 잠그기

허벅지 앞의 대퇴사두근을 너무 강하게 수축하여, 무릎을 눌러서 무릎을 과신전하는 것을
말한다.

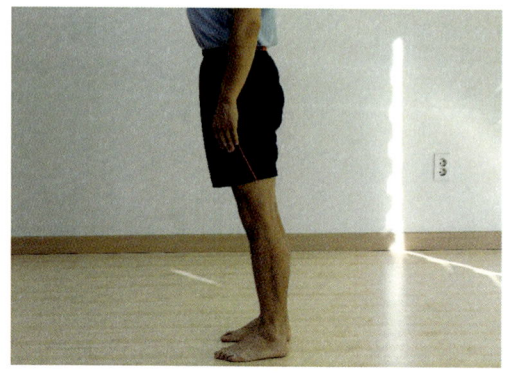

플랭크[plank]를 할 때의 잘못된 동작

플랭크는 필라테스의 대표적인 동작 중 하나이다. 푸시업
의 시작자세이면서, 그 자세[플랭크]만으로도 연습을 한다.

플랭크는 나무판자라는 뜻이다. 나무판자는 일직선이다.
만약 나무판자가 휘어지면, 가치가 확 떨어진다.

위와 마찬가지로 플랭크동작을 할 때는 머리부터 발끝까
지 일직선을 유지해야 한다. 엉덩이가 올라가거나, 반대로 엉덩이가 내려가거나, 목이 과도
하게 꺾이지 않도록 한다. 필라테스에는 이 플랭크에 의한 동작들이 아주 많다.

플랭크를 하는 방법

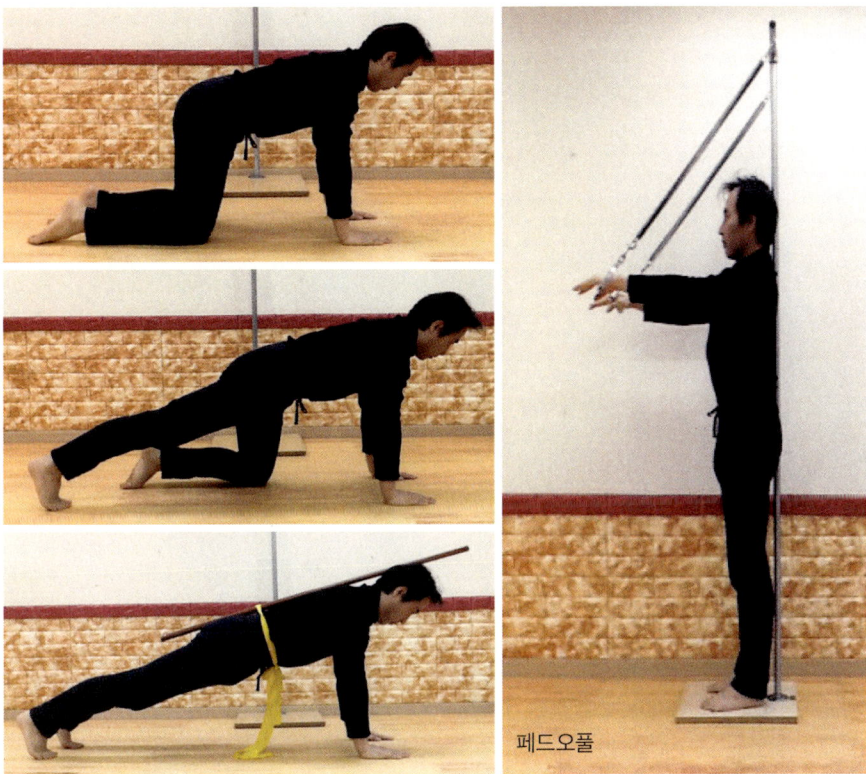

페드오풀

올바른 플랭크의 자세   올바른 스탠딩

11 증상별 체형 교정필라테스

부위별 교정동작에서 어떤 동작은 척추 측만에도 좋고, 요통 교정에도 좋다. 즉 롤다운롤 업의 경우에는 척추 측만에도 좋고, 요통에도 좋고 골반교정에도 좋다. 그리고 척추 측만인 사람도 틀어짐이 다 다양하고, 요통도 그 원인이 조금씩 다르다. 마찬가지로 골반의 틀어짐 도 다 다양하다. 그러므로 척추 측만동작도 천편일률적으로 똑같이 하는 것이 아니라, 척 추 측만의 틀어진 모양과 정도에 따라서 거기에 맞게 척추 측만 교정 필라테스 동작을 해 야 한다. 이 책에 나온 그대로도 할 수 있지만, 필요에 따라서 변형을 한다.

체형 교정을 하려고 하는 사람이나, 지도하는 강사는 먼저 시급한 부위의 체형 교정운동부 터 시작하여, 점점 전체동작을 연습하는 방향으로 진행하는 것이 좋다. 현대의학에서는 허 리가 아프면 허리만 치료하는 경우가 일반적이다. 그러나 필라테스는 그렇게 생각하지 않는 다. 일단 문제가 있는 부분부터 하지만, 결국 신체는 모두 연결되어 있다고 보기 때문에, 발 부터 머리까지 모두를 단련해야, 다시는 허리가 아프지 않게 된다고 본다. 그러므로, 이 책 의 동작들은 평생에 걸쳐서 모두 다 연습하는 것이 평생 동안 건강하게 사는 지름길이다.

동작은 쉬운 동작부터 어려운 동작으로 진행한다. 그런데 쉽고 어려운 동작도 사람마다 다 를 수 있다. 대퇴사두근[허벅지 근육]이 타이트한 사람은 허벅지 앞쪽을 스트레칭하는 동작 이 아주 어렵게 느껴진다. 어려우면 안 하려고 하는 것이 보통 사람들의 생각이다. 그러나 그렇게 해서는 체형 교정이 되지 않는다. 대퇴사두근에 대한 쉬운 스트레칭부터 시작하여, 천천히 늘려가면, 나중엔 어렵지 않게 된다. 점진적으로 강도나 난이도를 올린다.

: 공통 동작

부위별 동작을 하기 전이나 중간에, 또는 끝나고 나서도 이것들을 반복해야 한다. 일종의 기초라고 할 수 있다. 그런데 사람들은 기초를 소홀히 여기는 경우가 많다. 기초는 건물의 토대이다. 건물의 토대가 튼튼하지 않으면, 그 위의 건물은 무너지게 된다.

고관절에 대한 인식

고관절[엉덩관절]이란 허벅지 안의 뼈인 대퇴골과 골반인 장골이 만나는 관절이다. 필자의 연구에 따르면, 이 고관절이 틀어지면, 신체가 모두 틀어진다. 역으로, 고관절이 틀어져있으면, 다른 척추 교정이나 다리 교정을 해도, 다시 척추나 다리가 틀어진다. 그러므로 고관절에 대한 교정은 체형 교정의 핵심이다. 이것은 좀 더 정밀하고 자세한 내용이 필요하다. 여기서는 고관절에 대한 바른 인식에 대한 골반삼각형을 상상하는 것만 언급하고, 자세한 내용은 필자의 다른 저서인 『최영철식 고관절 교정법』[바른북스, 2017년]을 필독해주기 바란다.

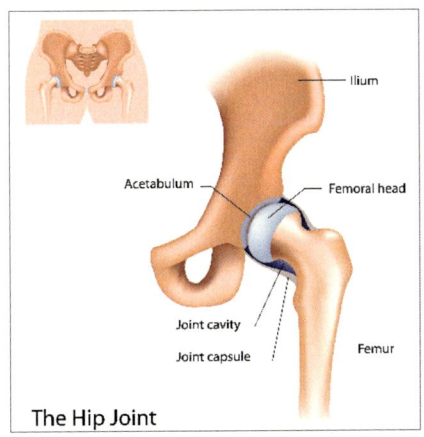
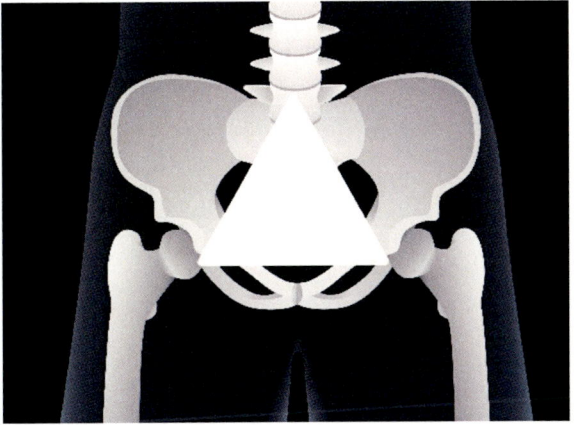

왼쪽 그림이 고관절이다. 체형 교정을 하기 위해서는 오른쪽 그림과 같이 골반삼각형을 상상하고, 동작 시에나 평상시에 이 삼각형에 고관절과 골반이 잘 맞추어지도록 한다.

신체의 무게중심 파악하기

신체의 무게중심을 파악하고, 그곳을 안정화해서 모든 동작을 사용하는 것을 코어를 사용한다고 한다. 복부나 골반의 코어 근육은 신체의 무게중심을 잘 고정하는 역할을 한다.

다음과 같이 필라테스의 스파인 커렉터에 엎드려서 자신의 무게중심을 파악하는 연습을 한다.

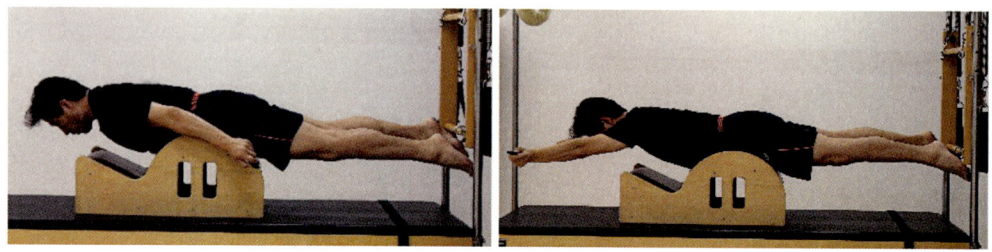

호흡법

조셉 필라테스는 최대한 마시고 최대한 내쉬라고 주문을 했다. 그런데 필자가 실제로 지도해보면, 회원들은 최대한 마시지도 않고, 최대한 내쉬지도 않는다. 그래서 이것을 하기 위한 여러 가지 방법론이 그 이후에 개발되었다. 예를 들면, 조셉의 제자인 로리타 산미구엘은 숨을 내쉬고 마실 때, 숫자를 세면서 호흡시간을 길게 하는 방식을 택한다. 5초 마시고 5초 내쉬는 것에서 시작하여, 30초까지 점점 늘린다. 그런데 이것은 필라테스만의 특별한 것이 아니라, 한국의 단전호흡에서 예전부터 일반적으로 해오던 방식이다. 필자는 필라테스를 하기 전부터 이러한 호흡을 수련해왔다. 이 방식도 도움이 되지만 좀 더 효율적인 방식은 다음과 같다. 호흡도 근육운동이다. 근육은 더 수축을 할 때, 강해진다. 그러므로, 숨을 내쉴 때는 좀 더 길게, 더 많이 내쉬도록 관련 내쉬는 근육들을 수축한다. 마실 때는 더 마시도록 마시는 것과 관련된 근육들을 더 수축한다. 내쉬는 근육은 복부 안의 복횡근과 골반기저근이다. 배꼽을 깊숙이 집어넣고, 항문과 오줌을 참듯이 조이면서 숨을 내쉰다. 마시는 근육은 횡격막과 늑간근이다. 흉곽[몸통]을 최대한 그 부피를 늘리고, 횡격막을 아래로 끌어내린다.

이때 당연히 내쉴 때는 내쉬는 근육은 수축하지만, 마시는 근육은 최대한 이완한다. 그 반대로 마실때는 마시는 근육은 수축하지만 내시는 근육은 최대한 이완한다.

미국식 필라테스 방식과 체형 교정관점에서의 평가

- 숨을 내쉴 때는 복횡근을 수축하여, 배꼽을 깊이 집어넣는다. 이것은 체형 교정의 관점에서 타당하다고 생각한다.
- 숨을 마실 때는 갈비뼈의 옆과 뒤를 확장하여 마신다. 이때 어깨는 올리지 않는다. 이것을 필라테스에서는 갈비뼈 호흡이라고 하는데, 이것은 척추 측만 교정이나, 허리통증에 좋은 호흡법이다. 그러나 복부 안의 신체무게중심을 의식하고, 골반교정을 하는 데 있어서는, 숨을 마실 때는 요추가 그대로 있으면서, 배가 앞으로 부푸는 한국식 단전호흡[복식호흡]도 필요하다는 것이 필자의 생각이다.

미국식 갈비뼈 호흡은 자칫하면, 횡격막의 움직임을 제한하고, 숨이 깊이 폐 속에 들어가는 것을 제한할 수 있다. 반면에 마실 때 배가 나오는 복식호흡은, 잘못하면, 요추가 전만[앞으로 구부러짐]되는 것을 막는다면, 횡격막을 더욱 많이 사용해서 깊은 호흡을 할 수 있다는 장점이 있다. 또한 복부 안에는 내장이 들어있고, 체온조절중추가 있다고 한다. 그러므로 복식호흡을 하여, 아랫배를 따뜻하게 만드는 것은 신체의 생리기능을 원활하게 한다. 그러므로, 체형 교정호흡법에서는 갈비뼈 호흡과 복식호흡을 때에 따라 병행하는 것이 타당하다.

미국식 필라테스에서는 내쉴 때는 입으로, 마실 때는 코로 하는 경향이 있다. 그런데 체형 교정의 관점에서는 내쉴 때나 마실 때나 코로 하는 것이 바람직하다고 생각한다. 그래야 코의 호흡능력을 강화할 수 있다. 반면에 코로 내쉬라고 하면, 최대한 내쉬면서, 배꼽을 집어넣지 않는 경우가 발생한다. 이때는 입으로 최대한 내쉬면, 배꼽을 더 집어넣을수 있게 된다. 그러면 코어가 더 잘 잡힌다.

보통 우리가 하하 하고 크게 웃을 때의 근육이 코어 근육이다. 그러므로 평시에도 자주 웃는 것은 코어운동을 하는 것이다.

복식호흡

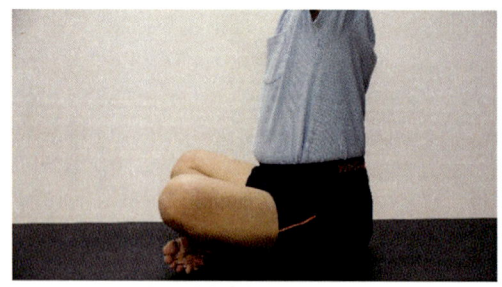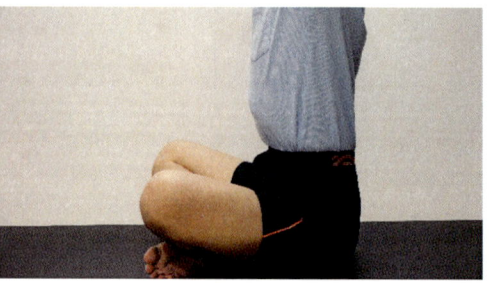

숨을내쉬면서, 배가 나온다.
그러나 요추[허리]는 그 자리에 있다.

숨을 내쉬면서 배가 들어간다.

갈비뼈 호흡

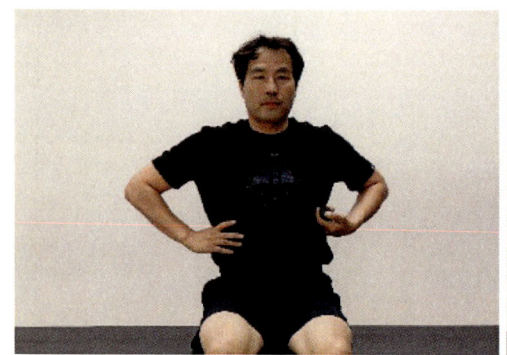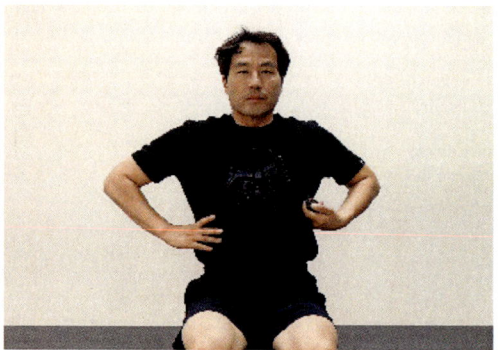

숨을 마실때, 옆과 등을 확장한다.

숨을 마실 때, 갈비뼈를 축소하고 배꼽을 집어넣는다.

복횡근의 수축[코어]

숨을 내쉬면서, 배꼽을 척추 쪽으로 집어넣어서, 요추가 제 위치에 있도록 잡아준다.

그런데 배[복부]에 힘을 주는 것과는 다르다. 배에 힘을 주면, 복부의 위치에 그대로 있는 상태에서 힘을 주거나, 복직근만 힘을 줄 가능성이 있다. 이러면 요추의 압력이 더 증가된다. 코어의 목적은 요추를 보호하는 것이다. 배꼽을 집어넣어야[복횡근의 수축] 요추 주변의 압력이 줄어든다. 요추 주변의 압력이 줄어들어야 요추 사이 디스크의 압박이 줄어든다.

다음은 잘못된 코어 잡기이다.

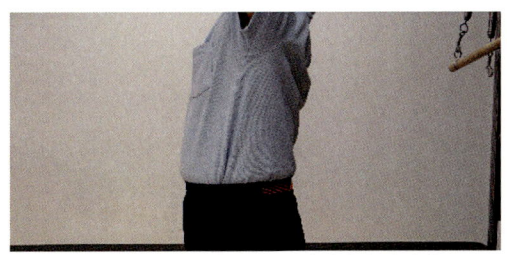

배에 힘을 주고 배꼽[배]를 집어넣지 않았다.
그러면 도리어 허리[요추]의 압력이 증가한다.

다음이 바른 배꼽에 집어넣기에 따른 바른 코어 잡기이다.

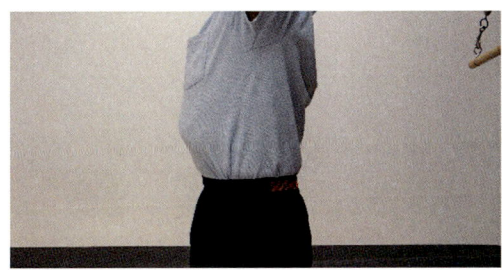

골반기저근

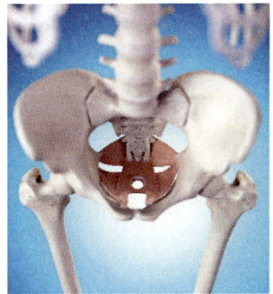 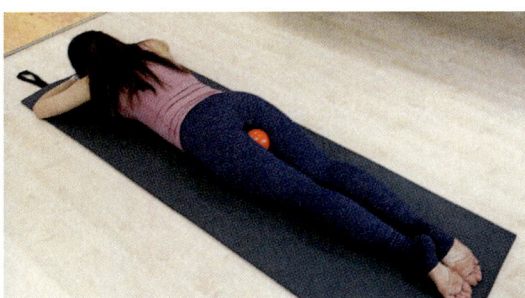

골반기저근이란 골반 밑에 있는 근육을 말한다. 이것을 수축하고 이완하는 법을 익힌다는
것은 골반을 제 위치에 있도록 하는 법을 배우는 것이다. 마치 오줌을 참거나. 항문을 조이
듯이 지그시 골반기저근을 수축하고 이완을 반복한다.

서기 명상

벽에 몸을 댄다. 뒤통수, 흉추, 선골을 대고 그 상태를 유지한 채, 명상을 하듯이 유지한다. 자신의 몸이 어디가 틀어져있는지를 인식한다. 앞에서 언급한 올바르게 서있는 상태의 자세점검에 따라 자세를 인식하고 스스로 교정을 해본다.

또는 다음과 같은 페드오풀[페디오풀]에 서서 바른 자세를 인식한다.

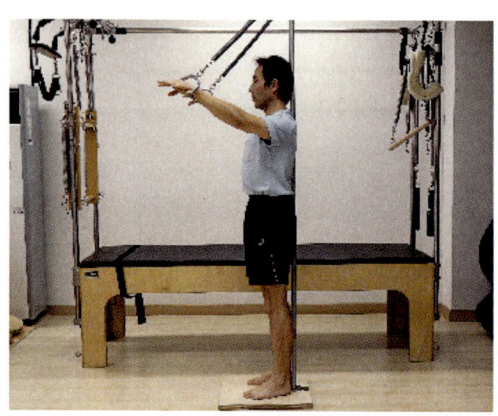 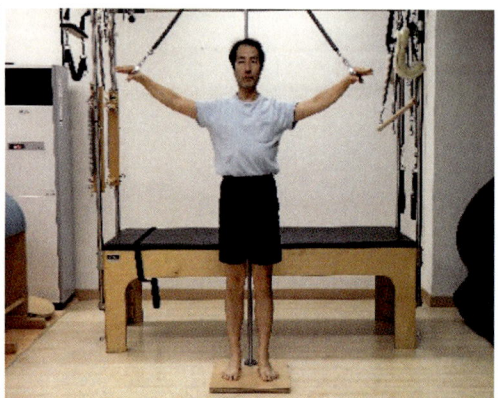

발목의 수피네이션/프로네이션과 정렬

아래와 같이 발목의 수피네이션, 프로네이션을 반복하고, 고관절, 무릎중앙, 두 번째 발가락을 일직선으로 맞추는 연습을 한다.

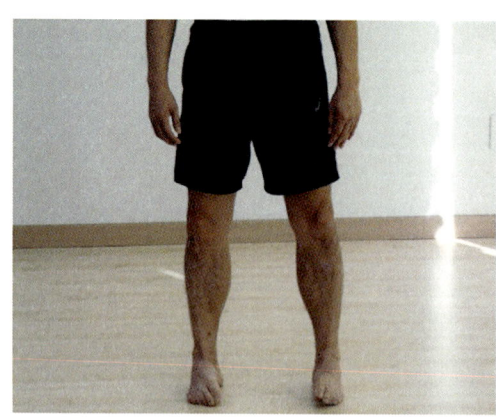 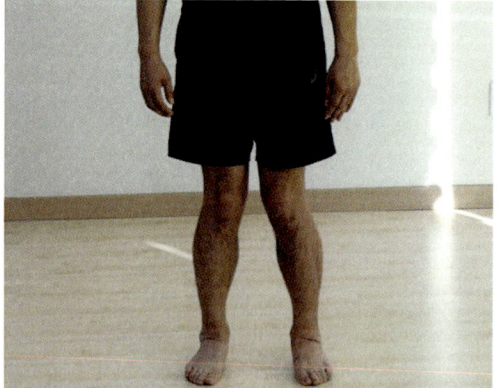

: 발목교정[회내, 프로네이션/회외수피네이션]

발바닥 안쪽이 모아진 상태로, 발목이 안쪽으로 회전된 것은 프로네이션이라 한다.

반대로 발바닥이 밖으로 벌어진 것은 수피네이션이라고 한다. 이것은 발목의 비정렬이다. 이렇게 되면, 발목은 항상 스트레스를 받고, 자칫하면 습관적으로 발목이 삐는 현상이 일어난다. 그러므로 다음과 같은 훈련이 필요하다.

- 발목의 구조와 기능에 맞는 중심을 몸으로 느끼고, 유지하는 훈련
- 발목의 구조와 기능에 맞는 중심을 유지하고, 움직이는 훈련

그런데 비단, 발목뿐 아니라, 모든 관절의 교정[체형 교정]은 관절의 중심을 잘 찾고[스스로 몸으로 느끼고], 그것을 일상생활에서 유지하는 것이다.

발목. 회외수피네이션

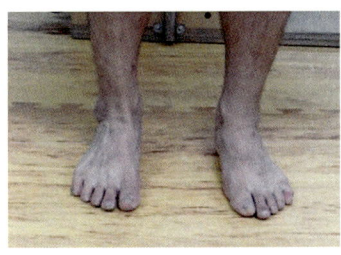

발바닥이 바깥쪽으로 벌어진 상태로 발목이 바깥쪽으로 회전되었다.

프로네이션

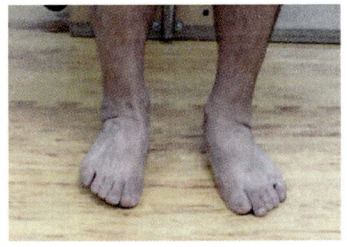

발목이 안쪽으로 회전되어서 발바닥 안쪽이 더 많이 닿는다.

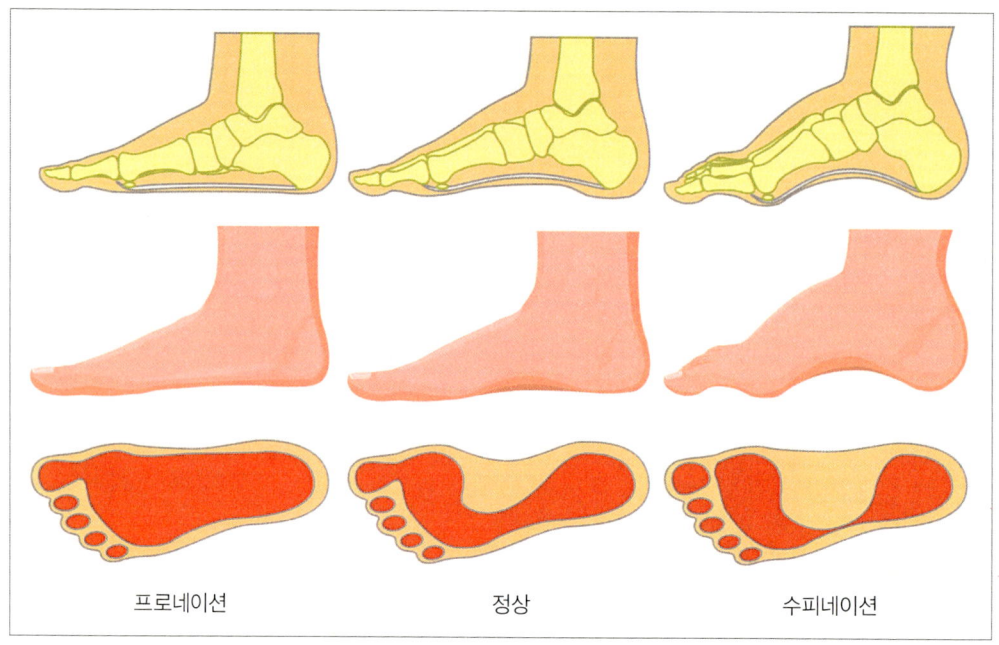

| 프로네이션 | 정상 | 수피네이션 |

리포머 프로네이션 밀기

만약 자신의 발이 수피네이션되어 있으면 풋바에 발을 대고 발목의 프로네이션을 만들면서 민다.

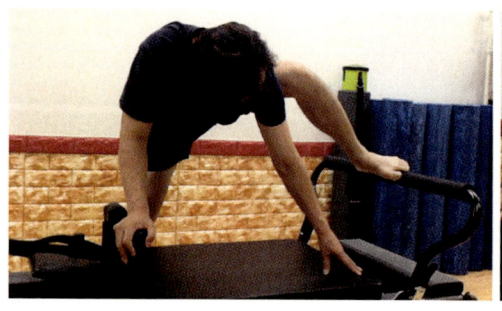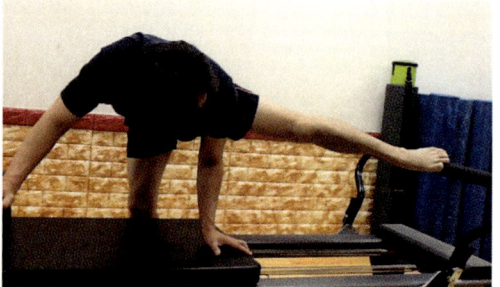

리포머 수피네이션 밀기

반대로 발목이 프로네이션되어있으면, 수피네이션을 만들면서 민다. 즉 오다리 모양을 만들어 밀고 원위치로 돌아와서 반복한다.

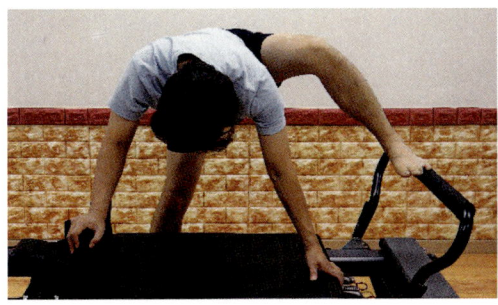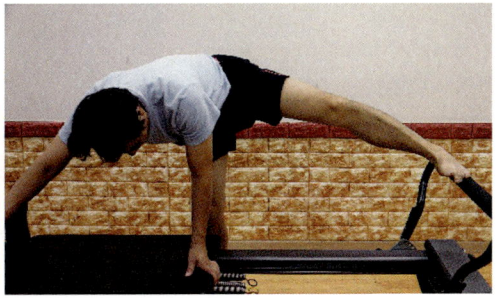

체어 프로네이션 밀기

체어에 발바닥을 대고, 밀면서 프로네이션이 된다. 발바닥 안쪽 부위에 힘을 주고, 무릎을 안쪽으로 모으는 것이다. 즉 엑스다리 모양을 만든다. 돌아오고 반복.

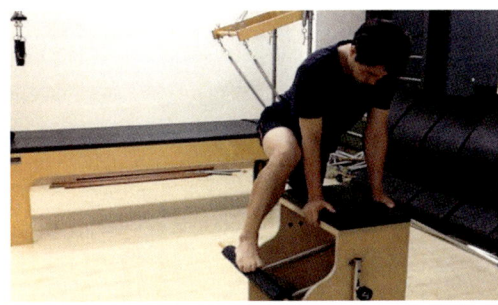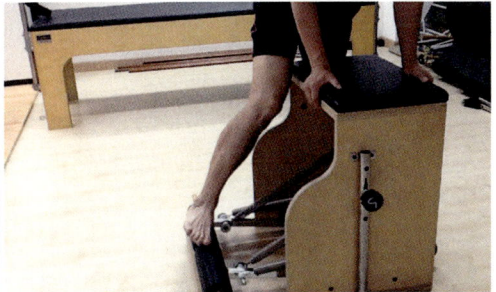

체어 수피네이션 밀기

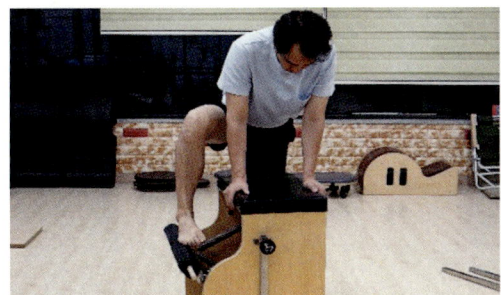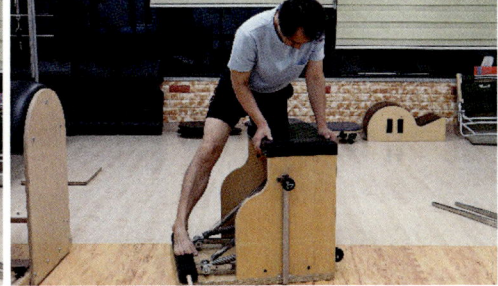

발목 돌리기

발목을 천천히 크게 돌린다.

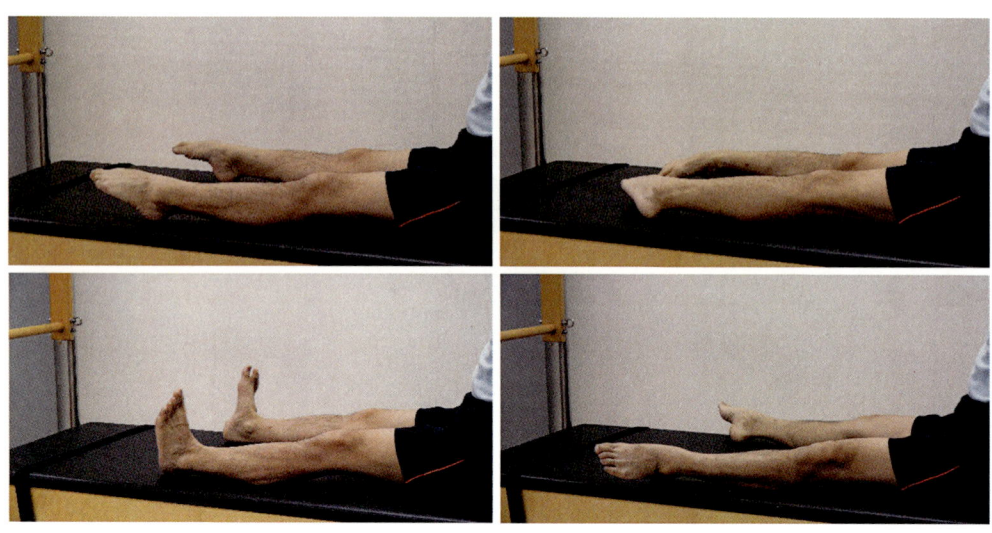

플란타플렉션 앤 도지 플렉션

발목을 앞으로 구부리고, 편다. 엄지발가락이나 새끼발가락 쪽에 특히 치중해서 하는 것이 아니라, 균등하게 구부리고 편다.

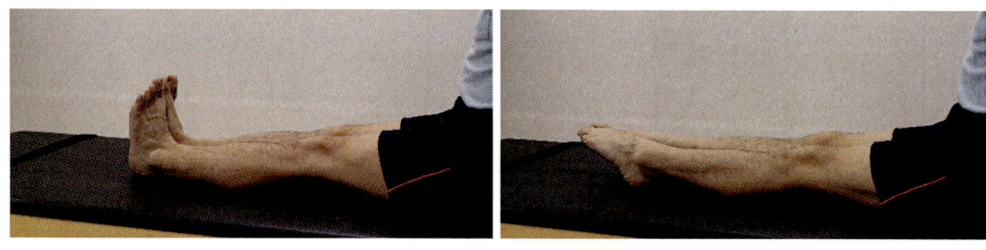

리포머 점핑

리포머에서 점핑 보드를 설치한다. 이 설치하는 방법은 기구회사에 따라서 조금씩 다르다. 그 방법은 각 기구회사의 리포머 점핑 보드 설치방법에 따른다. 조셉 필라테스 당시에 이 점핑보드는 없었다고, 그의 제자 로리타 산미구엘은 말했다. 그 후에 점핑보드가 생겼다.

점프를 한 다음에, 착지할 때, 다리나 발목의 바른 자세를 유지하면서 착지를 한다. 즉 발목이 수피네이션, 프로네이션되지 않고, 앞꿈치부터 착지 후에 충격을 완화하면서, 뒤꿈치가 닿는다. 무릎 중심과 두 번째 발가락이 일치하도록 착지를 한다.

- 점핑 후 착지[점핑보드에 발이 닿을 때] 시에 발목수피네이션/프로네이션되지 않도록 한다.
- 무릎 중앙과 두 번째 발가락이 일치되게 점프하고 착지한다.
- 앞꿈치가 닿고, 뒤꿈치가 닿을 때. 최대한 소리가 안 나게 충격을 완화한다.
- 발 모양을 평행, 브이자 등 다양하게 한다.

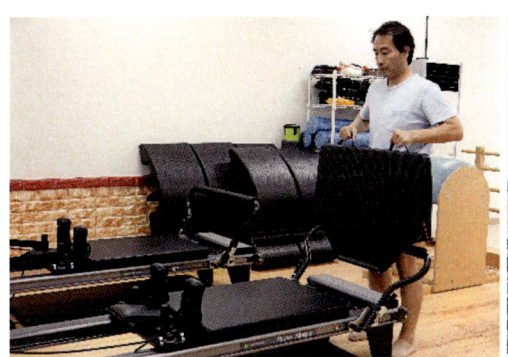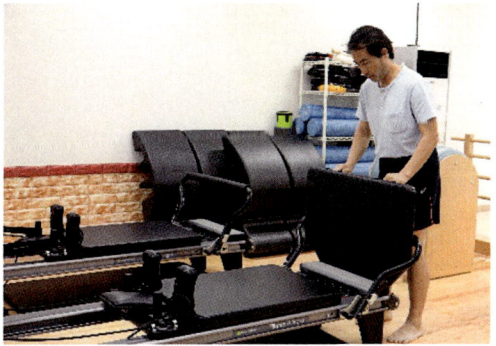

밸런스드 바디 리포머의 점핑보드를 설치하는 법. 기구회사마다 조금씩 설치방법이 다름

숨을 마시고 내쉬면서, 점핑보드를 밀면서 공중으로 점프한다. 그리고 원래의 발 모양대로 착지를 한다. 앞꿈치가 먼저 닿고, 최대한 충격을 완화하면서 착지를 한다.

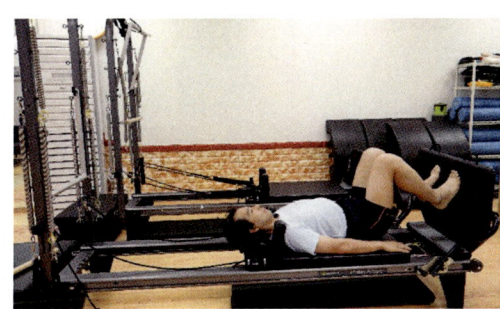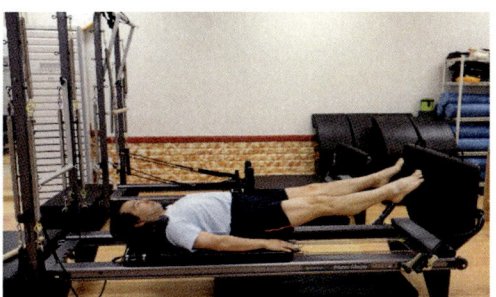

발의 모양은 다양하게 만들고 할 수 있다. 핵심은 점프 후에 충격을 완화하면서, 발과 다리의 정렬을 유지하고 착지를 하는 것이다.

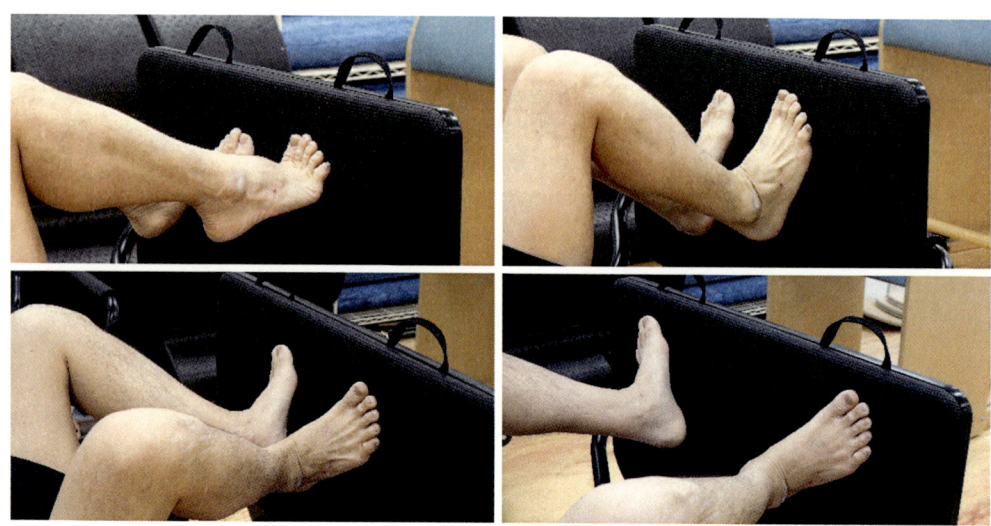

체어 스탠딩 풋워크

체어에 선다. 한 다리를 체어에 올리고, 균형을 잃지 않으면서 밀고 돌아오기를 반복한다.

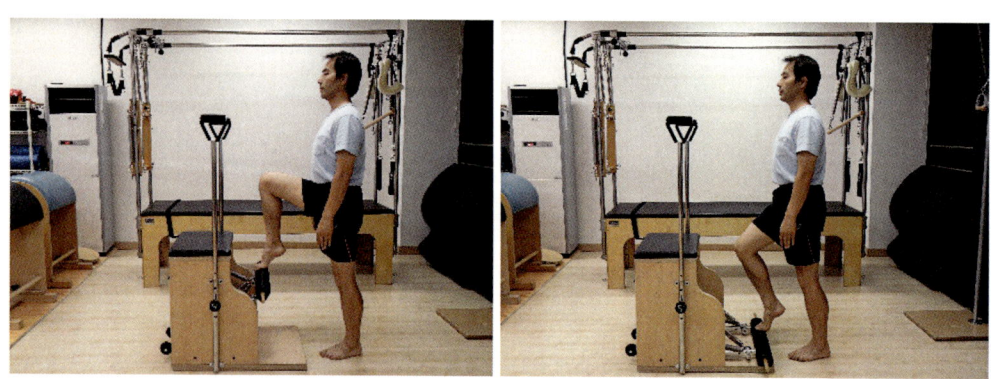

레더바렐 풋온 레더스트레치

발을 레더바렐의 레더[사다리]에 대고, 발의 정렬을 잘 유지하면서, 다리를 쭉 편다. 반복한다.

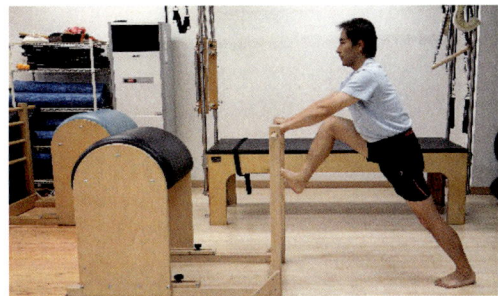 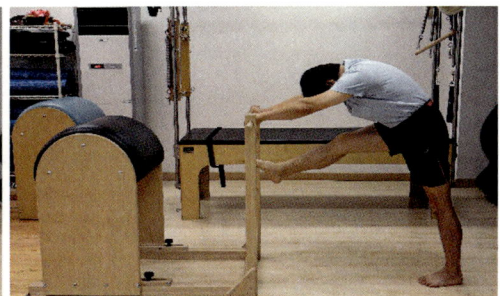

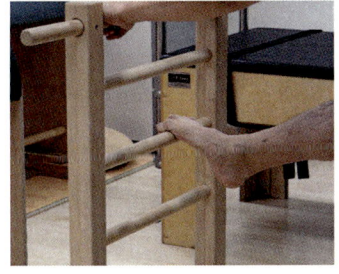

두 번째 발가락과 무릎 중앙을 일치시키고 움직인다.

레더바렐 아킬레스 앤 햄스트링 스트레치 위드 핏 온 플로어

레더바렐의 레더[사다리] 쪽을 향하고 선다. 태권도의 앞굽이 비슷한 자세를 취하고, 뒤다리의 뒤꿈치를 들었다가, 내려놓으면서, 앞다리는 쭉 편다. 반복한다.

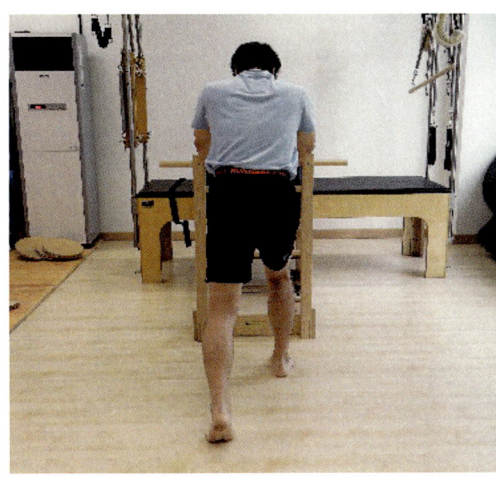 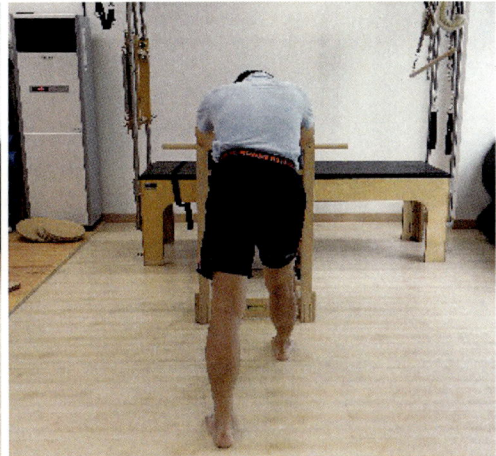

페드오풀 무릎 굽혀펴기

발바닥이 프로네이션, 수피네이션되지 않도록 무릎 중앙 중심과 두 번째 발가락이 일직선이 되면서, 굽히고 펴기를 반복.

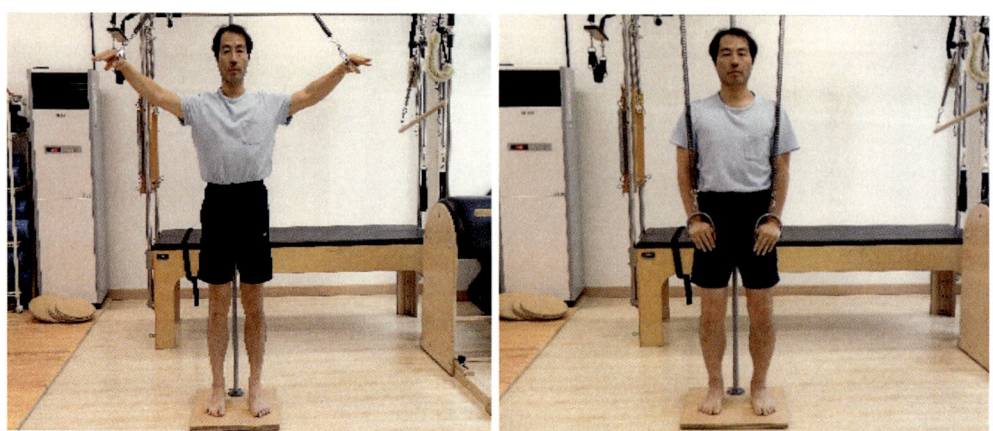

발바닥 세 점 느끼기

발바닥의 엄지 밑, 새끼발가락 밑, 뒤꿈치 중앙의 각각 3분의 1씩 무게가 배분되도록 서면, 수피네이션과 프로네이션이 없어진다.

다음과 같이 그림의 세 개 점을 의식하고

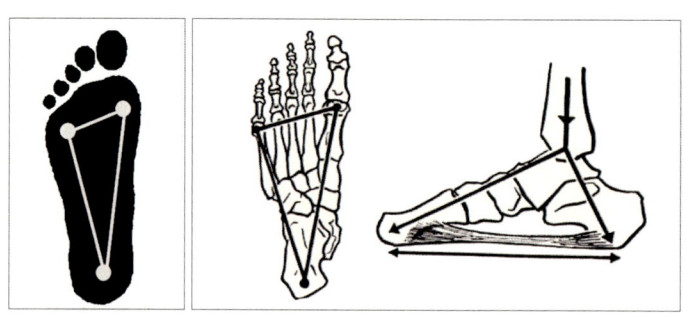

다음과 같은 쿠션 등에 선다.

그리고 세 개의 점을 의식하고, 어디에 무게를 더 싣고 있는지를 파악한다. 그리고 엄지에 무게를 싣기도 하고, 새끼발가락에 무게를 싣기도 해본다. 발바닥의 무게를 이동하는 것이다. 보통 허리가 아픈 사람들은 발 뒤쪽에 무게를 싣는 습관이 있다. 반대로 무릎이 아픈 사람들은 앞쪽에 싣는 습관이 관찰된다. 오른쪽 신체가 타이트한 사람은 오른쪽에 무게를 싣고, 왼쪽 신체가 타이트한 사람은 왼쪽에 무게를 싣는 습관이 있다는 것이 그동안의 필자의 관찰경험이다. 그러므로 중앙에 무게를 싣는 것이 체형을 바르게 하는 길이다. 그래서 정확히 세 개의 점에 무게를 배분하는 연습을 한다.

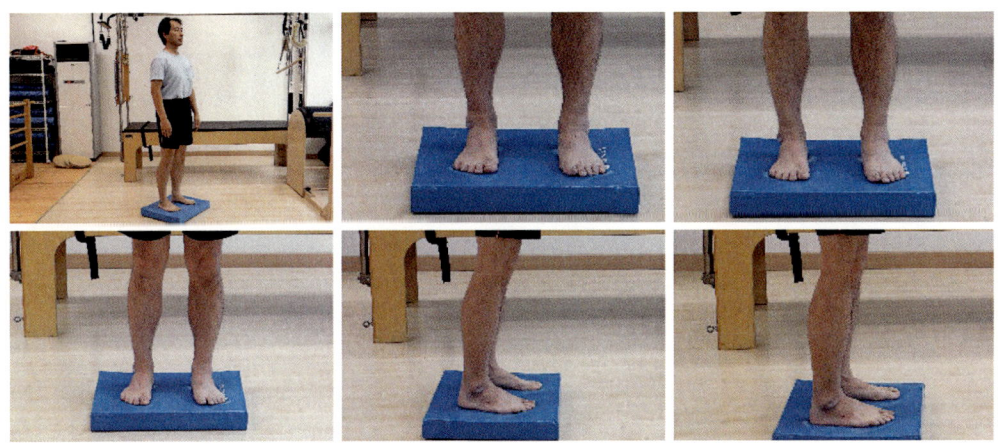

: 족저근막염[발바닥 근막 문제] 교정

발바닥의 근막이 타이트해지면, 통증이 생기고 발이 항상 불편하다. 그리고 근막이 타이트해지면, 그것이 신체 전체에 영향을 미친다. Fascia가 근막이고 Plantar는 발바닥이다. 족저근막염은 오른쪽 그림의 빨간 부위인 근막이 타이트해져서, 불편함이나 통증이 있는 경우를 말한다.

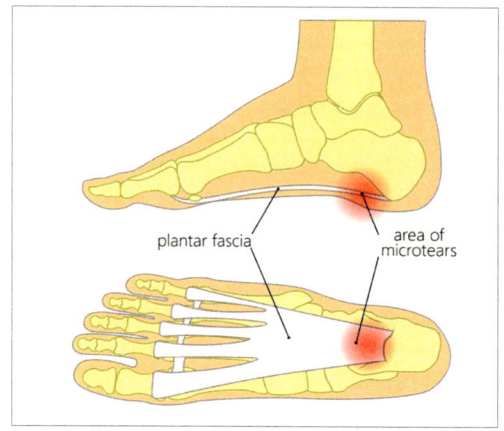

발분절운동

발을 먼저 구부리고, 앞으로 펴는데, 하이힐 신은 것처럼 만든다. 이때 발바닥의 근막이 늘어난다. 다음은 발가락도 편다. 다시 반대로 발가락 부위를 뒤로 당긴다. 반복한다.

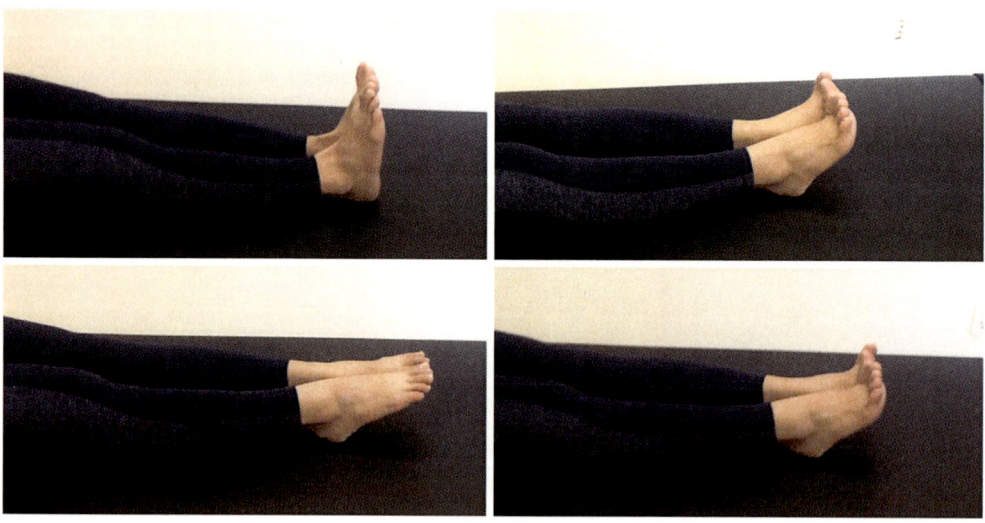

스파인커렉터 근막 이완

스파인커렉터의 오목 부분에 발바닥을 대고 선 상태로 그대로 있는다.

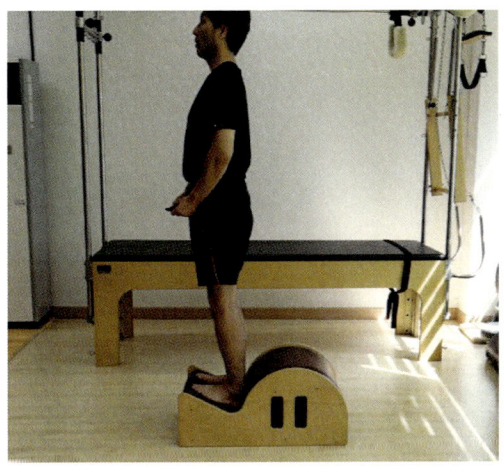

리포머니 스트레치

리포머의 어깨 지지대에 발을 하이힐 신은 것처럼 대고, 고관절을 펴고 구부리는 동작을 반복한다. 이때 발바닥의 근막이 늘어난다.

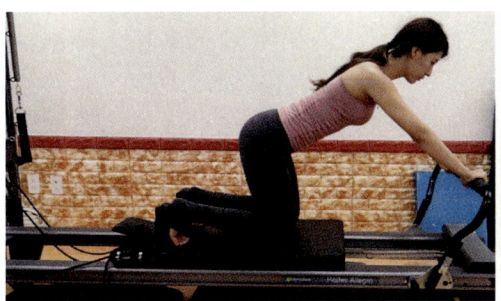 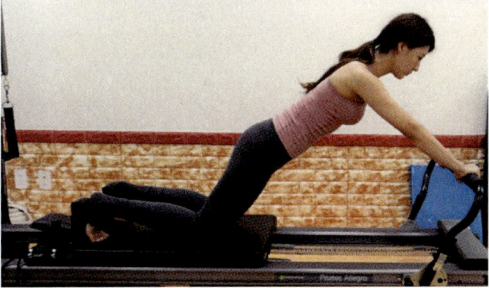

손으로 늘려주기

지그시 손으로 발가락 전체를 균등하게 잡고, 발바닥 전체를 균등하게 늘려준다.

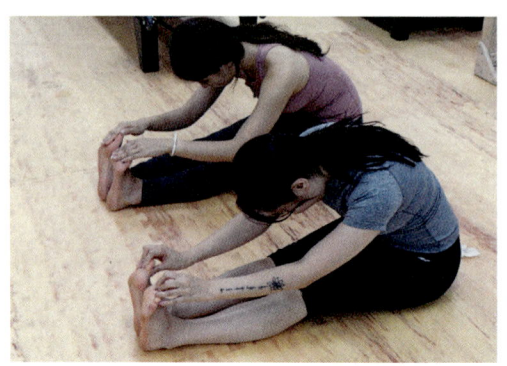

반원 밟기

사진의 기구는 '야무라볼'이란 이름의 제품이다. 여기에 올라가서 발바닥 전체를 골고루 눌러준다. 특히 타이트한 부분을 더욱 부드럽게 밟는다. 테니스공이나 다른 부드러운 볼이나, 지압판 등을 이용해도 된다.

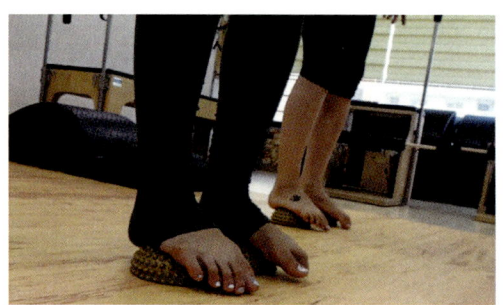

소프트볼 굴리기

부드러운 볼이나 테니스공 등을 살며시 밟고 굴려준다.

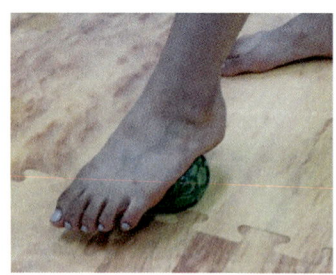

풋 커렉터

풋 커렉터도 조셉 필라테스가 발명한 발운동기구이다. 발바닥의 근막이 타이트해지는 이유는, 발의 근육이 약해서이기도 하다. 발에는 많은 작은 근육들이 있다. 그리고 특히나 걸을 때는 올바른 발의 움직임[바른 발근육의 사용법]이 필요하다.

풋커렉터를 통해 발의 근육을 단련하고, 걸을 때 올바른 발의 움직임을 터득한다.

풋커렉터[발 교정기]를 한 발로 밟는다. 앞꿈치를 대고, 뒤꿈치는 판에 댄다. 가급적 체중으로 누르지 말고, 발바닥의 근육만으로 누르기를 반복한다.

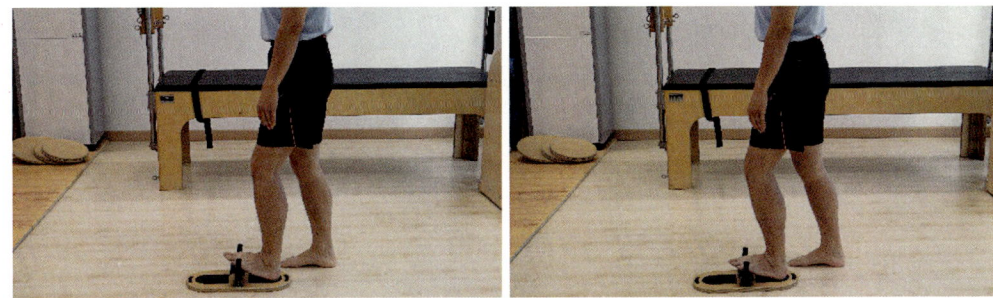

다음에는 뒤꿈치를 댄다. 앞꿈치는 판에 댄다. 마찬가지로 체중으로 누르지 말고, 뒤꿈치의 힘만으로 누르기를 반복한다.

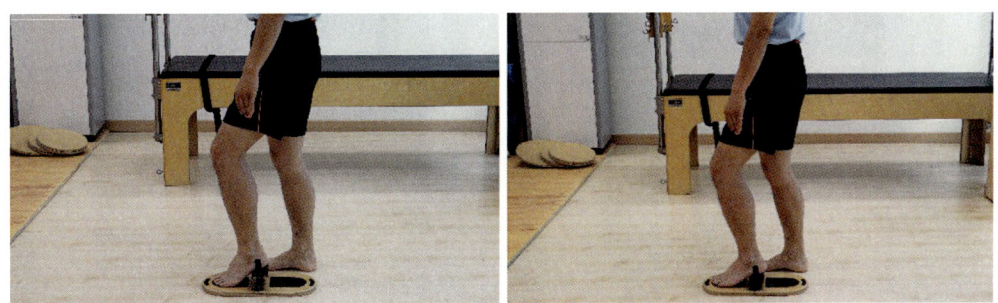

이번에는 사진과 같이 하이힐을 신은 모양을 하고, 앞꿈치로 직각으로 누르고, 뒤꿈치를 내리고, 다시 뒤꿈치를 들고, 원위치로 돌아온다. 반복한다. 반대발을 한다.

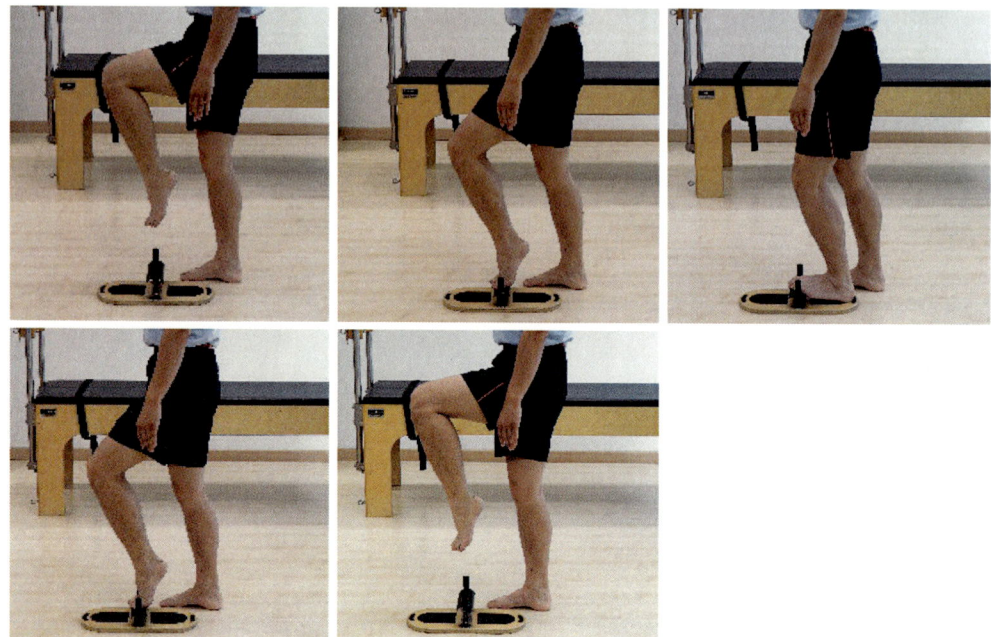

: 무지외반증 교정

무지외반증은 엄지발가락이 두 번째 발가락 쪽으로 구부러진 것을 말한다. 이것은 앞부분이 좁은 구두를 신은 결과이다. 그러므로 그런 신발이나 구두를 자주 신으면, 고치기가 어렵다. 그러니 발가락의 앞폭이 좁은 신발이나 구두를 신지 말고, 발가락이 적당히 움직일수 있는 신발과 구두를 신는 것이 좋다. 무지외반증이란 엄지발가락의 기능이 퇴화된 것이다. 엄지발가락은 신체의 균형을 잡는 역할을 하는, 아주 중요한 부위이다. 무지외반증이 오래되면, 신체의 다른 부위도 틀어진다.

엄지 벌리기

엄지발가락을 옆으로 손가락을 가지고 벌리고, 10초 정도 멈췄다가 원위치 한다. 이것을 반복한다.

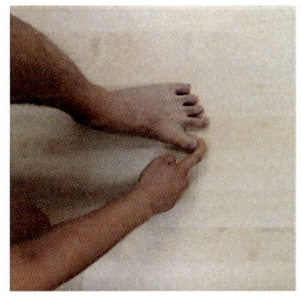

토우 커렉터로 벌림

이것도 조셉 필라테스가 발명한 기구로 무지외반증 교정기구이다. 양 엄지발가락에 토우커렉터[발가락 교정기]를 걸고, 서로 반대 방향으로 엄지발가락을 벌린다. 반복한다.

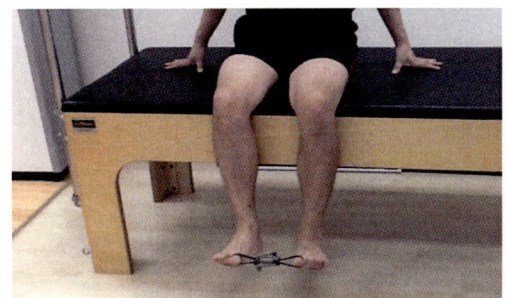 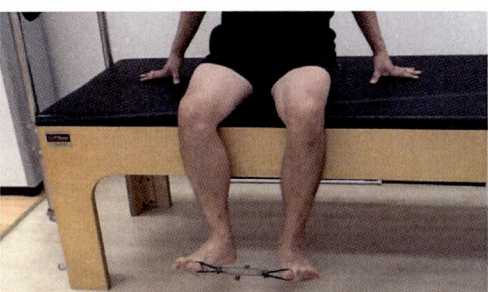

다음은 앞의 동작을 서서 한다. 벌리고 모으고를 반복한다.

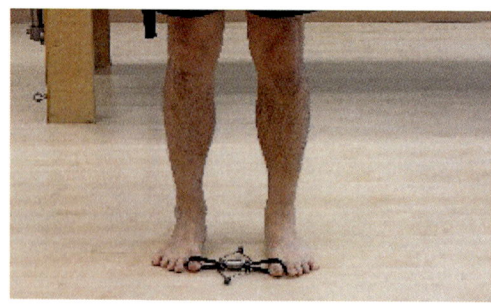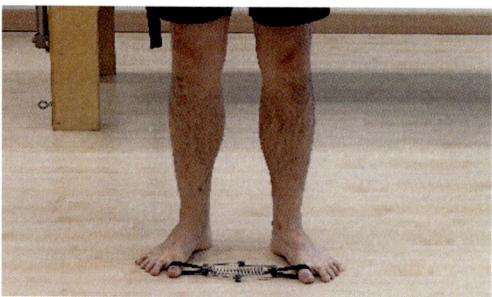

이번에는 한 다리를 들어올려서, 서로 엄지발가락을 벌린다. 반대로도 행한다.

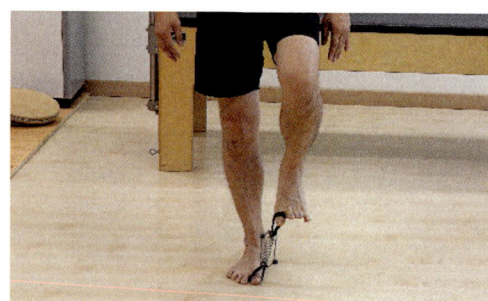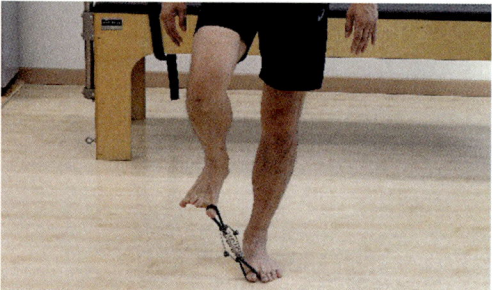

발가락 전체 벌리기

선 상태에서 열 개의 발가락을 전체적으로 벌린다. 평상시에 발가락은 거의 쓰지 않아서 힘들지만. 반복연습하면 가능해지고, 무지외반증이 서서히 교정된다.

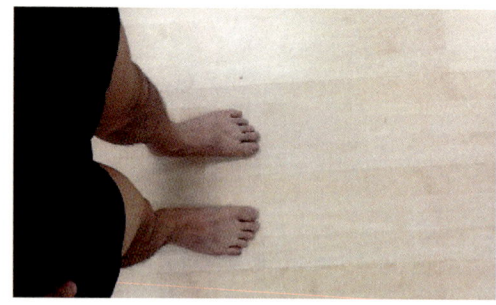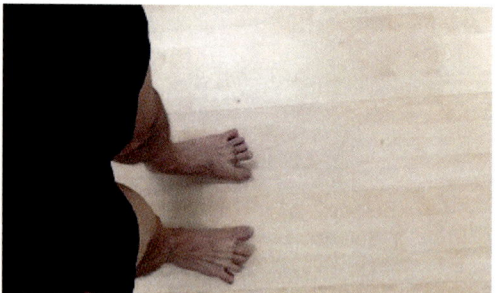

발가락만 구부리고 펴기

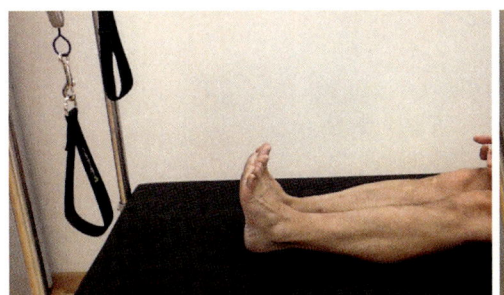 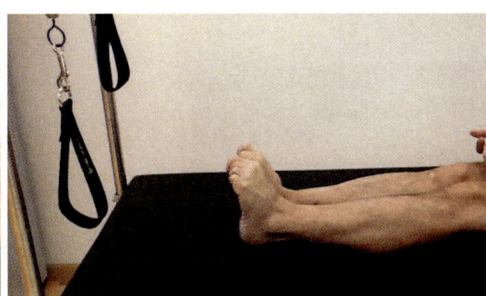

: 평발 교정

평발이란 발의 아치가 무너져 있는 것을 말한다. 발의 아치는 발에 가해지는 신체 전체의 무게를 분산하는 아주 중요한 역할을 한다. 그런데 평발이 되면, 그 기능이 떨어진다. 발이 무게를 제대로 분산시키지 못하므로, 그 무게는 다른 발목이나 무릎, 고관절, 척추에 과도한 부담을 준다.

반대로 아치가 너무 높은 것은 묘족이라고 한다. 이것은 발바닥 근막이완이 필요하다.

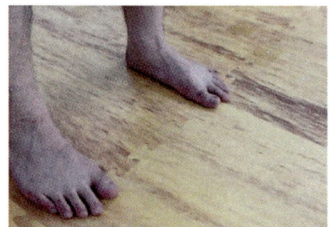 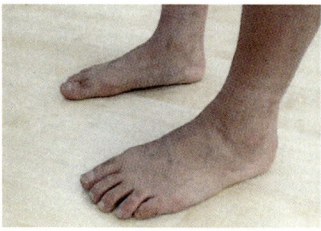 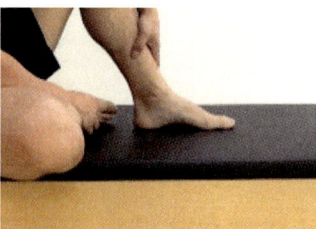

평발   정상 아치

평발이 되는 이유는 발바닥의 아치를 만들어주는 앞꿈치의 근육과 뒤꿈치의 근육이 약해서이다. 그러므로 앞꿈치와 뒤꿈치의 근육을 강화하면 평발 교정이 된다.

아치 수축

왼쪽과 같은 상태에서 발의 앞꿈치와 뒤꿈치만 수축하여, 아치를 높인다. 가급적 발가락은 사용하지 않아야 한다.

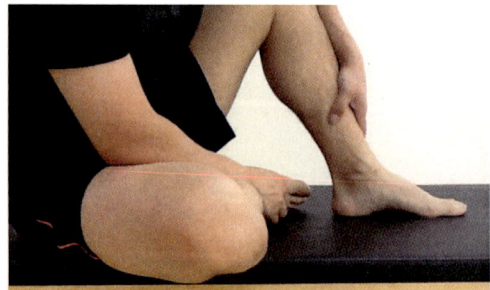 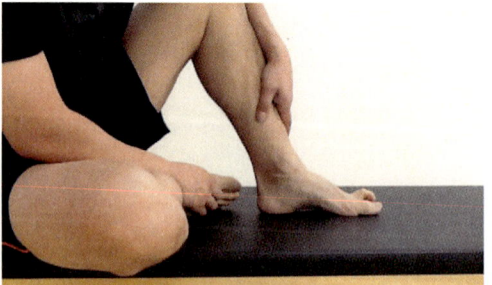

발가락만 구부리고 펴기

이번에는 다리를 펴고 앉아서, 발가락과 앞꿈치 부위를 구부리고 편다.

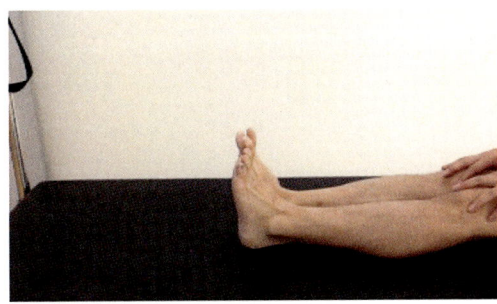 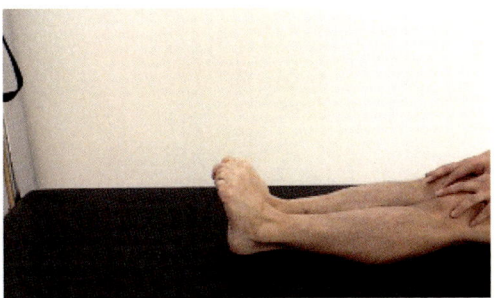

서서 발바닥 운동

발가락과 앞꿈치를 들었다가, 반대로 구부린다. 발톱을 깎고 한다. 다음에는 한 발도 연습한다. 어떤 경우에는 한 발만 평발인 경우도 있다. 필자의 경우엔 이전에 왼발만 평발이었다.

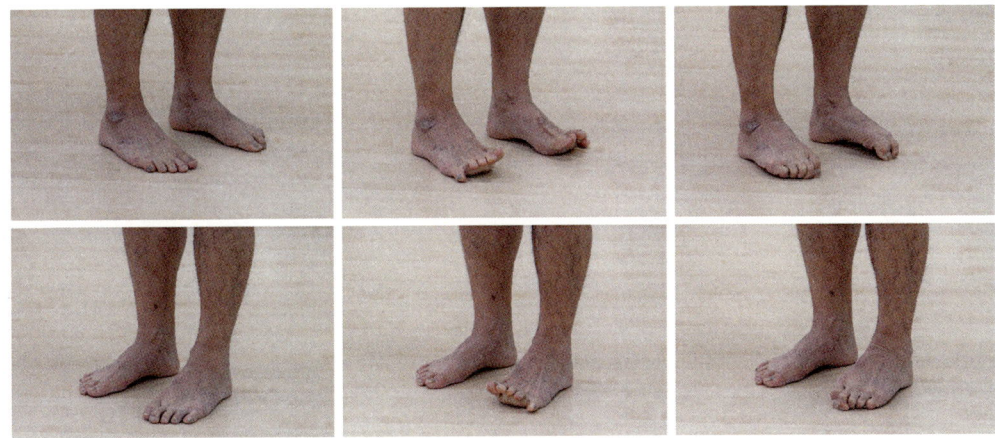

수건 잡아올리기

수건을 발바닥으로 잡아서 올린다.

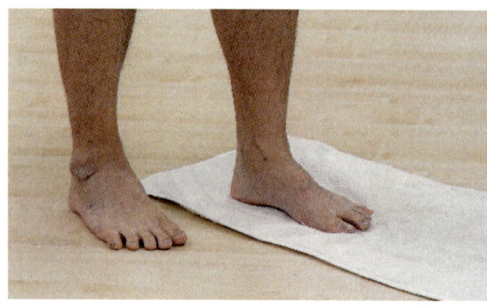 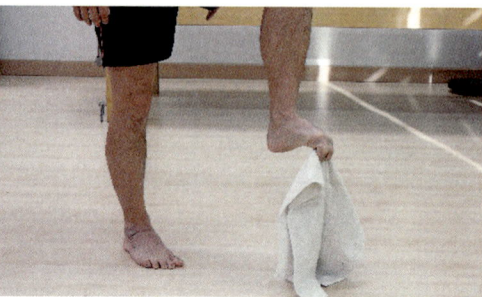

볼펜 잡아올리기

사진처럼 꼭 올리지 못한다 하더라도, 이 동작을 반복하면, 평발을 교정하는 근육이 강화되고. 평발이 서서히 없어지고, 아치가 생긴다.

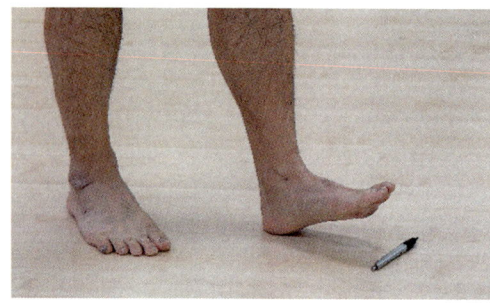 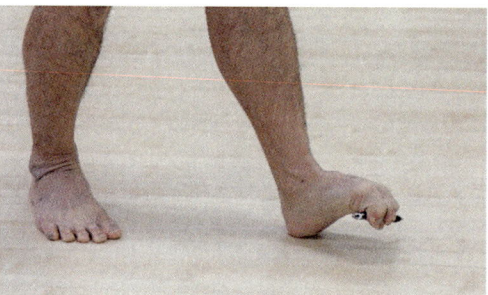

풋 커렉터 밟기

풋 커렉터를 뒤꿈치만의 힘으로 밟는다. 체중을 가급적 싣지 않은 채 밟고, 돌아오기를 반복한다.

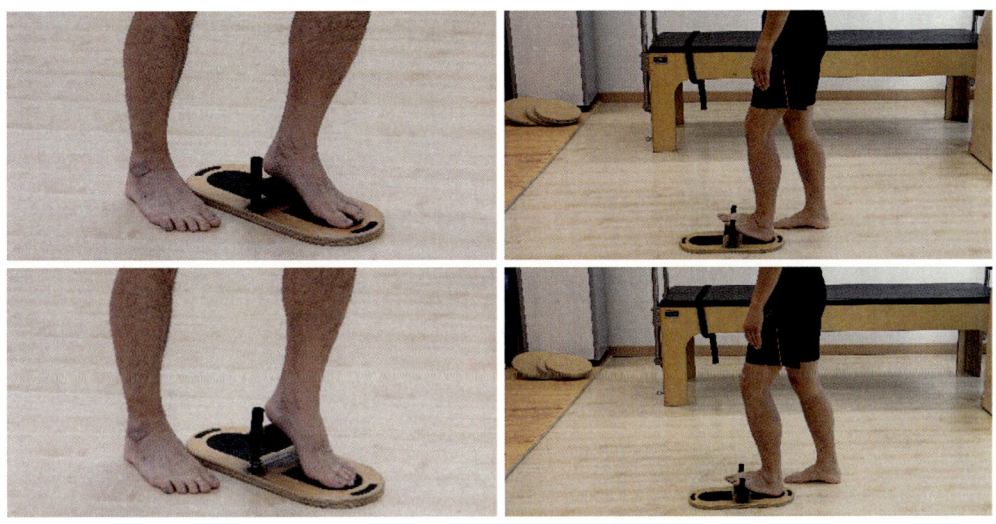

발목 회전

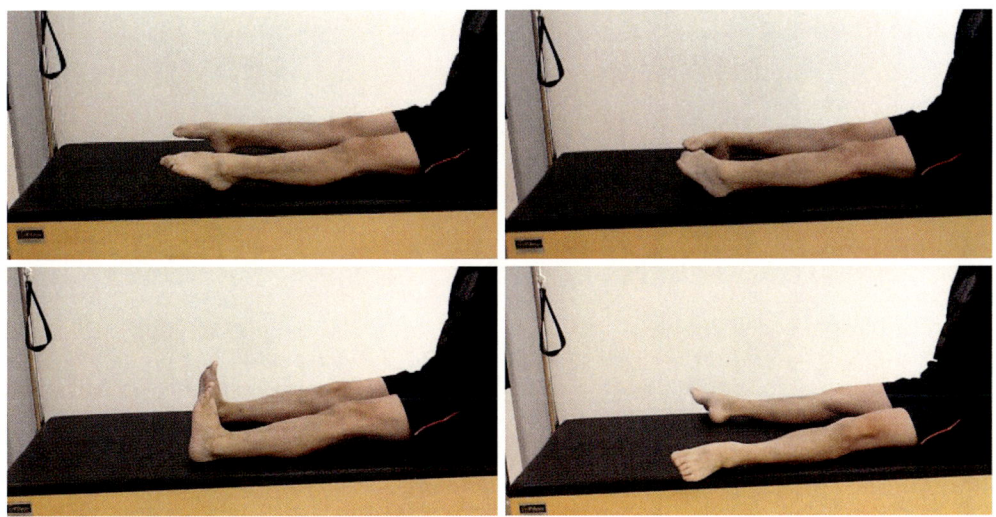

발바닥 힘만으로 앞으로 이동

다른 힘을 사용하지 않고, 발바닥을 벌레처럼 꿈틀거리면서 앞으로 나아간다. 발톱을 깎고 한다.

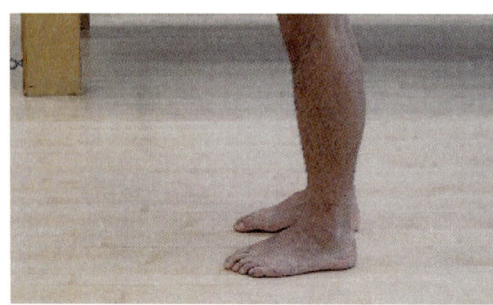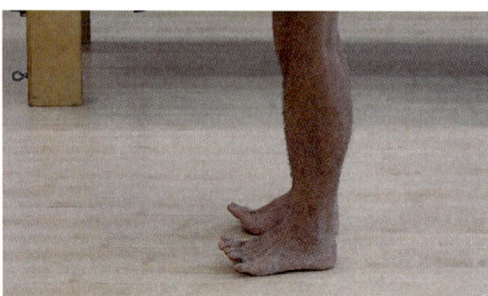

체어 무릎 고정 발목 운동

무릎을 고정하고, 발목만 움직이면서 하이힐 신은 것처럼 하고, 발목을 구부리는 동작을 반복한다.

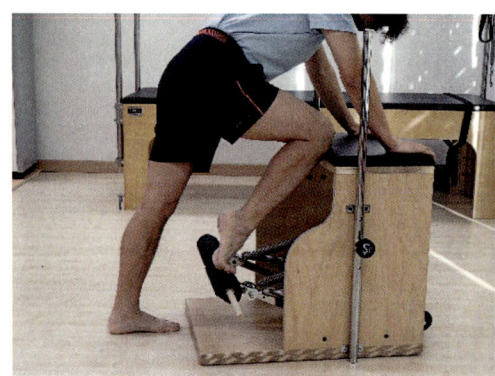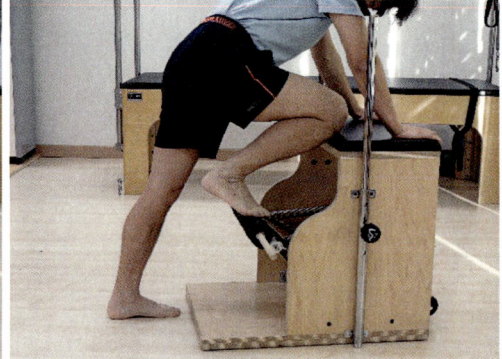

체어 발로 밀고 뒤꿈치 들어다 놓았다 하기

먼저 앞꿈치를 페달에 대고 민다. 천천히 페달을 그대로 둔 채, 뒤꿈치만 내렸다 올렸다를
반복한다.

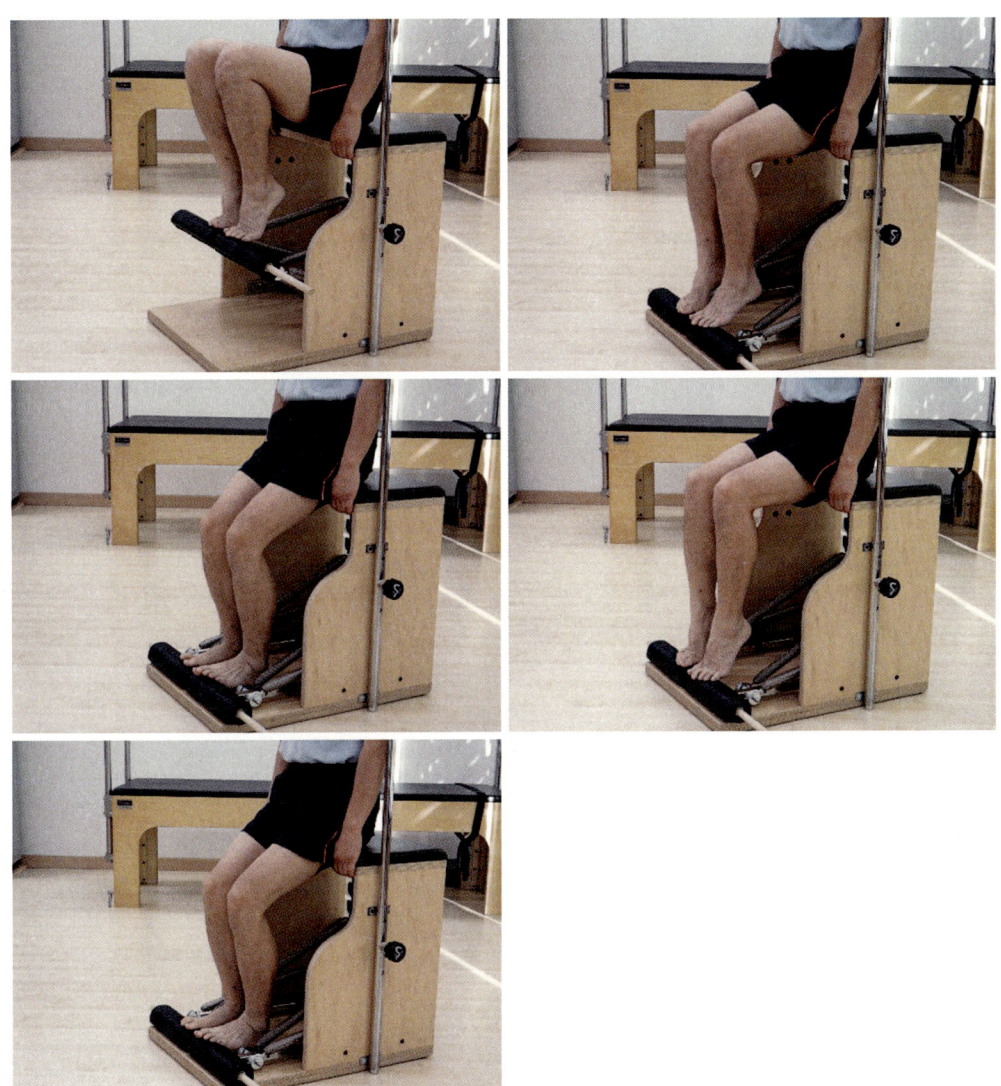

: 걷기 교정

걷기는 인간이 가장 많이 하는 움직임이고, 운동이다. 체형이 틀어진 사람은 반드시 걷기도 틀어져서 걷는다. 그러므로 교정 운동도 하면서, 평상시에 다음과 같은 원칙에 따라서 바르게 걷도록 연습해서, 습관을 만든다.

- 고관절과 무릎 슬개골 중심과 두 번째 발가락을 일직선이 되도록 한다.

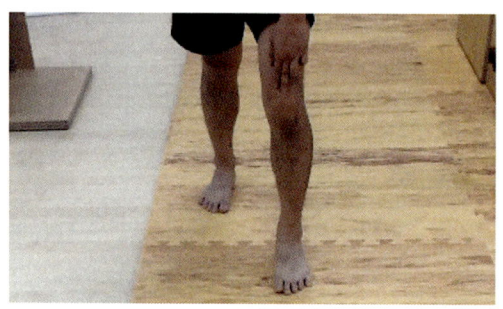

- 두 다리는 평행하거나, 15도 정도 약간 벌려서 걸어도 된다. 그 이유는 고관절이 정면을 향해서 약간 벌어져있기 때문이다.

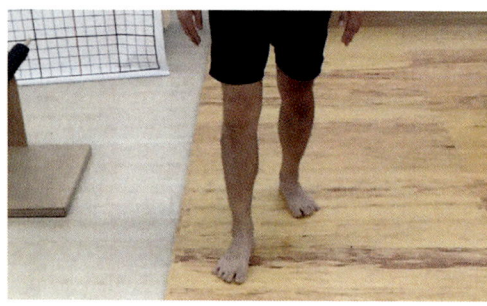 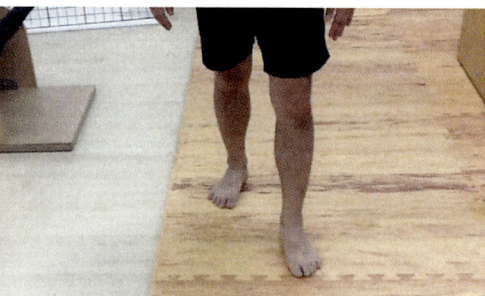

- 시선은 멀리, 수평을 바라본다.

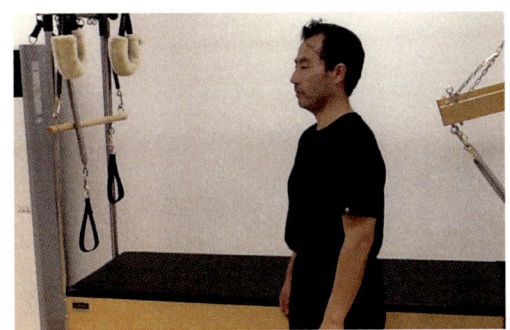

- 팔의 움직임은 견갑골에서 시작한다. 팔굽만 구부리면서 걷지 않는다.

- 다리의 움직임은 스윙이다. 스윙은 고관절을 축으로 뒤로 신전과, 앞으로 굴곡이 동일한
  거리로 움직이도록 한다.

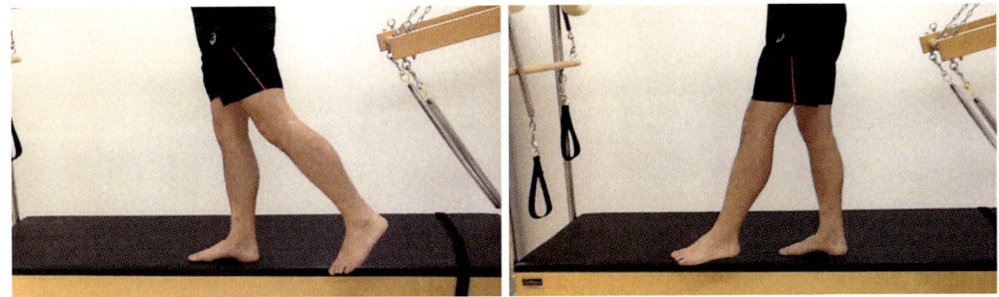

- 발바닥은 뒤꿈치부터 앞으로 구르면서 닿는다.

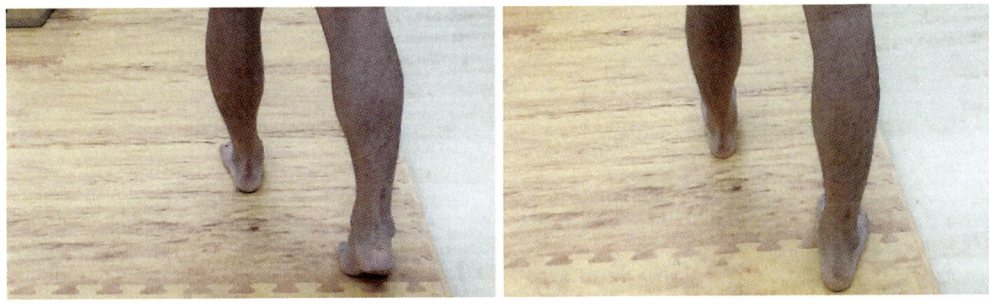

- 한쪽 발이 지면에 닿을 때는 확실히 지지를 한다.

- 체중의 중심이 이동해야 한다,

- 머리의 백회와 하늘의 중심이 줄로 매달려서 몸이 매달려있다고 생각한다, 즉 머리 한가 운데에 줄이 매달려서 하늘에 끌어올려진다고 생각하고 걷는다. 이것은 신체를 늘리는 엘롱게이션이다.

- 골반의 바닥의 중심인 회음으로, 지구의 중심에서 에너지가 올라와서 백회로 나간다고 상 상한다. 이것도 신체의 중심선을 의식하면서, 동시에 신체를 늘리는 엘롱게이션이다.

- 팔을 의도적으로 흔들지 말고, 자연스럽게 흔들고, 앞으로 가는 팔과 뒤로 가는 팔의 거 리를 동일하게 한다.

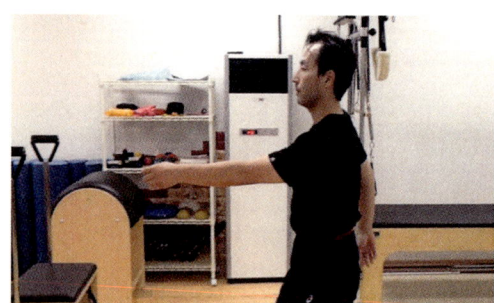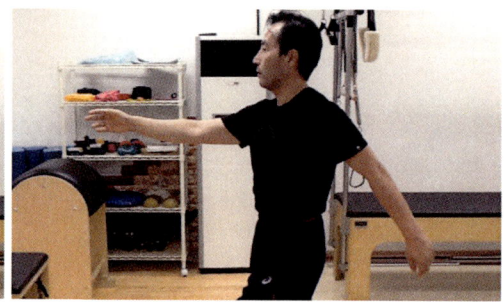

- 엄지 부분이 앞을 향하게 하고 흔든다.

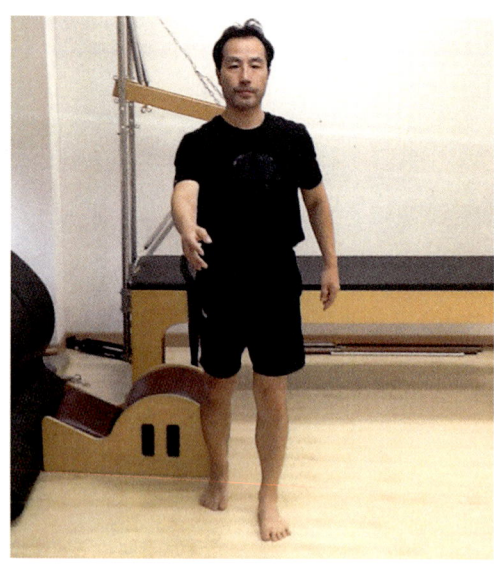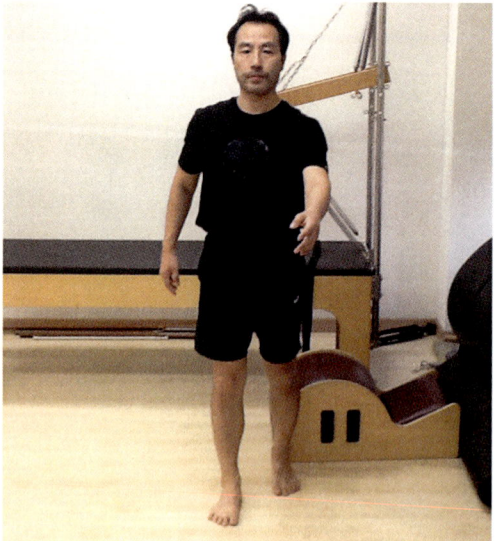

- 뒤로 다리를 신전할 때는 대둔근과 햄스트링을 사용하고, 다리를 앞으로 보낼 때는, 장요 근이 갑자기 늘었났면서, 다시 원래대로 복원하려는 신장성 수축 반사로, 앞으로 당긴다. 즉 과도하게 장요근을 수축해서 앞으로 다리를 내보내지 않는다. 뒷다리를 확실하게 밀어 서[이때 대둔근과 햄스트링을 사용하게 된다] 앞으로 가면, 그때 장요근은 늘어나고, 늘어난 장요 근이 원래대로 자동적으로 길이가 줄어들면서, 다리가 앞으로 이동하게 한다.

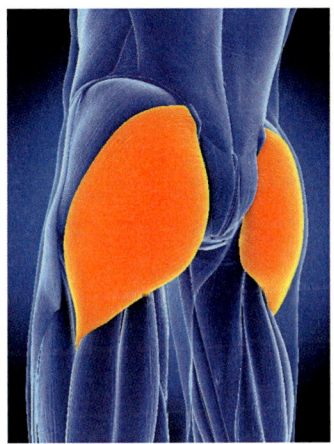 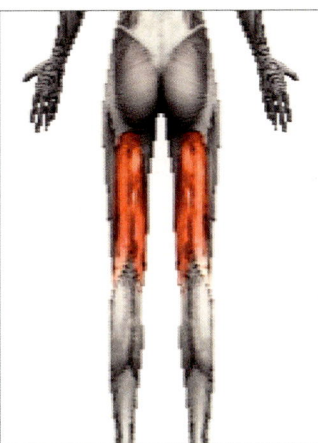 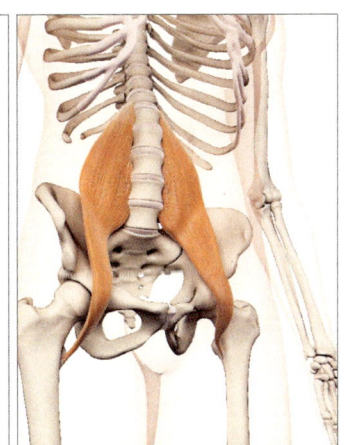

그런데 대부분의 사람들은 다리를 뒤로 미는 동작보다는 앞으로 굴곡하려는 동작을 과도 하게 하는 경향이 있다. 뒤로 다리를 확실히 밀면, 자동으로 다리는 앞으로 가게 되어있다.

- 목의 정렬을 유지한다. 목을 앞으로 빼거나, 뒤로 넘어지지 않고, 오른쪽이나 왼쪽으로 기 울지 않고, 정면을 유지하며 걷는다.

- 발을 앞으로 보내서 착지할 때, 정확히 아킬레스건의 바로 아래, 뒤꿈치의 중심이 만나는 점에서 먼저 착지한다. 즉 발목이 프로네이션이나 수피네이션되지 않도록 하는 것이다.

- 코어에서부터 움직임이 시작된다. 코어는 신체의 중심을 말한다. 코어 근육은 그 코어를 안정되게 사용하는 근육을 말한다. 신체에는 무게가 있고, 그 무게의 중심이 있다. 이 무 게 중심을 의식하고 거기서 움직임이 시작되도록 한다.

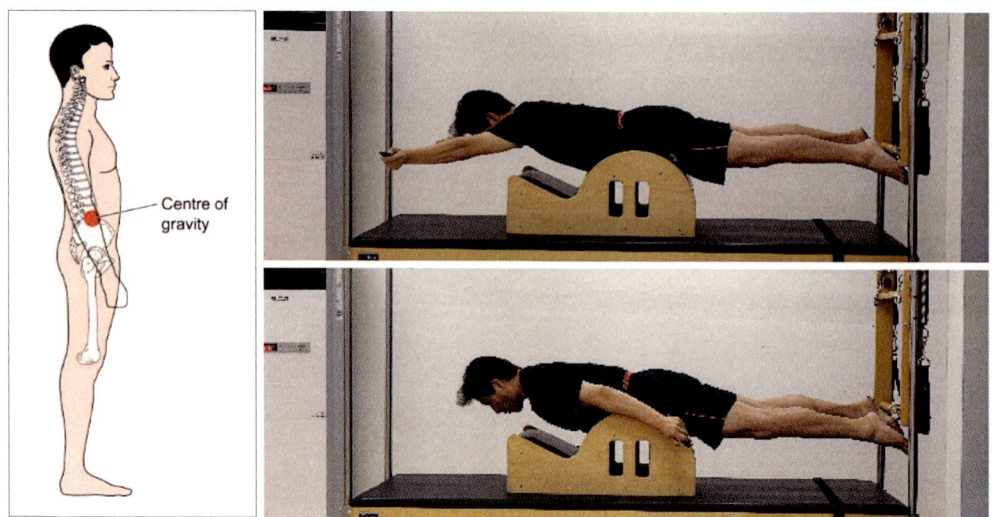

Centre of gravity

: 엑스다리[knock knee] 교정

엑스다리는 무릎이 정상보다 서로 가까워진 상태이다.

보통 허벅지 안쪽 근육인 내전근이 타이트해져서 무릎이 서로 닿아, 무릎의 연골을 안 좋게 하여, 통증이 생길 수 있으므로, 심한 경우에는 해소해야 한다.

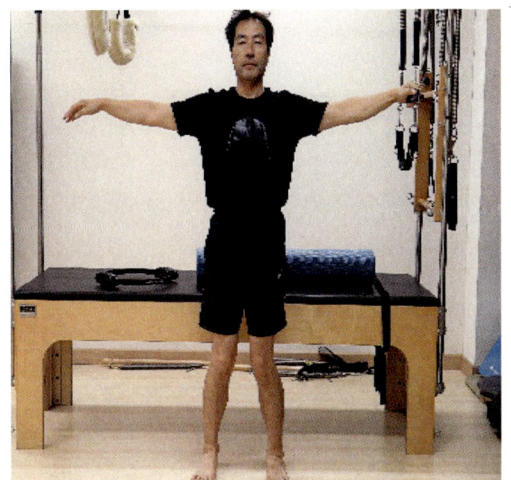

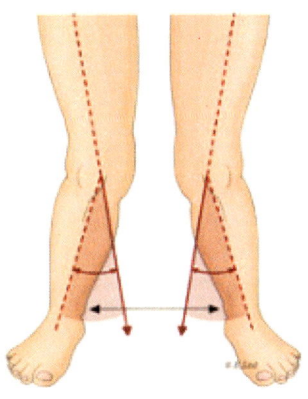

엑스다리의 예

엑스다리는 약한 외전근[중둔근]과 타이트한 내전근에 의해서 발생한다. 그러므로 내전근을 스트레칭하고 외전근을 강화한다.

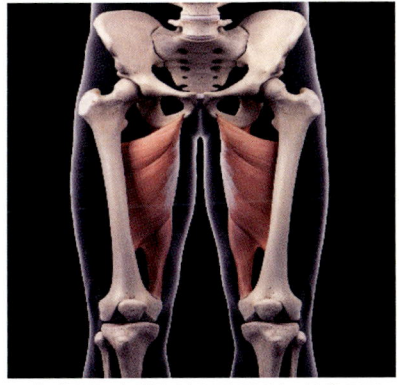

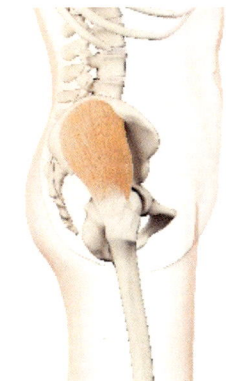

내전근은 다리를 안으로 모으는 근육으로
이 근육이 타이트하면 엑스다리가 된다.

외전근은 다리를 벌리는 근육이다.

내전근의 스트레칭

레더바렐에 다리를 올리고, 지그시 내전근(허벅지 안쪽)을 늘린다. 숨을 마시고 내쉬면서 한다.

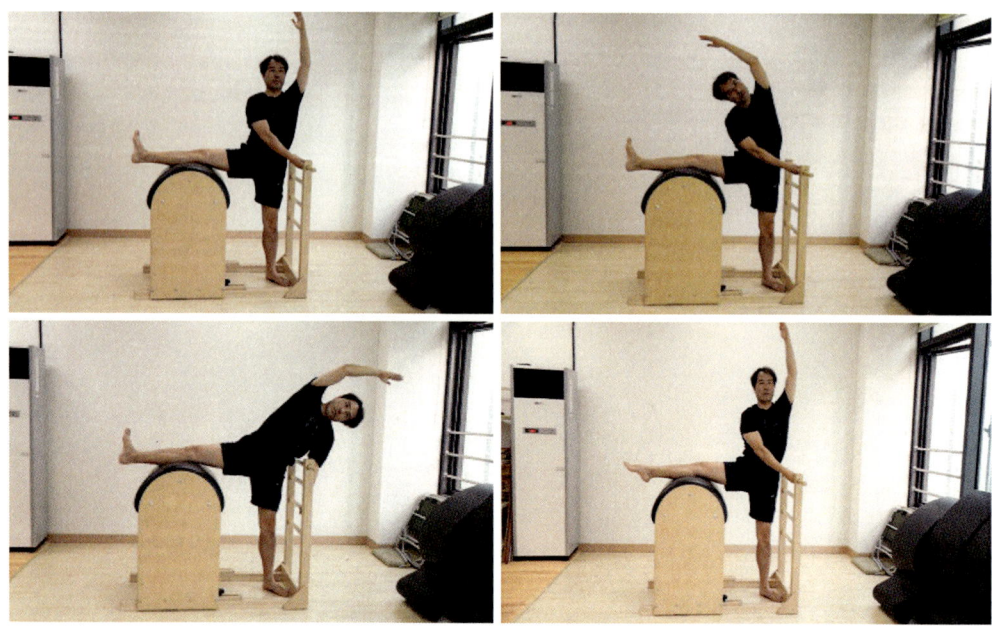

다음은 캐딜락의 퍼지(사진의 다리를 건 털걸에) 다리를 걸고, 천천히 늘린다.

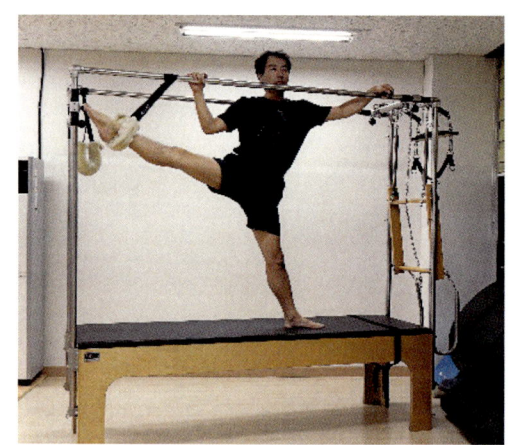

폼롤러 이용 내전근 이완

폼롤러에 허벅지 안쪽을 대고, 굴린다. 몸의 힘을 빼고, 체중을 허벅지 안쪽에 싣는다.

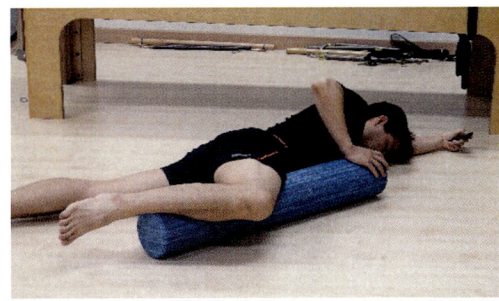 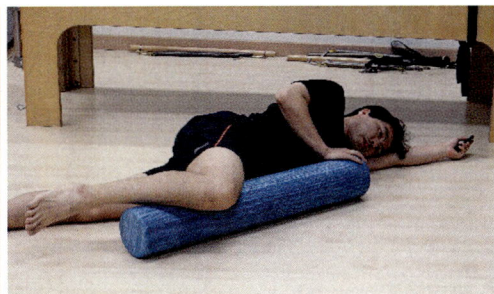

사이드라잉 외전근 강화

옆으로 눕기를 한 다음에, 한 다리를 천천히 올리고 내리기를 반복한다. 이때 허벅지 바깥쪽의 외전근이 강화된다. 점점 강화되면, 모래주머니를 차거나. 횟수를 더 반복한다.

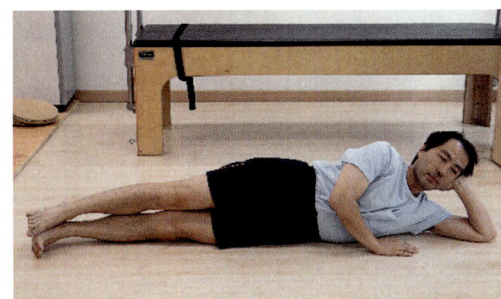 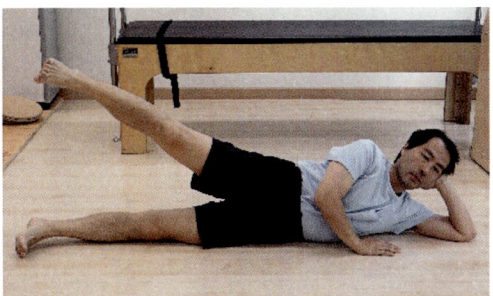

필라테스링을 바깥에 대고 다리 벌리기

필라테스링을 무릎 바깥에 대고, 양 무릎을 바깥으로 벌린다. 외전근을 강화한다.

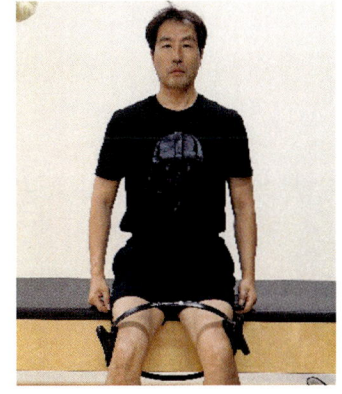

체어 풋워크

검은색 스프링 2개를 2단 정도에 건다. 이것은 밸런스드 바디의 경우이다. 제조사마다 각 강도에 따라 스프링이 다르다. 스프링의 강도는 연습자가 골반 중립이나 척추 중립을 유지하면서 연습을 할 수 있는 정도가 적당하다.

시작 자세로 체어의 시트[앉는 부분]에 앉는다 체어의 시트에 앉을 때는 두 개의 좌골에 정확히 50대 50의 무게 배분[웨이트 베어링]을 유지한다. 다리는 먼저 페달을 밀어서 페달이 간 끝 지점까지 다리를 유지하고 앉는다. 척추는 길게 펴고 발바닥의 아치에 정확히 댄다.

동작 실행으로 먼저 숨을 마시고 내쉬면서 페달을 밀어낸다. 이때 배꼽을 척추 쪽으로 집어넣으면서 한다. 밀면서 척추는 그 반대로 하늘을 향해 더욱 끌어올린다. 머리 한가운데가 더욱 위로 올라가도록 한다. 마시면서 돌아온다. 반복한다.

<u>앞꿈치에 대고 민다</u>

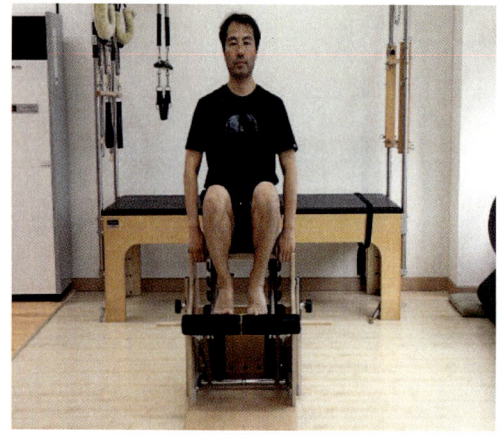 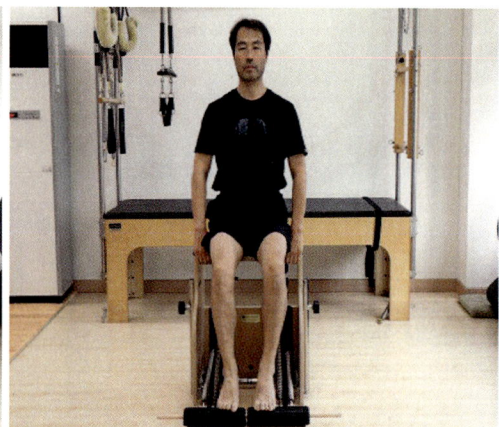

뒤꿈치에 대고 한다

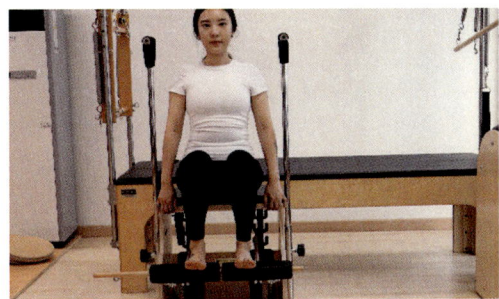 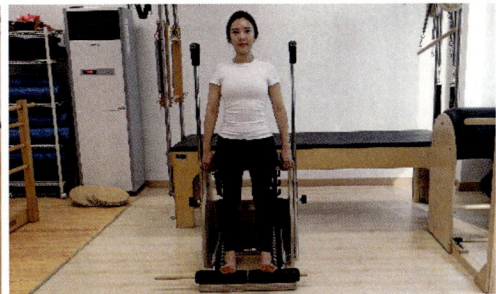

다리를 벌리고 한다

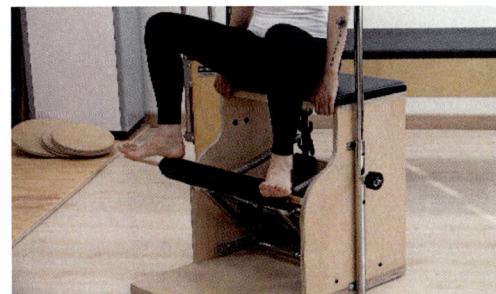 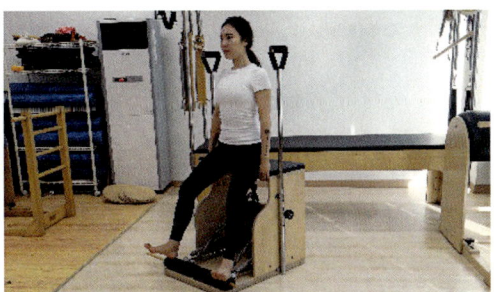

체어 페달 발목만 움직이기

사진과 같이 무릎을 체어의 앉는 부위[시트]에 대고, 무릎을 움직이지 않는 상태에서 발목만 구부리고 편다.

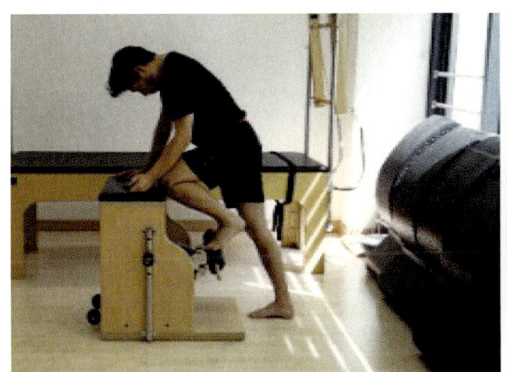 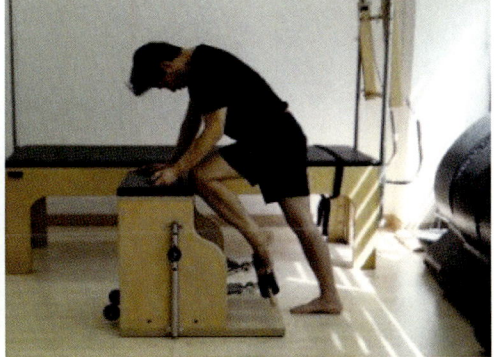

: 오다리 교정

오다리란 무릎이 벌어진 것을 말한다.

오다리는 발목은 수피네이션되고, 정강이 안쪽 근육은 타이트, 바깥쪽 근육은 늘어남.

허벅지 안쪽 내전근은 약하고 늘어남, 바깥쪽 외전근은 강하고 타이트한 것이다.

고관절 내회전근은 타이트, 외회전은 약한 것이다.

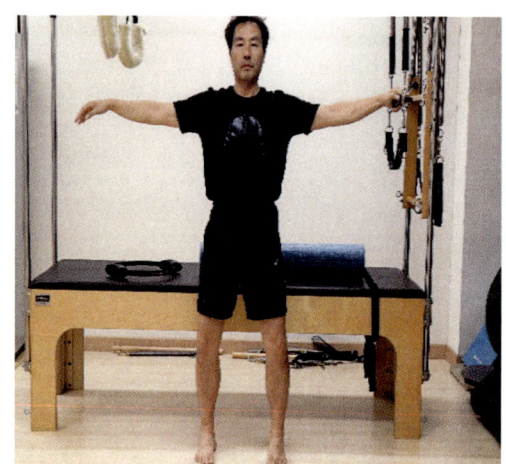

오다리의 예

발목 프로네이션

다음과 같이 발목을 안으로 모으는 동작을 반복한다.

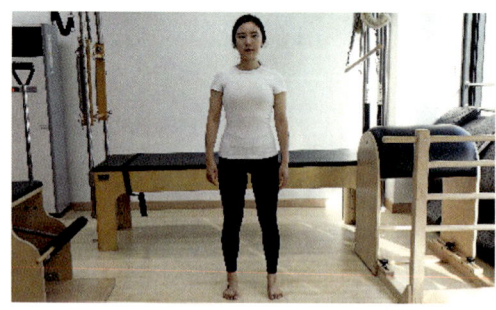 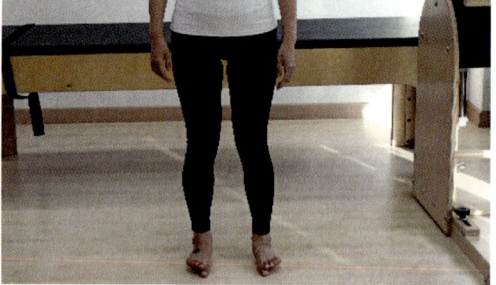

정강이 안쪽 이완

다음은 정강이 안쪽을 폼롤러에 대고 굴리면서 이완시킨다.

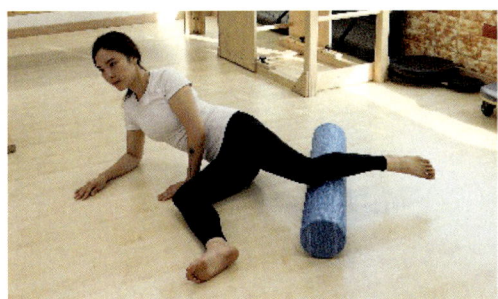 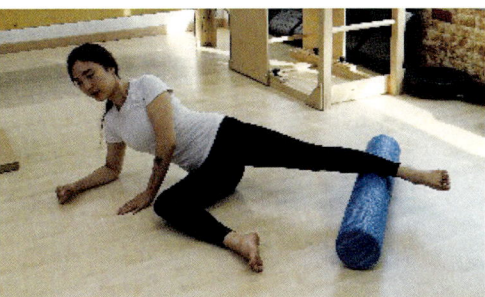

허벅지 내전근 근력강화

사진과 같은 옆으로 눕기를 하고, 밑의 다리를 올렸다 내렸다를 반복한다.

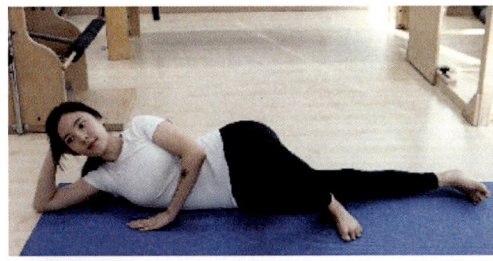 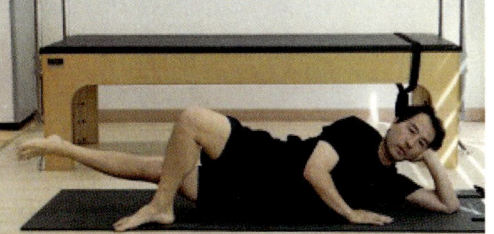

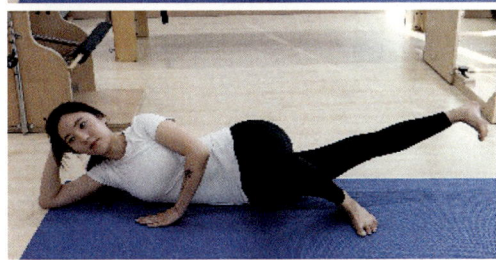

허벅지 외전근 이완 스트레칭

다리를 사진과 같이 레더바렐에 올리고, 앞으로 지그시 숙이면, 허벅지 바깥쪽이 늘어난다.

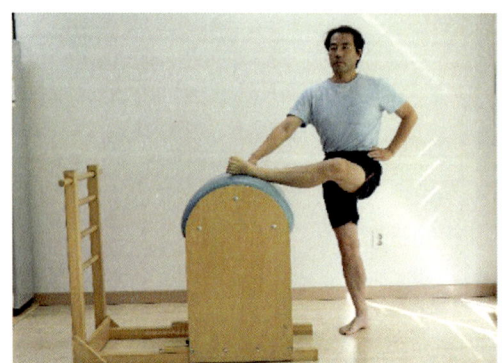 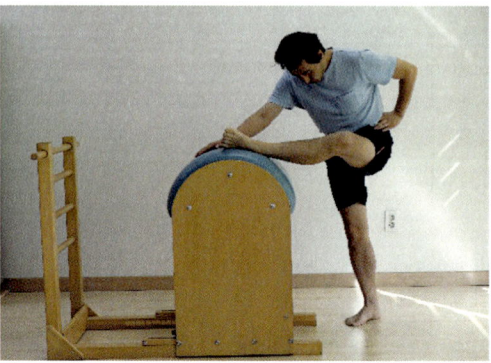

고관절 내회전근 이완

고관절을 안으로 회전하는 근육이 고관절 내회전근육이다. 이것을 사진과 같이 다리를 기마서기에서 발을 바깥으로 향하고 엉덩이를 천천히 지면으로 앉는다.

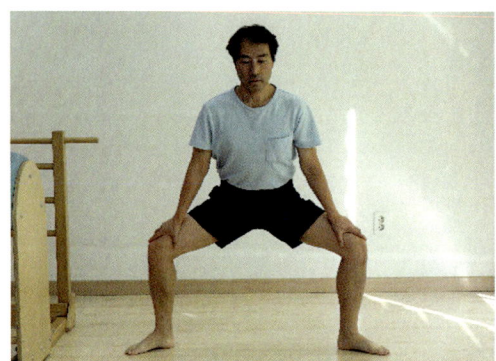 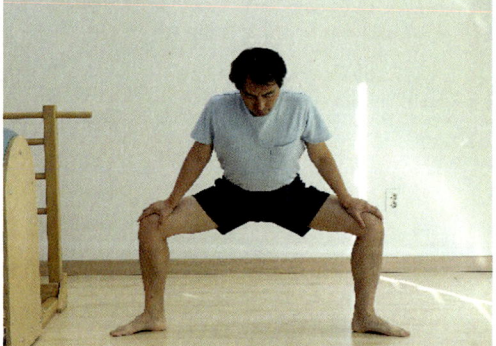

다리 정렬: asis[또는 고관절]와 무릎 중앙, 두 번째 발가락을 일직선에 맞추는 것[정면]

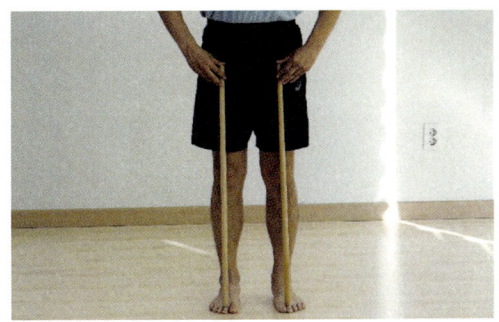

데벨 로프

위의 다리 정렬을 유지하면서 다리의 관절을 구부리고 펴는 연속동작을 한다. 먼저 누워서 무릎을 구부리고 다음에 다리를 들어서 테이블 위에 올려놓은 것 같은 자세를 취한다. 그대로 무릎을 펴서 발끝이 하늘을 향한다. 발목만 구부린다. 발목 구부리고. 다리를 쭉 편 상태를 유지하면서 천천히 다리를 내려서 시작 자세로 돌아온다. 반복한다.

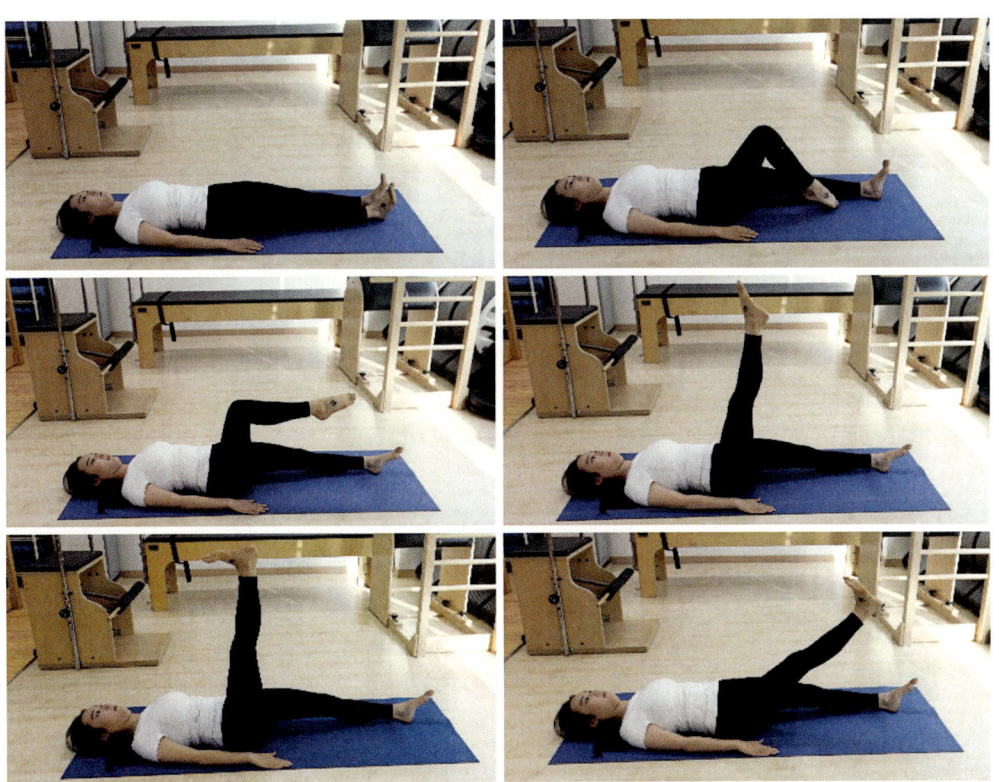

싱글 레그 스트레치

이 동작을 할 때엔 정확하게 다리 정렬 유지하도록 손으로 잘 잡는다. 왼손으로 왼발목을 약간 밖으로 당기고, 오른손은 무릎에 대어서 두 번째 발가락과 무릎 중앙이 일치하도록 한다. 다리를 체인지한다. 원래는 복부 운동이지만. 좀 더 다리 정렬에 주의하면, 다리 교정에도 좋다.

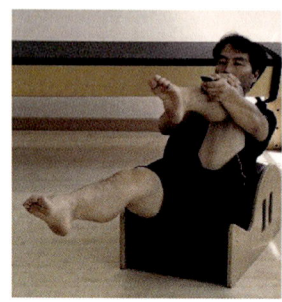
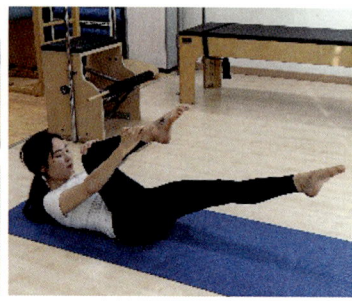
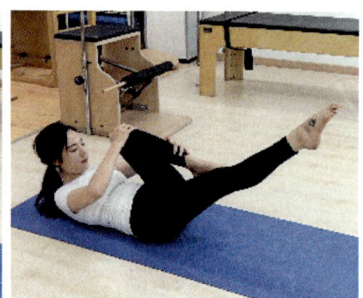

외전근 스트레칭

외전근은 허벅지 바깥쪽 근육으로 중둔근과 장경인대로 이루어져있다. 옆으로 누워서 밑의 다리를 천천히 위로 올리면, 외전근이 늘어난다. 옆에서 필라테스 강사[또는 보조자, 체형 교정사]가 지그시 다리를 들어올려주면, 더 스트레칭 효과가 좋아진다.

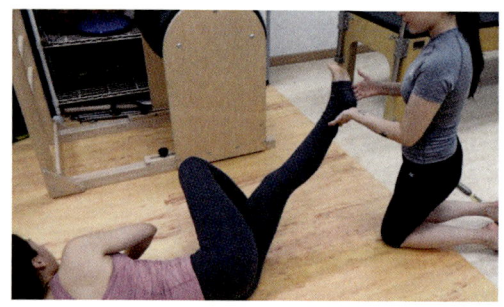

내전근강화호스백

이 동작은 조셉 필라테스가 말등이라고 이름 붙여서 호스백[말등]이다. 말등에 올라탄 것과 같은 동작을 하는 것이다.

레더바렐에 올라가서, 바렐[사진의 둥그런 부위]을 허벅지 안쪽의 내전근으로 조이는 훈련을 한다.

조인 상태에서 팔을 들었다 놓았다라든지, 팔을 회전하는 동작을 한다. 다리를 조이면 엉덩이가 살짝 뜬다. 사람에 따라선 내전근이 약해서 엉덩이가 뜨지 않기도 하지만, 강해지면서 엉덩이가 뜬다.

1. 한 다리를 레더바렐의 밑에 봉에 걸친다.
2. 말등에 올라타듯이 바렐에 올리긴다.

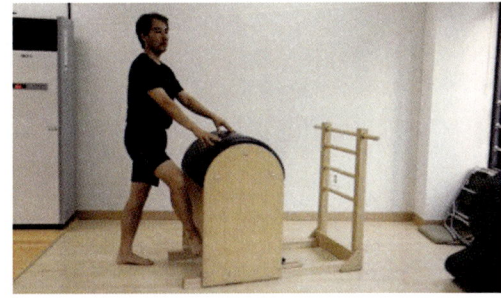
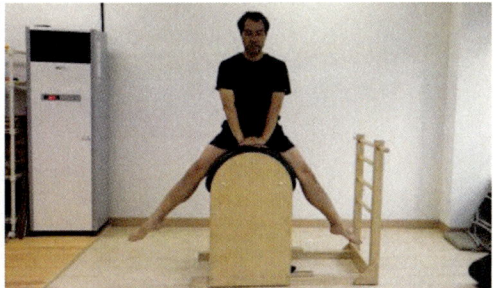

1. 두 손을 포개서 배 앞에 둔다.
2. 두 손을 밀면서 다리 안쪽을 조이고 엉덩이를 들어올린다. 다시 원위치로 돌아간다. 반복.

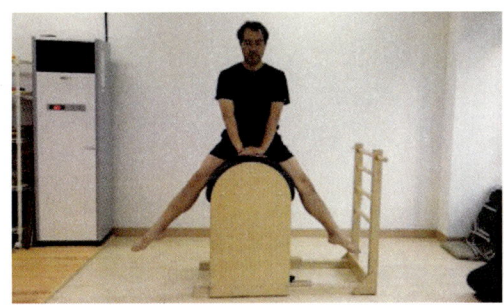
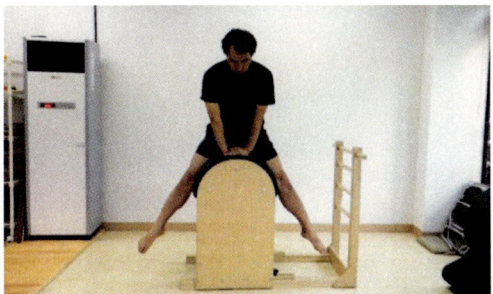

1. 손을 옆구리에 댄다.

2. 두 손을 하늘로 뻗으면서 다리 안쪽을 조이고 엉덩이를 들어올린다. 넘어지지 않도록 균형을 잘 유지한다

3. 척추를 뒤로 편다. 원위치로 돌아간다.

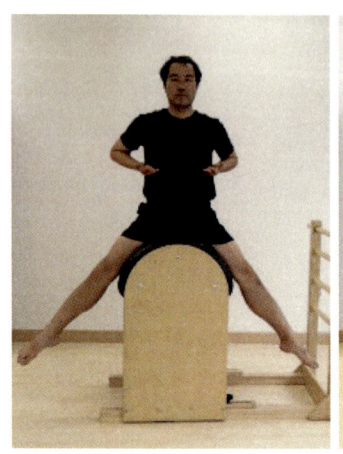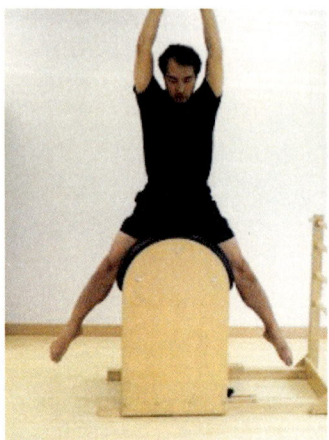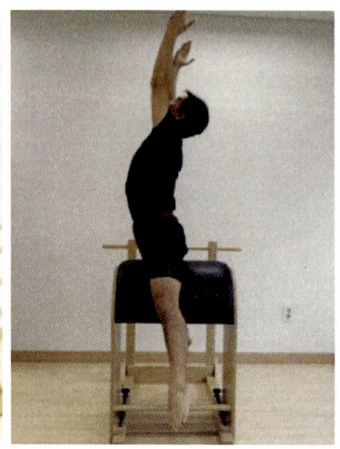

1. 두 손을 머리 뒤에 댄다.

2. 옆에서 본 모습이다.

3. 다리로 바렐을 조이면서 엉덩이를 들면서 팔을 약간 앞으로 편다. 원위치 하고 반복.

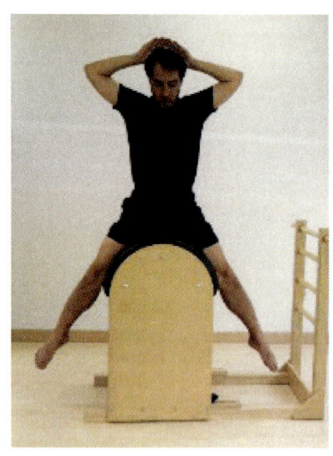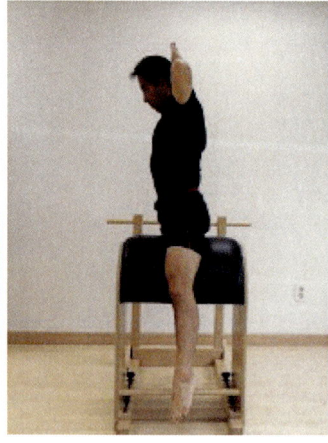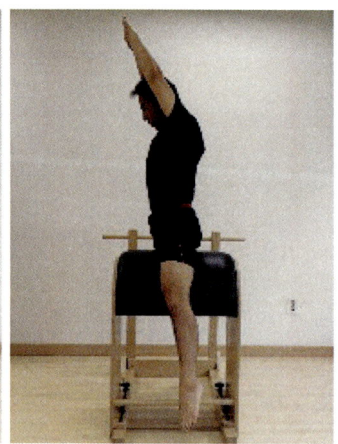

: 무릎 과신전 교정

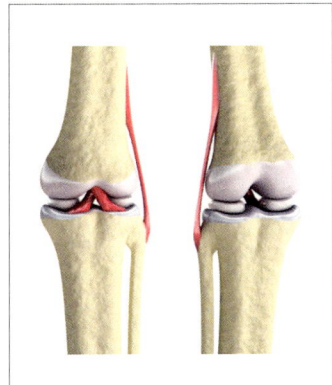
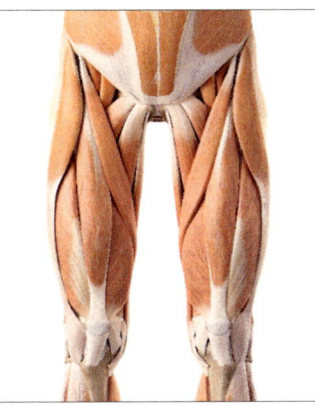
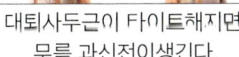

대퇴사두근이 타이트해지면,
무릎 과신전이생긴다.

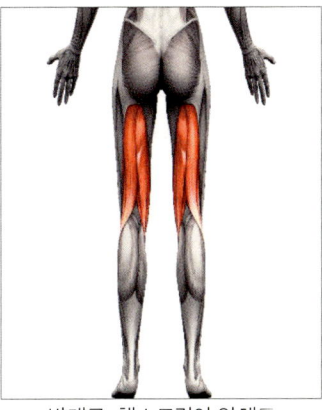

반대로 힘스드링이 약해도
무릎 과신전이 생길 수 있다.

무릎을 펴는[신전] 근육인 대퇴사두근이 타이트하고, 반대로 굴곡하는 햄스트링이 약해서 생겼다.

대퇴사두근을 이완하고, 햄스트링을 강화한다.

레더바렐 대퇴사두근 스트레치

레더바렐에 사진과 같이 한 다리를 올린다. 몸을 천천히 뒤로 기울이면서 허벅지 앞쪽을 스트레칭한다.

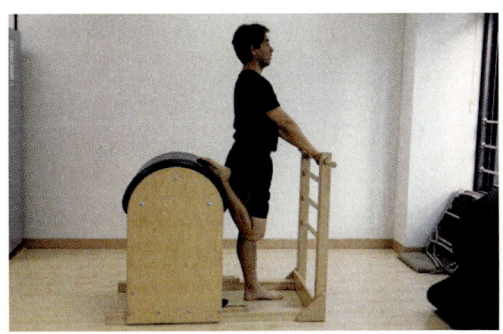
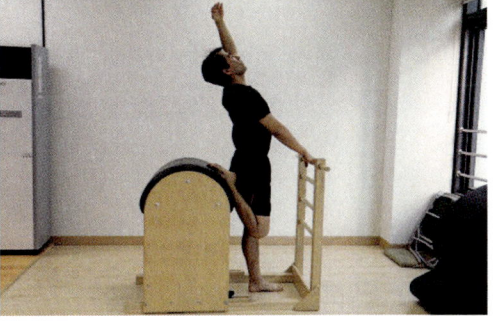

데벨 로프

이 동작을 할 때, 무릎을 펼 때, 무릎이 과신전되지 않도록 주의하면서 행한다. 무릎이 과
신전되려고 할 때 그것을 자제하고, 정상 무릎을 만들면서 동작을 행한다.

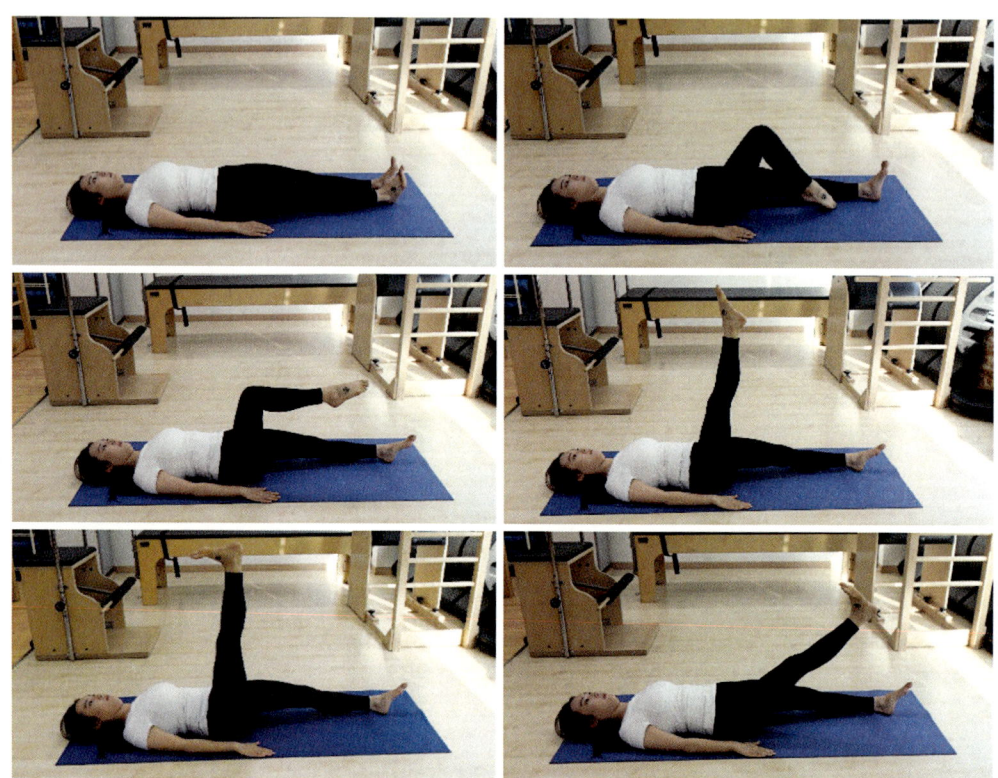

프리 바이시클

자전거 타기를 무릎이 과신전되지 않도록 하면서 한다. 사진 속 필자의 뻗은 다리처럼, 중
립을 유지한다.

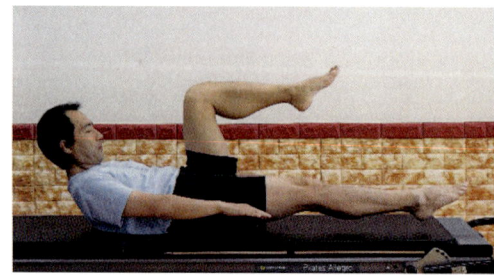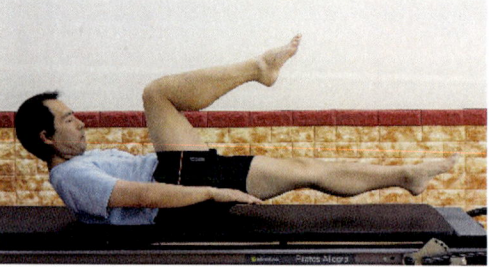

햄스트링 수축

리포머의 박스에 엎드리고 스트랩을 발의 아치에 건다. 스트랩이 빠지지 않도록 하면서, 햄스트링 수축으로 무릎을 구부리고 펴는 것을 반복한다.

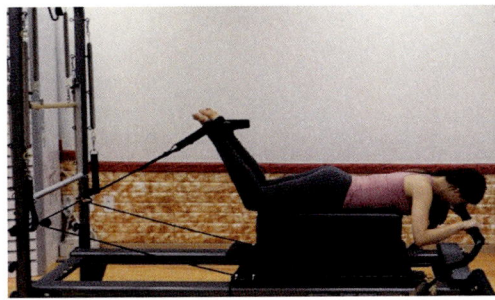 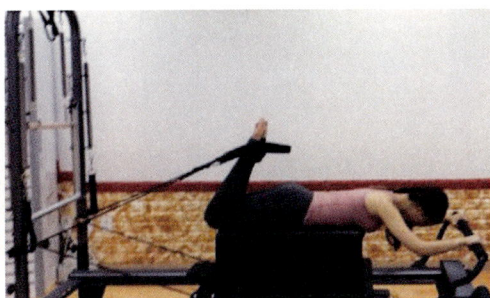

대퇴사두근 이완

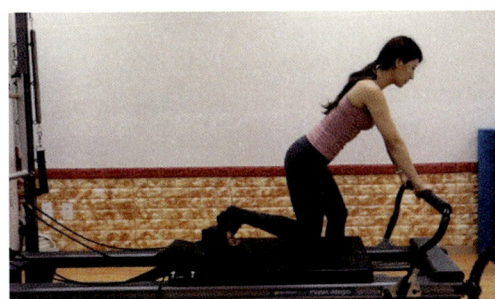 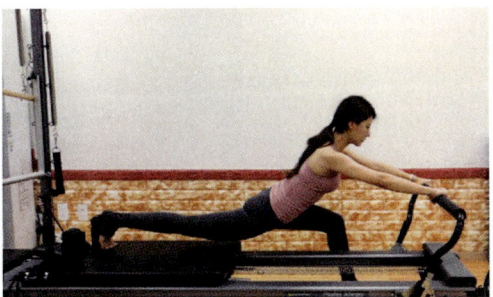

매트 싱글레그 킥

매트에 사진과 같이 엎드린다. 한 다리씩, 무릎을 굴곡한다.

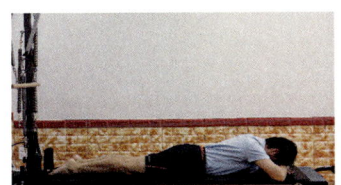 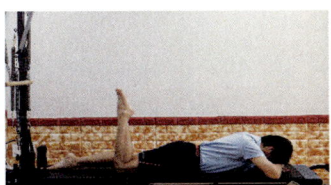 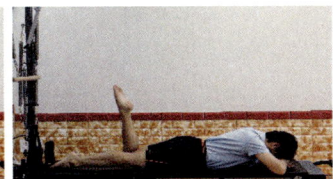

매트 더블레그킥

두 다리를 모아서 동시에 구부리고 편다.

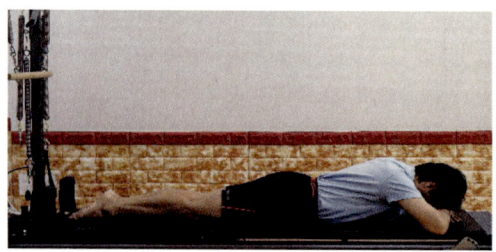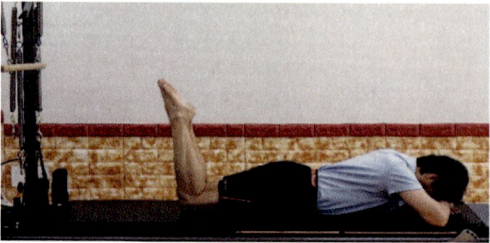

리포머 풋워크

풋워크를 할때, 대퇴사두근과 햄스트링의 균형을 유지해서 무릎이 과신전되지 않도록 한다. 발 모양을 다양하게 바꾸어도 무릎의 정렬을 유지하는 연습을 한다.

발 모음

발을 모으고 한다.

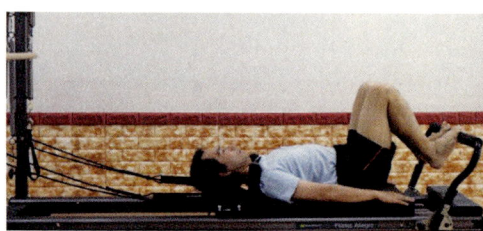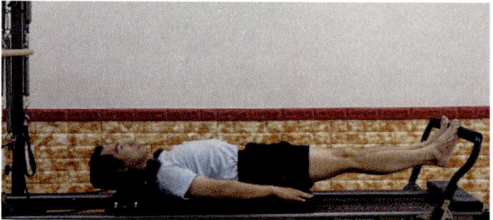

평행

발을 평행하게 벌리고 한다.

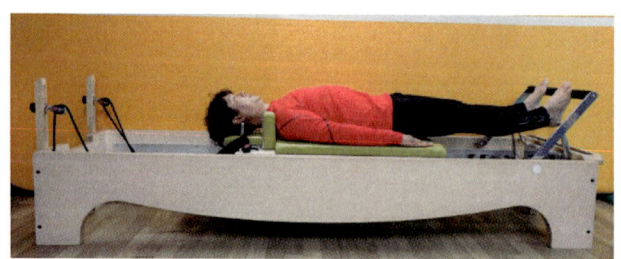

브이

발을 브이자로 만들어서 밀고 돌아오기를 반복한다.

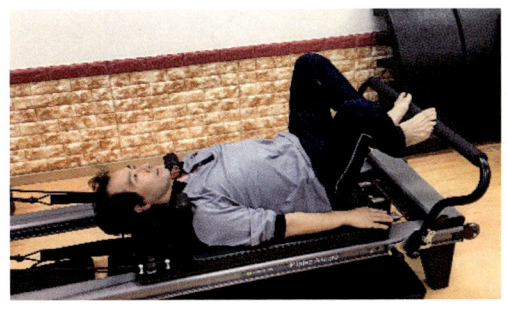

역브이

발을 역브이자로 만들고 앞꿈지에 내고 한다.

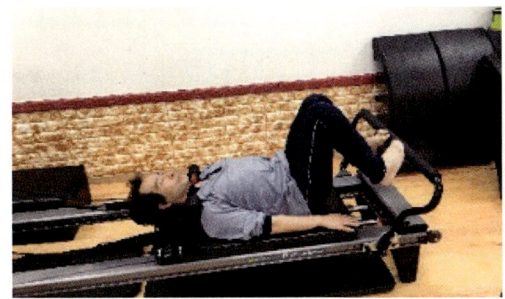 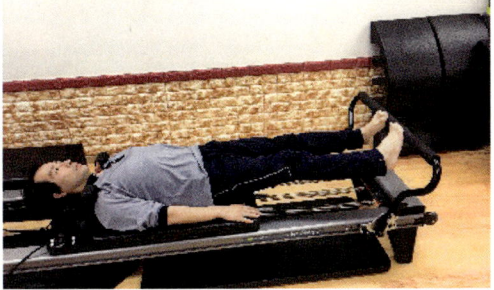

발을 역브이자로 만들고 뒤꿈치에 대고 한다.

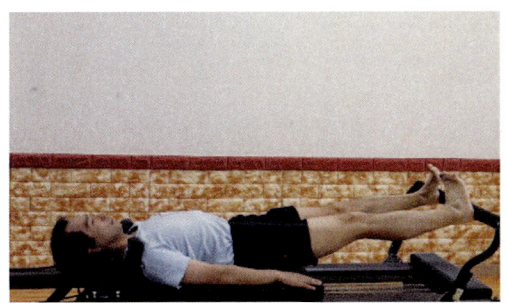

발 벌리기

발을 벌려서 발끝은 밖으로 향하고 한다.

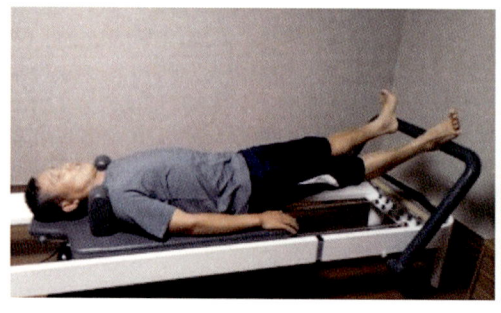 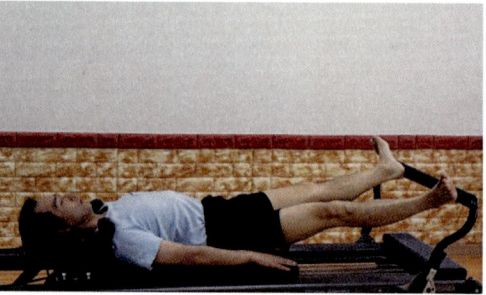

발 벌리고 발끝 안으로

발 사이를 벌리고 발끝은 안으로 향하고 한다.

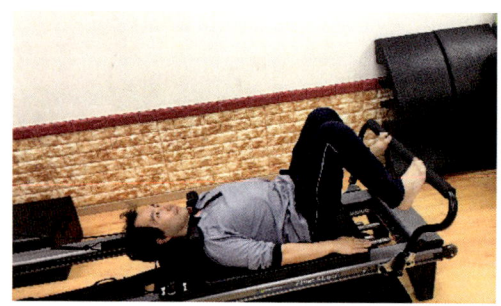 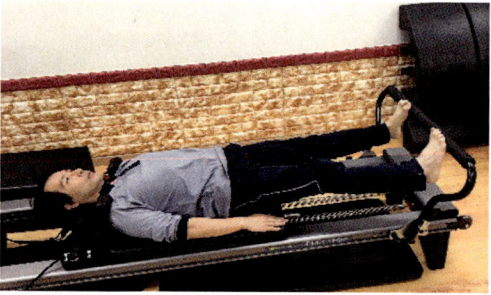

앞꿈치

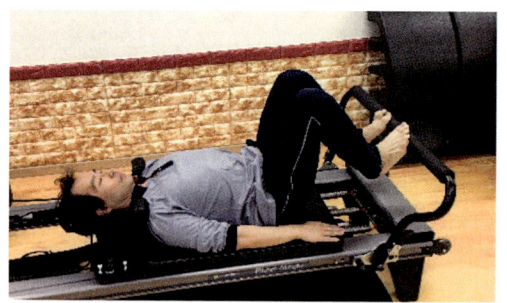

감싸기

앞꿈치에 대고, 발가락으로 풋바를 감는다. 마치, 독수리가 먹이를 잡은 모양을 취한다. 이 동작은 발등을 스트레칭해준다.

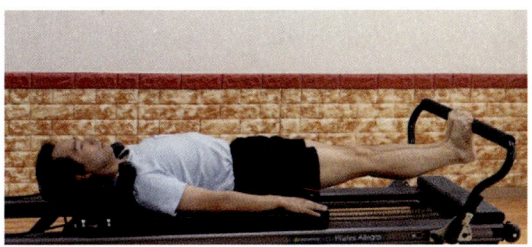

아치

발바닥의 아치에 대고 한다.

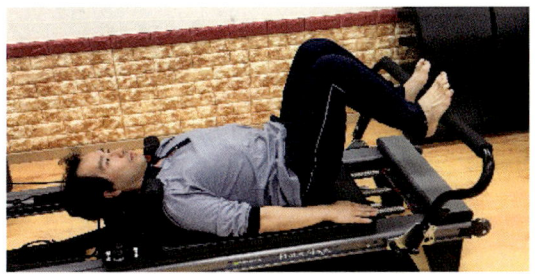

뒤꿈치

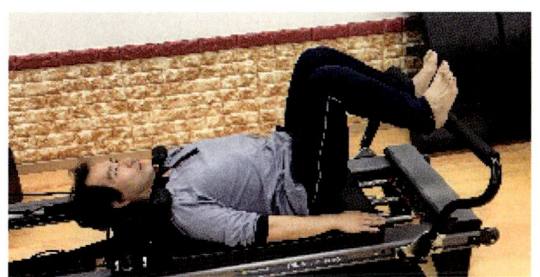

리포머 싸이 스트레치

리포머에서 싸이[허벅지]를 늘려주는 동작이다. 사진에서 줄을 놓치면 안 된다. 천천히 뒤로 팔을 늘린 채로, 당기기보다는 체중을 뒤로 보낸다는 식으로 동작을 하면서, 허벅지 앞면을 늘린다.

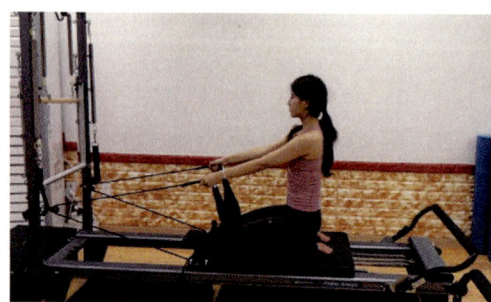 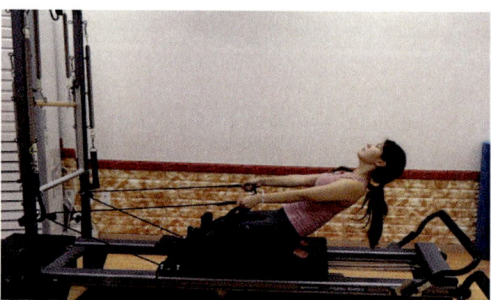

리포머 다리 올리고 내리기

리포머의 스트랩에 발을 걸고 내리고, 올리고를 반복.

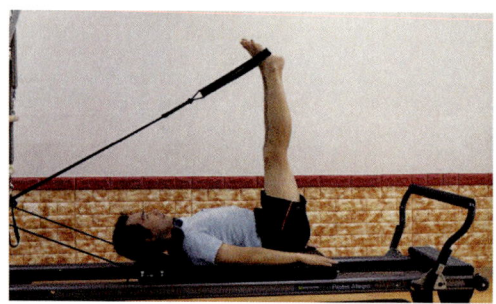 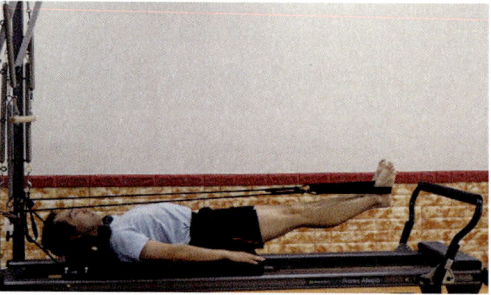

리포머 개구리 자세

두 다리를 무릎을 살짝 벌리고, 서로 뒤꿈치는 대고 발 앞은 벌린다. 이 상태에서 무릎만 펴고, 돌아오기를 반복한다.

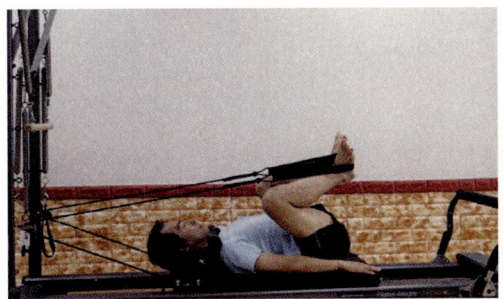 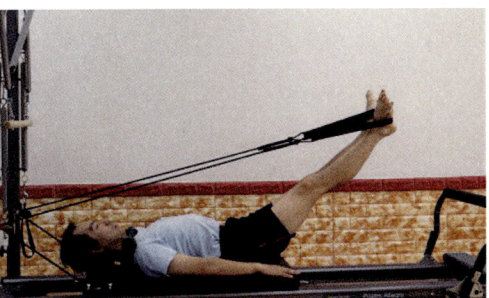

리포머 풋워크 외회전 내회전

먼저 발뒤꿈치를 역브이자로 풋바에 대고, 민다. 그다음에 고관절에서 외회전을 하면서 돌아온다. 발의 모양은 브이자가 된다. 반복한다. 다음에는 거꾸로, 브이자에서 역브이자가 되도록 한다.

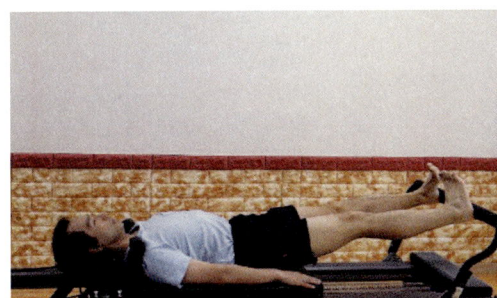 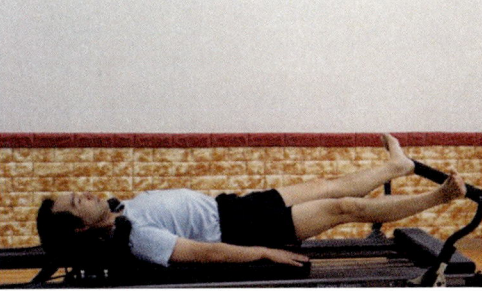

캐딜락 수파인 풋워크

푸시바를 양발로 밀고 돌아오기를 반복한다. 다음에는 한 발로 민다. 다음은 반대발을 한다.

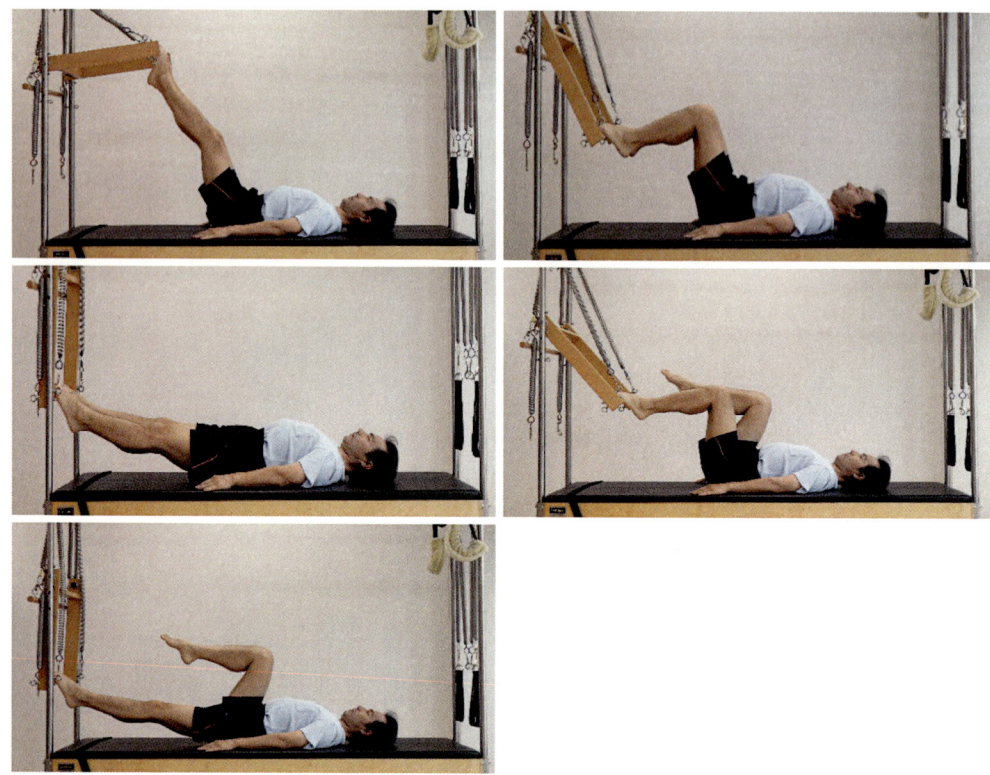

체어 풋워크

두 다리로 체어의 페달을 밀고 돌아오기를 반복한다.

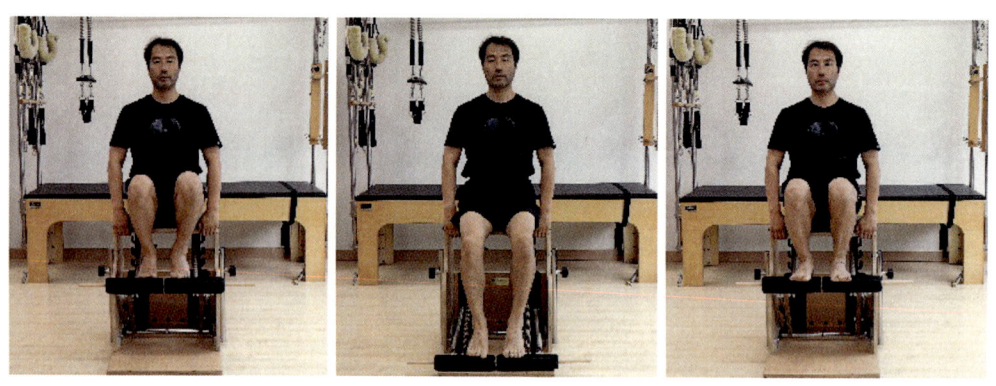

체어 러너

사진과 같이 한 발로 페달을 밟고, 균형을 잡은 후에 다른 발을 체어 위로 올린다. 두 손으로 체어를 잡고 뒷다리를 밀고, 돌아오기를 반복한다.

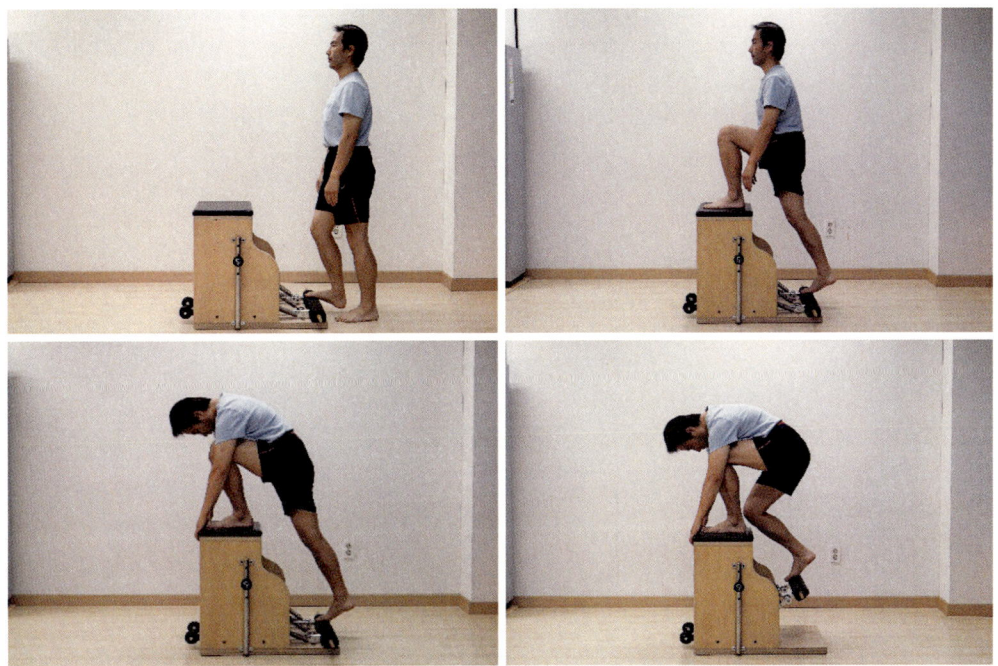

: 무릎 안정성 교정

무릎은 신체의 무게를 많이 받지만 아주 취약한 관절이다. 그러므로 운동을 많이 하는 운동선수나 무용수들은 무릎을 보호하기 위해 각별히 노력해야 한다.

- 무릎의 정렬 유지 능력을 향상한다, 앞에서 볼 때는 두 번째 발가락과 무릎 중앙, 무릎 슬개골 중심의 방향이 양쪽 동일하게 앞으로 향하도록 한다.

모든 교정동작이 그렇지만, 앞에서 언급한 잘못된 자세를 동작 중에 줄이면서, 서서히 체형이 교정된다.

- 무릎을 스트레칭한다.
- 무릎 주변 근육을 강화한다. 대퇴사두근, 햄스트링뿐 아니라, 내전근과 외전근을 균형 있게 강화한다. 외전근과 내전근이 약하면, 무릎관절을 잡아주지 못한다. 여기서 강화한다는 것은 단순히 근력을 강화하는 것이 아니라, 내전근, 외전근, 대퇴사두근, 햄스트링의 균형을 잡아야 한다는 것이다.

무릎 익스터널 로테이션

무릎 안쪽에 통증이 있는 경우에 한다. 엎드린다. 통증이 있는 무릎을 구부리고, 바깥으로 돌린다. 무릎 안쪽이 늘어나고, 바깥쪽이 수축한다. 이것을 천천히 반복한다.

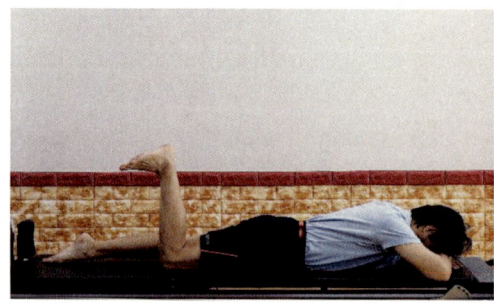 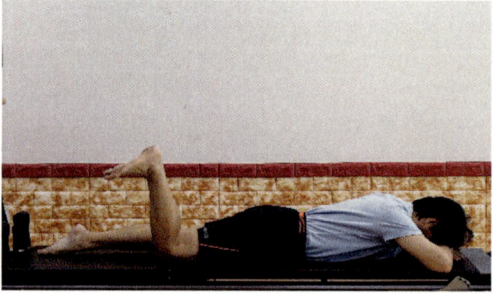

무릎 인터널 로테이션

무릎 바깥쪽에 통증이 있는 경우에 한다.

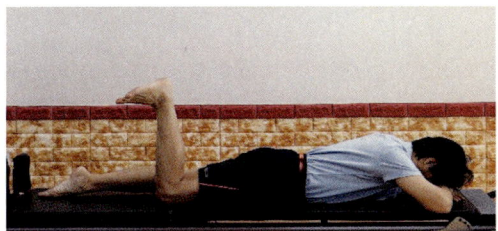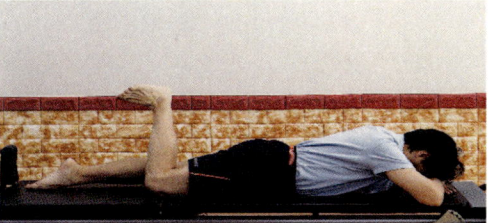

매트 싸이 스트레치

사진과 같이 무릎을 댄 상태에서 천천히 뒤로 기울이면서 허벅지 앞쪽을 늘린다.

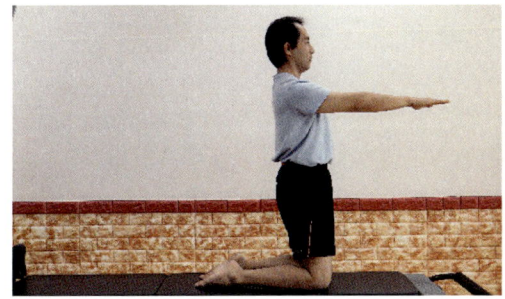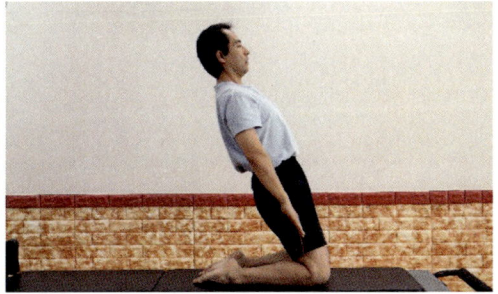

레더바렐 사이드라잉

레더바렐에 옆으로 눕는다. 머리와 몸통과 다리를 일직선에 맞춘다. 숨을 마시고 내쉬면서 윗다리를 올리고 내린다. 중둔근을 강화한다.

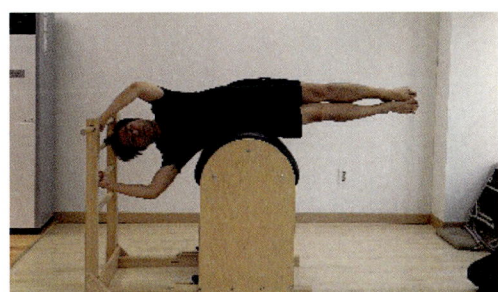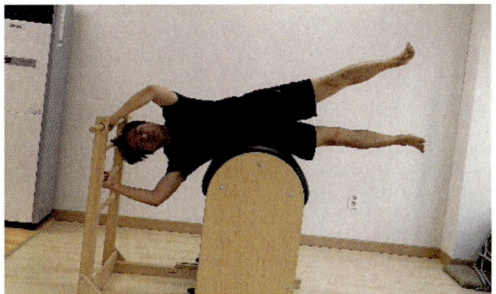

캐딜락 사이드라잉 외전, 내전

캐딜락에 옆으로 누워서 윗다리에 스프링을 걸고, 아래로 내린다. 허벅지 안쪽의 내전근을 강화시킨다.

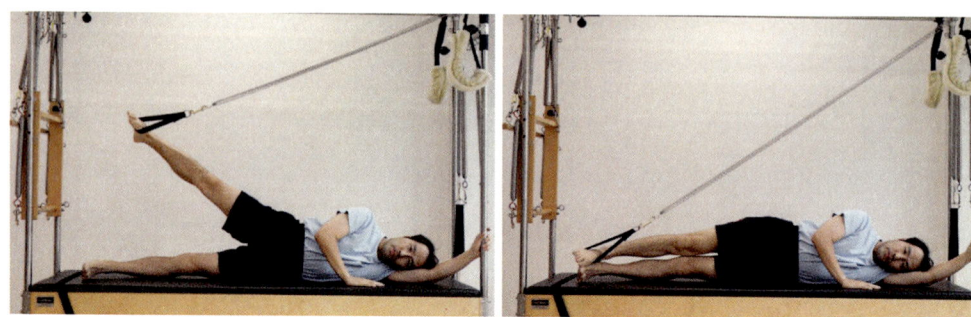

캐딜락 푸시바 발로 밀기

푸시바의 밑에서 스프링을 건다. 푸시바는 위에서는 안전체인을 정확히 설치해서 사고가 나지 않도록 한다. 신체를 정렬하고 발을 밀어올리고 돌아오기를 반복한다.

밀어올린 상태에서 뒤꿈치만 들었다 내렸다를 할 수 있다.

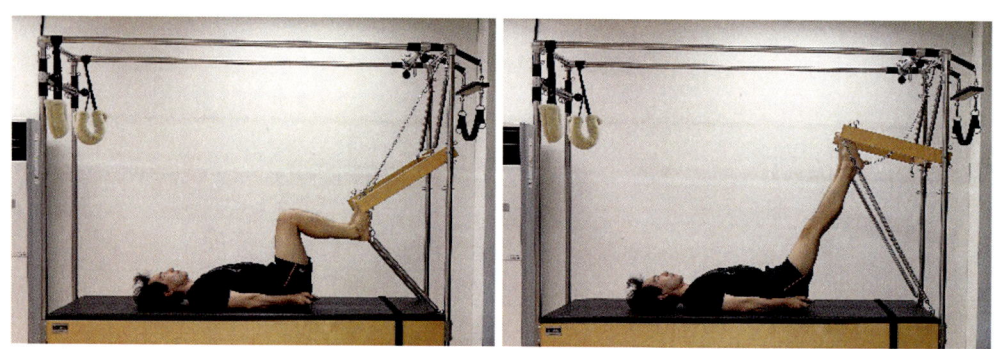

캐딜락 푸시바 한 발로 밀기

푸시바를 한발로 밀어올린다.

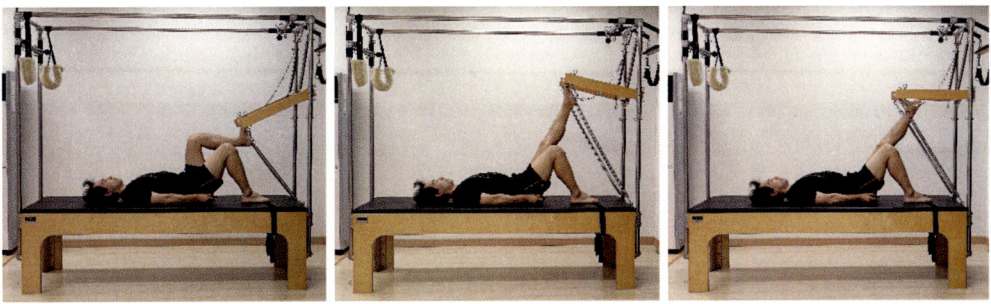

리포머 스토머크 마사지[요통 해결 포함]

여기서 스토머크란 위장을 말한다. 복부를 집어넣어서 위장을 마사지하는 듯이 한다고 해서 조셉 필라테스가 붙인 이름이다. 사진과 같이 척추를 둥그렇게 하고, 두 손은 리포머의 사진과 같은 부위를 잡고, 발앞꿈치를 풋바에 대고 민다.

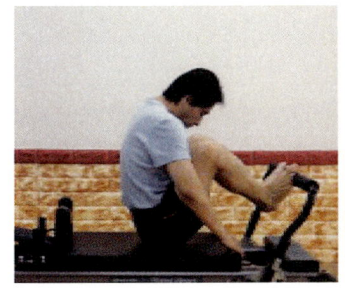
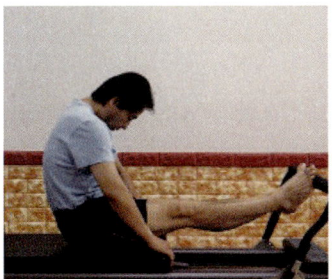
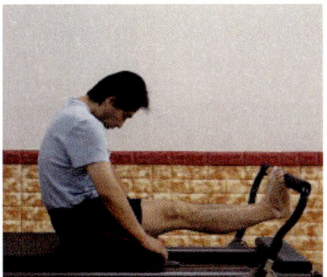

리포머 텐던 스트레치

여기서 텐던이란 아킬레스건을 말한다. 아킬레스건을 스트레칭하면서 무릎을 강화한다. 사진의 바는 좁기 때문에 앉았을 때, 뒤로 넘어지지 않도록 주의한다. 필라테스에서 다른 운동과 달리, 이렇게 균형 잡기 힘든 동작을 하는 이유는, 체형이 틀어지는 이유 중의 하나가 신체의 균형을 잡는 능력이 저하되었기 때문이다. 그러므로 불안정하거나, 흔들리거나 좁은 곳에서 신체의 균형을 유지하는 훈련을 하면 균형능력이 좋아진다.

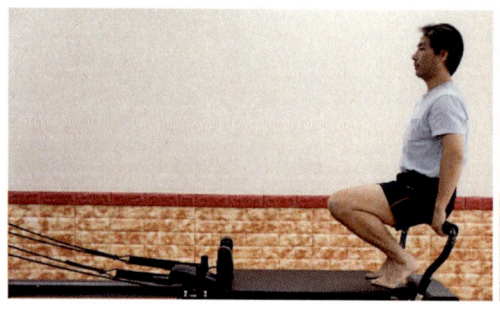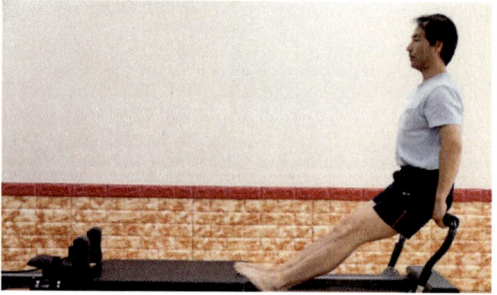

리포머사이드스플리트

다음과 같이 움직이지 않는 리포머의 끝부분에 먼저 발을 올린다. 다음에 움직이는 캐리지에 발을 올린다. 아주 주의해야 한다. 내려올 때는 역순으로.

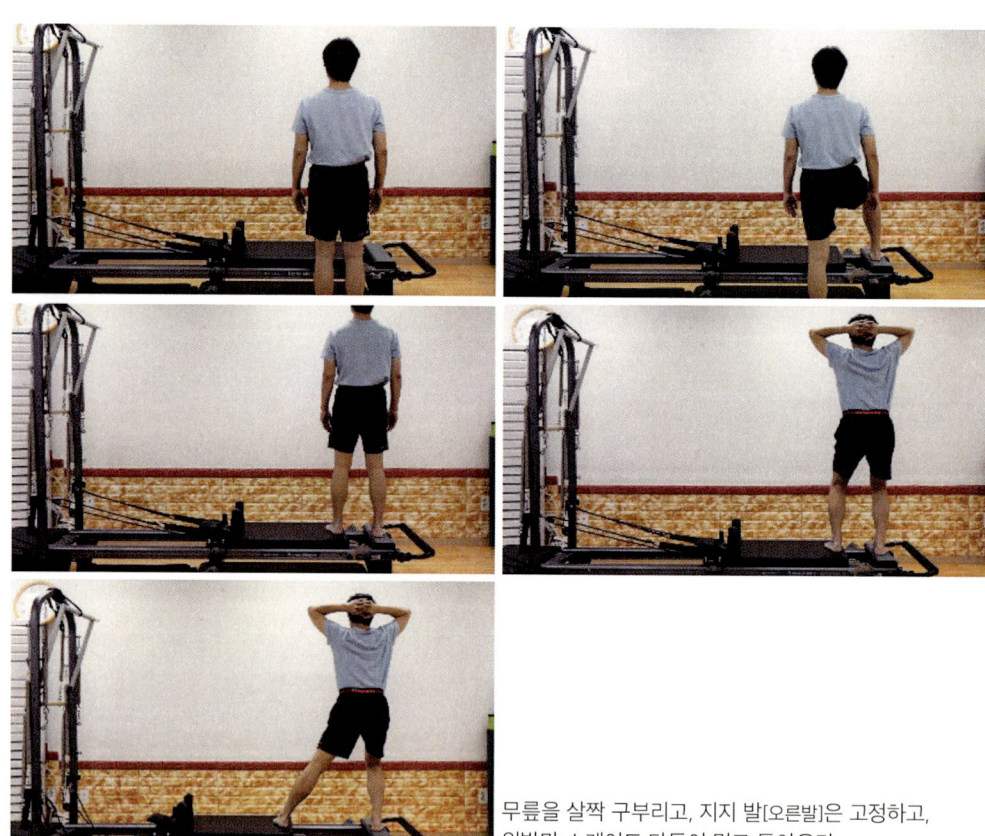

무릎을 살짝 구부리고, 지지 발[오른발]은 고정하고, 왼발만 스케이트 타듯이 밀고 돌아온다.

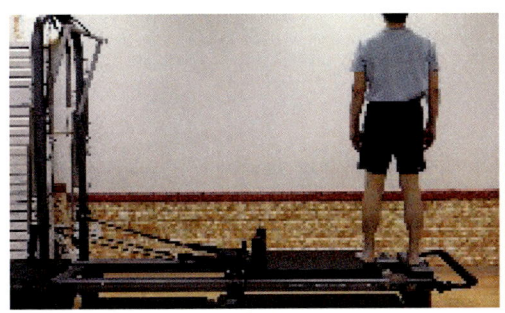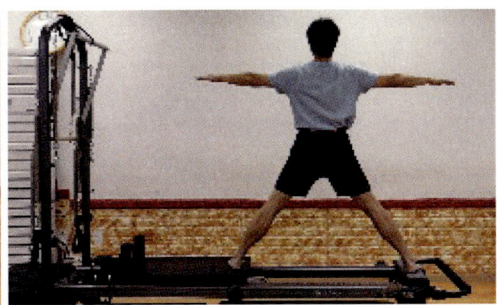

선 자세에서 다리를 옆으로 벌린 다음 돌아오는 것을 반복. 중심선이 그대로 이동하도록 한다.
조심스럽게 내려와서 반대쪽으로 가서 반대방향을 한다.

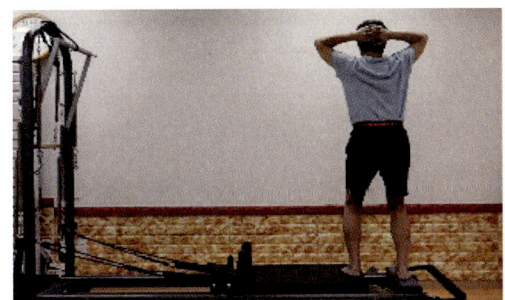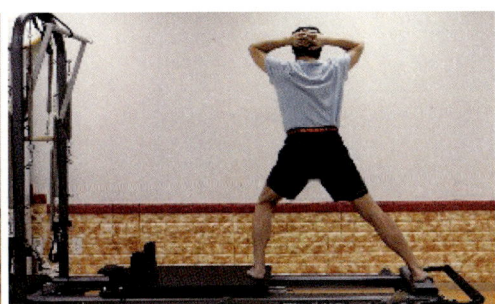

이번에는 왼발을 고정하고, 오른발을 민다.

체어 클라이머 마운틴[등산]

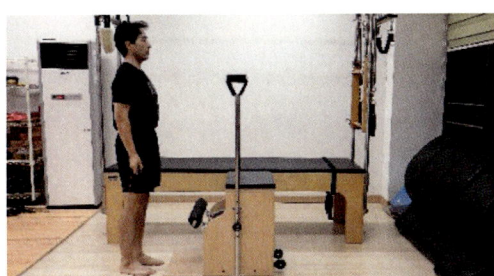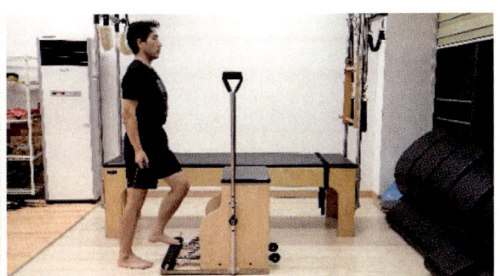

| 체어 앞에서 바로 선다. | 한 발로 체어페달을 밟는다. |

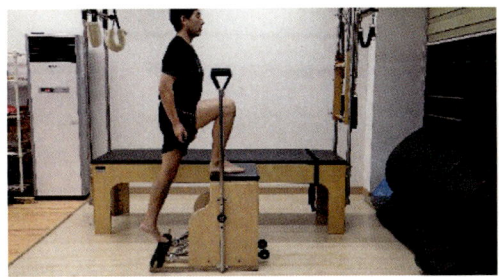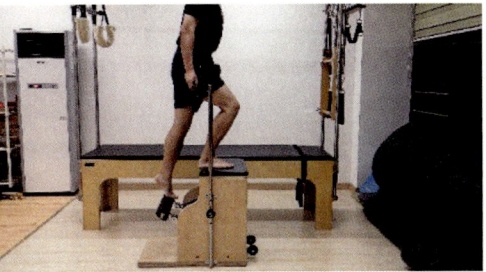

핸들을 잡고, 균형을 잘 유지하면서,
다른 발을 체어 위에 올린다.

천천히 페달을 올리고, 전 동작으로 돌아가기를 반복.

체어 클라임 어 마운틴 사이드웨이

체어에서 옆으로 자세를 취하고, 다리를 올리고 내리고를 반복한다.

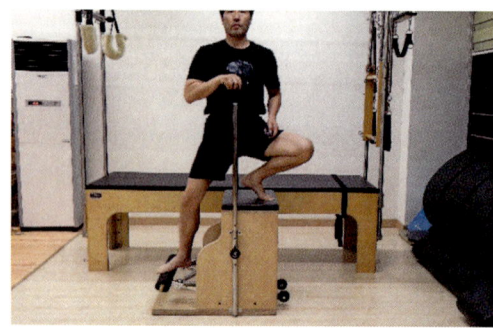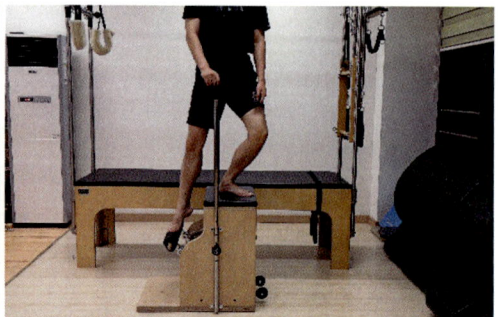

체어 스텝다운 프런트

체어의 앞으로 다리를 밀고 돌아오기를 반복한다.

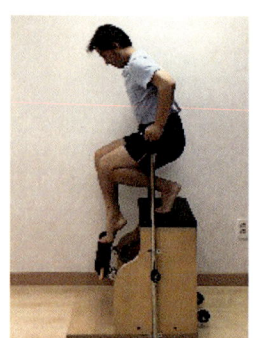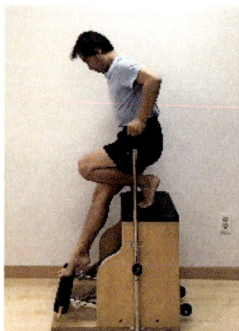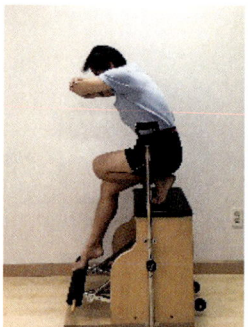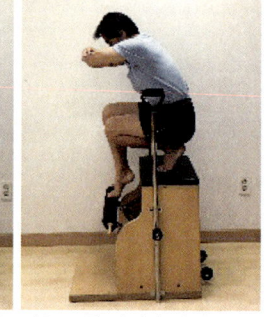

먼저 핸들을 잡은 상태에서
발로 페달을 밀었다 돌아왔다를 반복한다.

팔을 핸들에서 떼고 하는 것은 균형 잡기가 어렵다.
주의 깊게 행한다.

캐딜락 스탠딩 스프링 외전, 내전

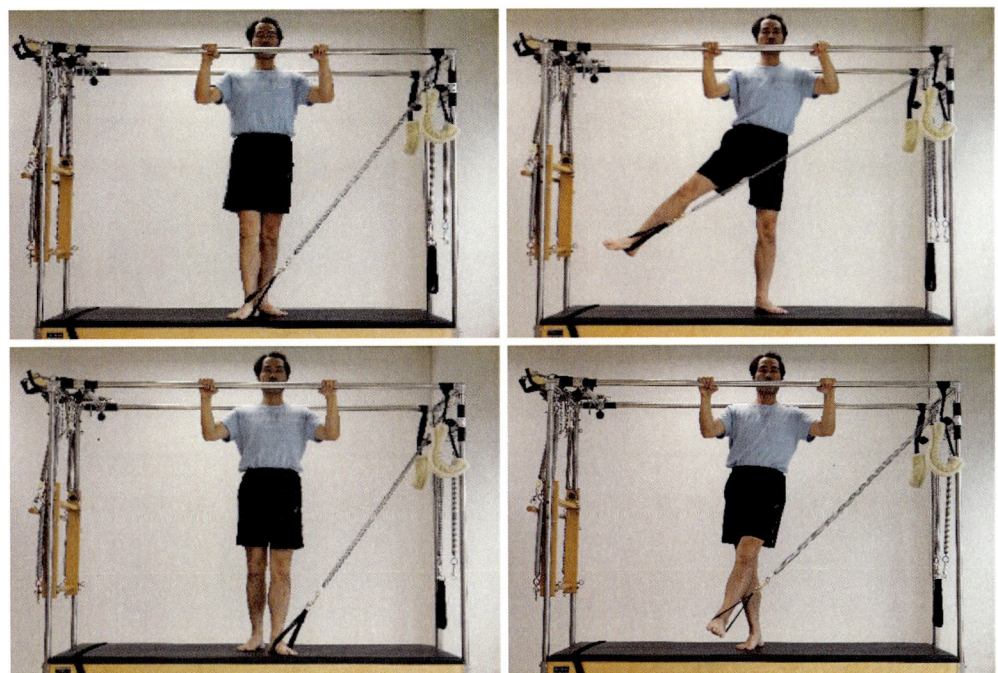

: 고관절 교정

고관절 교정, 다리 길이 교정, 골반, 천장 관절 교정, 요추 교정은 긴밀하게 연결되어있다. 그러므로 일단, 자신의 문제 있는 부위를 중심으로 자기에 맞는 다른 동작들을 같이 실시한다. 별도로 필자의 저서 『고관절교정법』(바른북스)을 참고로 한다.

여기에서는 필라테스의 고관절 교정 동작을 소개한다.

매트 싱글 레그 서클

누운 상태에서 한 다리를 들어올리고 회전을 한다. 시계 방향으로 돌리고 반대 방향으로 돌린다.

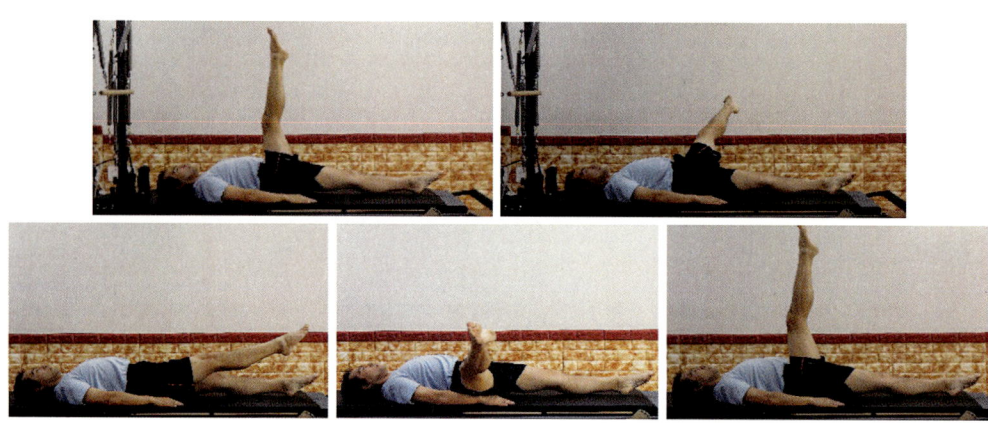

레더바렐 다리 스트레치

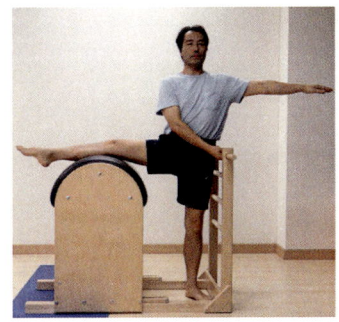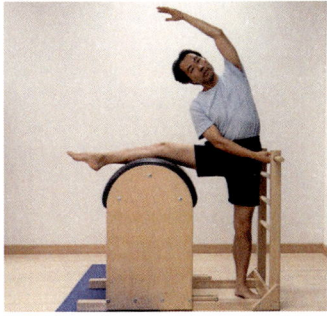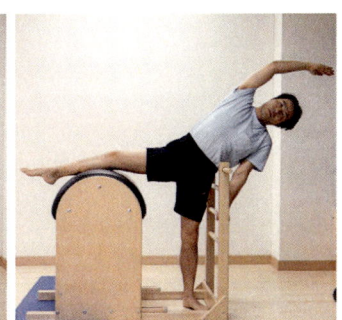

내전근 스트레칭

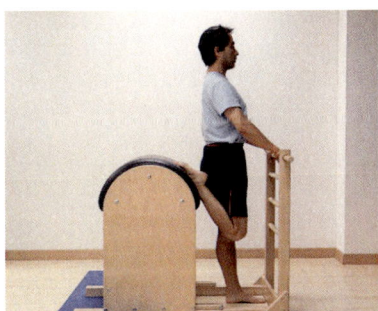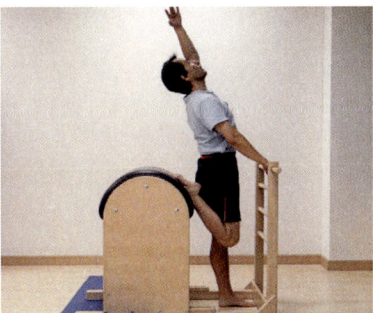

대퇴사두근 스트레칭

스파인 커렉터 브리징

천천히 척추를 분절해서, 다리[브리지] 모양처럼 엉덩이를 든다. 다시 원위치. 반복한다.

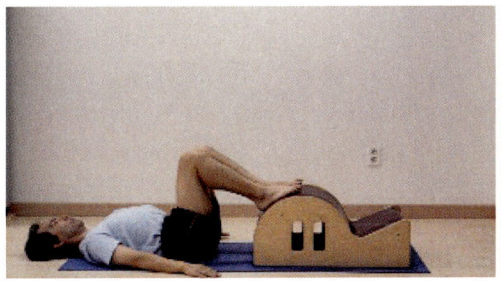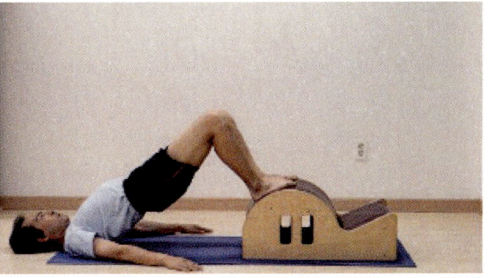

브리지에서 한 다리를 쭉 편다. 다시 브리지. 다른 다리를 편다. 좌우 반복한다.

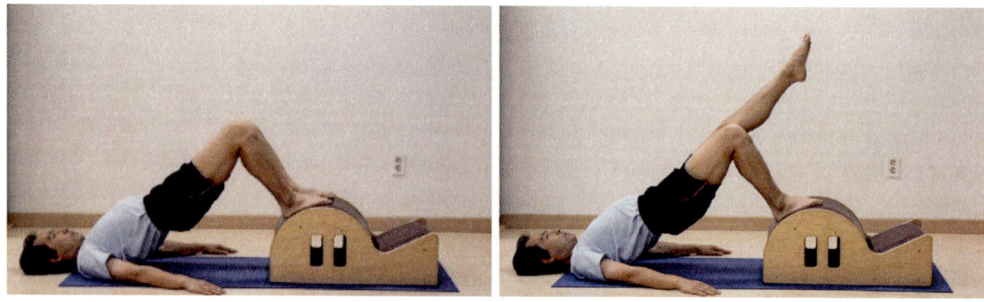

한 다리를 펴서 엉덩이가 떨어지지 않도록 하면서, 다리를 내리고 올리기를 반복. 반대 다리도 한다.

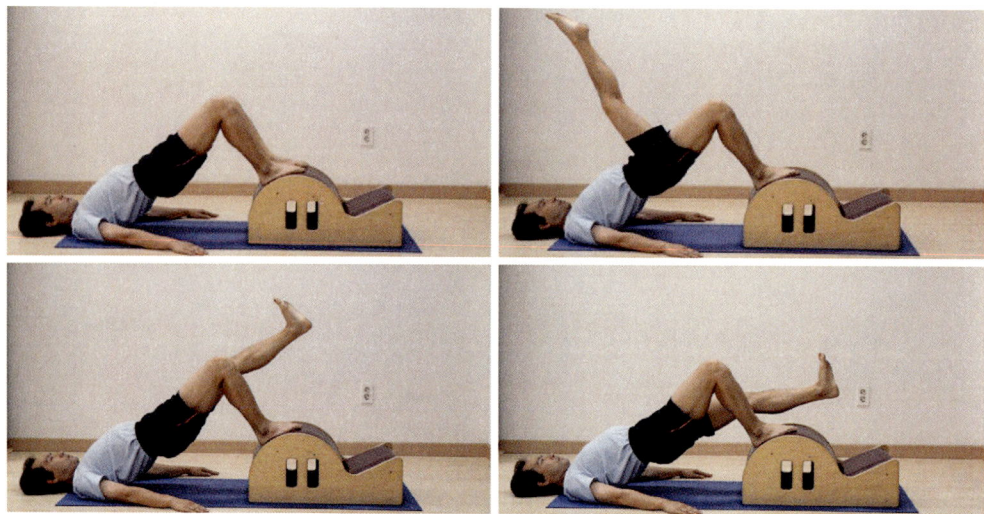

스파인 커렉터 다리 운동

다음과 같이 스파인 커렉터에 눕는다. 척추를 부드럽게 하여, 몸통을 지그재그로 내려가서, 척추를 밀착하고 눕는다.

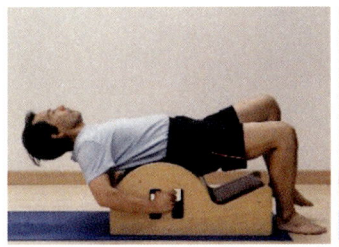 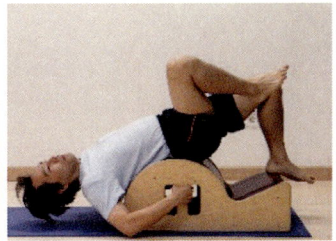 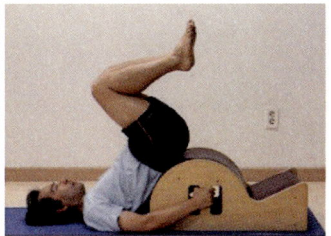

시저: 다리를 가위질하듯이 교차로 반복한다.

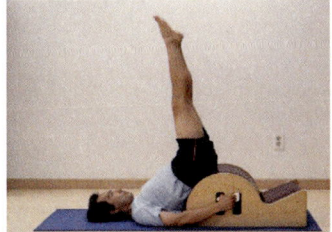 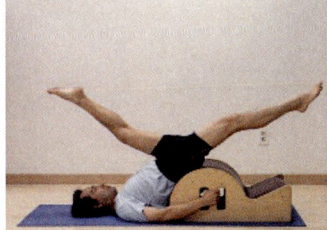 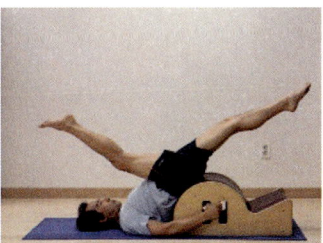

헬리콥터: 다리를 앞뒤로 벌리고, 두 다리를 옆으로 해서 서로 반대 방향으로 회전하고, 다시 반대 방향으로 회전을 반복한다.

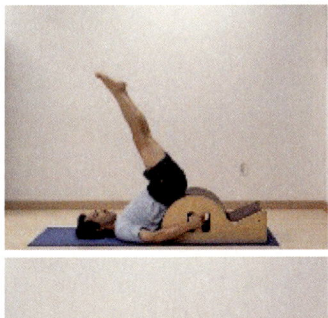 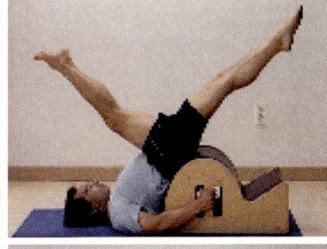 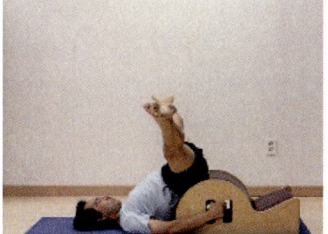

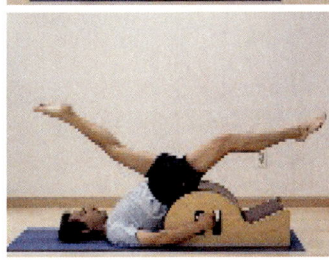 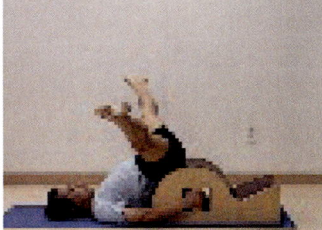

다리를 45도 대각선으로 뻗고 자전거 타기를 한다.

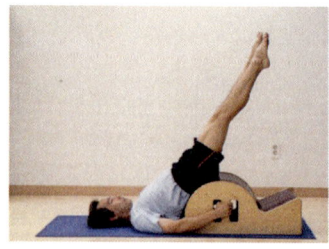 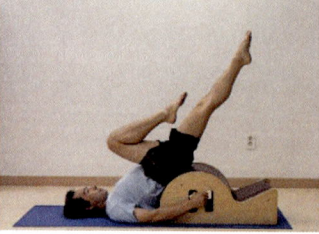 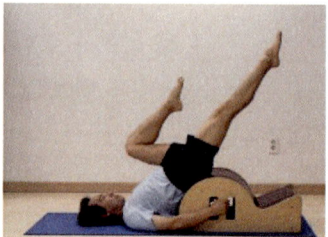

발바닥을 밀면서 반대로 자전거 타기를 한다.

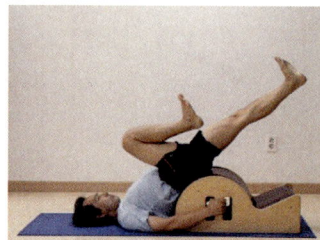 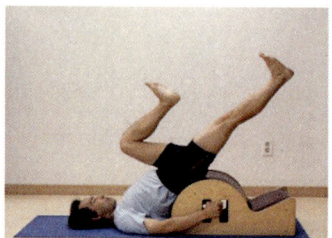

리포머 피머 시리즈

피머는 대퇴골이다. 무릎 뒤쪽에 스트랩을 건다. 무릎을 구부린 상태에서 천천히 다리를 내리고 올리고를 반복.

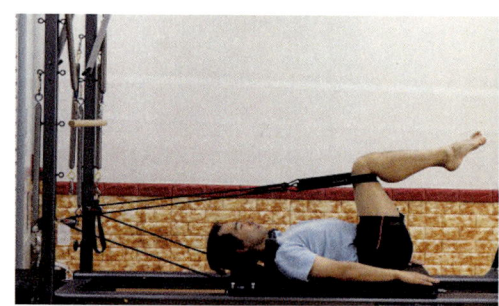 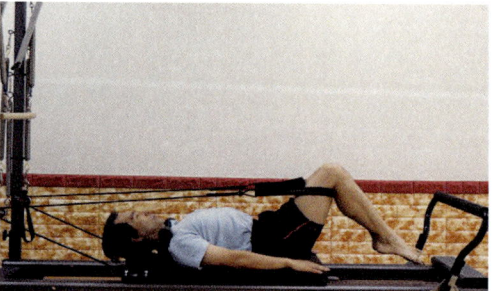

이번에는 다리를 오른쪽으로 내린다. 원위치로 돌아와서 반대로 내린다. 좌우 반복한다.

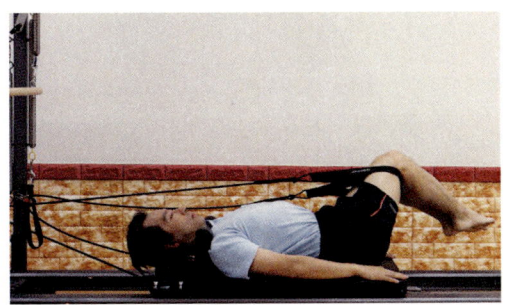

리포머 이브런지

리포머에 발을 대고, 장요근을 스트레치하면서, 고관절의 신전을 행한다.

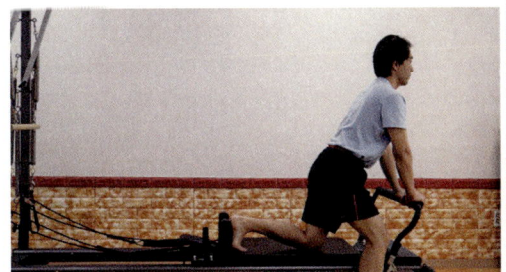

시작 자세이다.

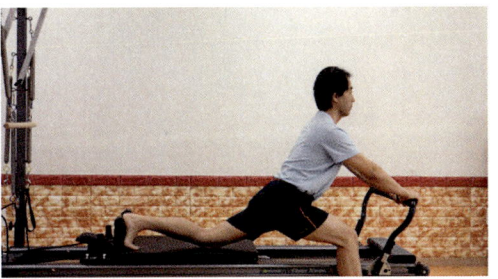

무릎을 댄 채, 다리를 뒤로 민다.

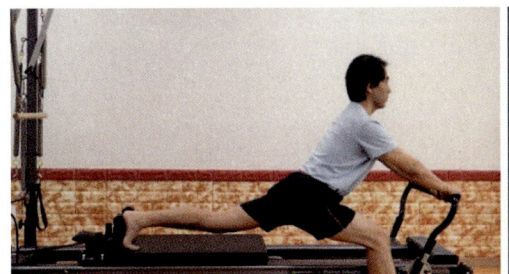

무릎을 들면서 더 다리를 편다.

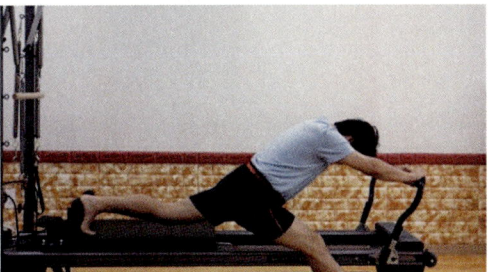

상체를 앞으로 숙이고, 지지하는 발도 펴면서 신체
전체를 펴고. 원위치로 사진 역순으로 돌아온다. 반복한다.

리포머 잭 래빗

한 다리의 고관절의 굴곡과 신전을 반복한다. 공중에 뜬 다리는 가슴으로 당기고 뒤로 펴고를 반복하고, 리포머에 지짓발은 뒤로 밀고, 앞으로 오기를 반복한다.

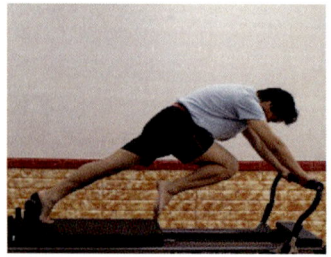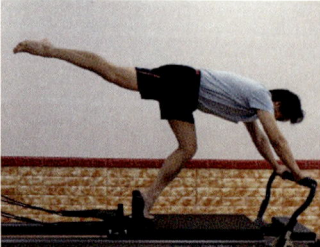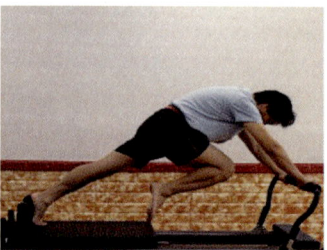

리포머 걷기

발은 바닥에 대고 한 다리는 리포머 위에 올리고, 왔다 갔다를 반복한다.

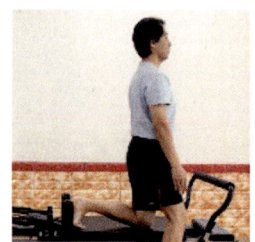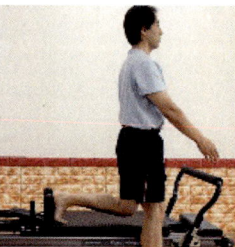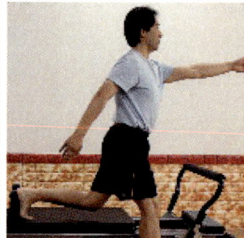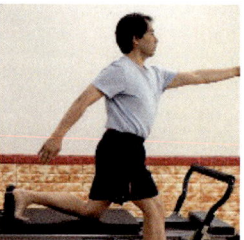

리포머 대둔근 다리 뒤로 밀기

리포머에 박스를 세로로 놓는다[롱박스]. 스프링을 적당하게 걸고, 박스에 올라서 네발 자세를 취하고, 한 발에 빠지지 않도록 스트랩을 건다. 천천히 몸통을 고정하면서, 다리를 뒤로 당긴다. 엉덩이 대둔근을 사용하는 것이다. 다시 천천히 돌아온다. 빨리 돌아오면, 스프링에 의해 쿵 하고 돌아오게 된다. 그러므로 그 스프링의 저항을 조절하면서 돌아온다. 스프링을 이용한 모든 동작이 그렇다.

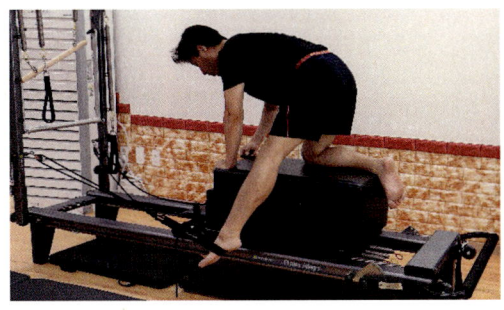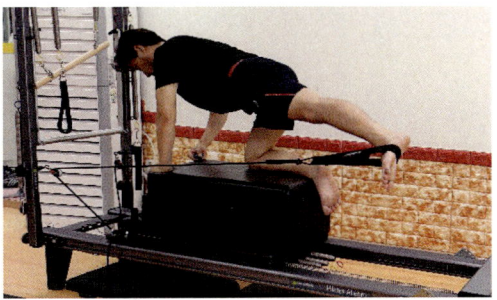

캐딜락 스프링 개구리 자세

캐딜락에 누워서 적당한 스프링을 건다. 발을 브이자로 만든 자세에서 무릎을 쭉 편다. 원 위치. 반복한다.

* 사진 속의 오른손은 셀프 촬영용 카메라 리모콘을 들고 있어서, 오른손을 들고 있는 깃으로, 원래는 오른손도 왼 손처럼 허리 옆에 두거나 다음 다리 파닥거리기처럼 양손으로 봉을 잡는다.

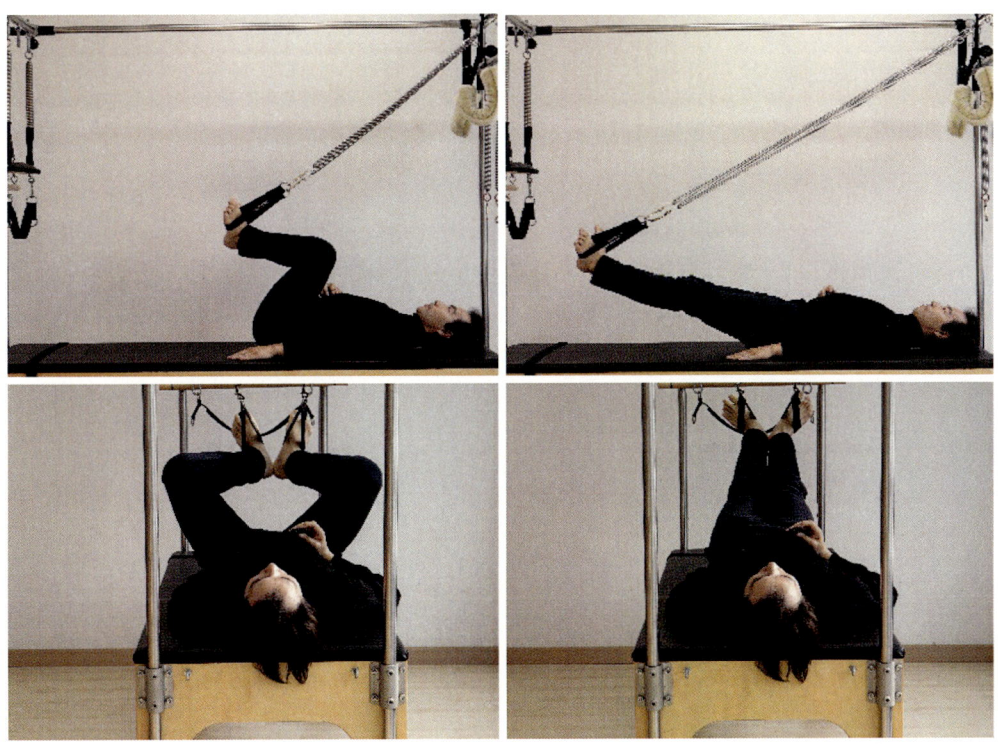

캐딜락 다리 파닥거리기

다리를 파닥거리면서 올렸다 내렸다를 반복한다.

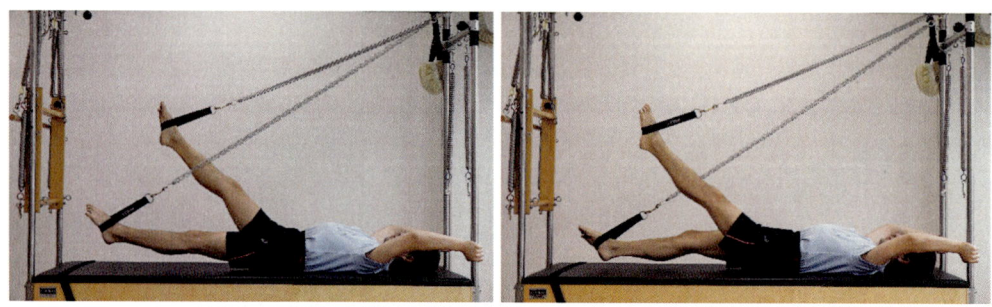

다리 서클

다리를 내리고 옆으로 벌리고 돌아온다. 반대로도 한다.

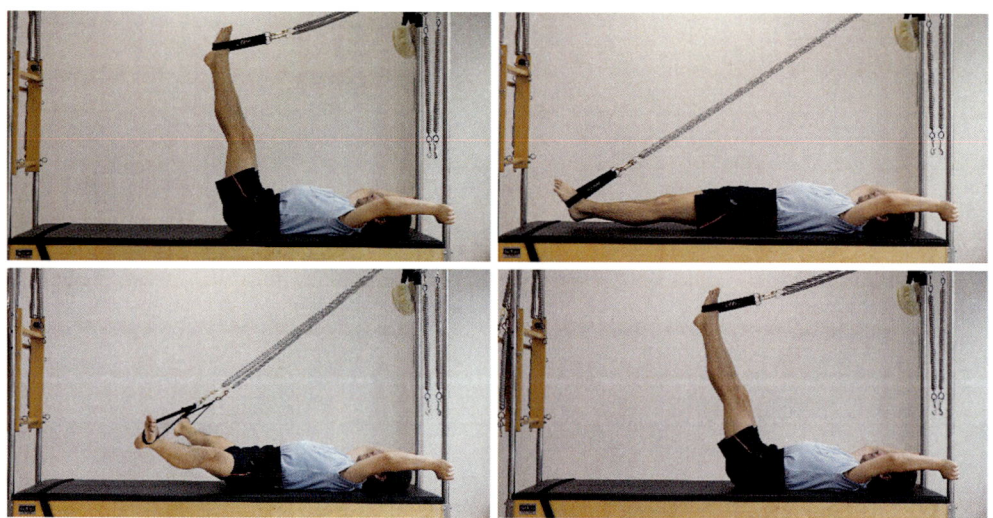

자전거 타기

마치 자전거를 타듯이 앞으로 민다. 그런데 다리를 곧게 뻗으면 스프링이 무릎에 닿으므로 약간 다리를 벌리고 한다.

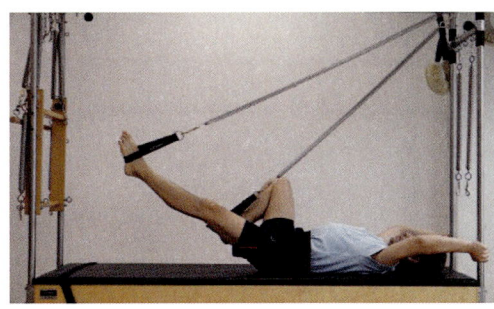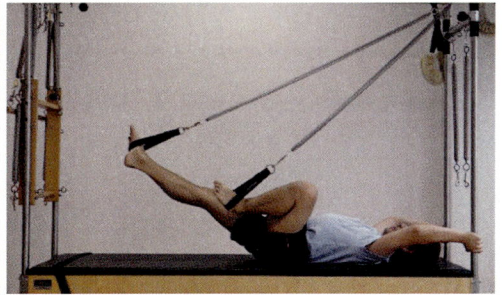

* 왼손에 든 것은 셀프 카메라 리모콘. 위의 동작을 머리 위에서 촬영

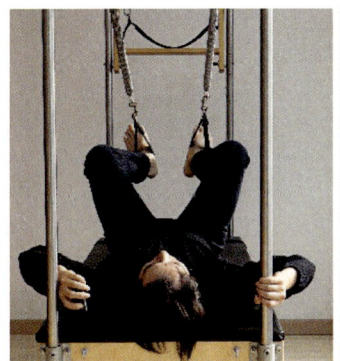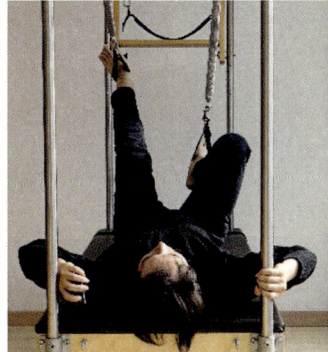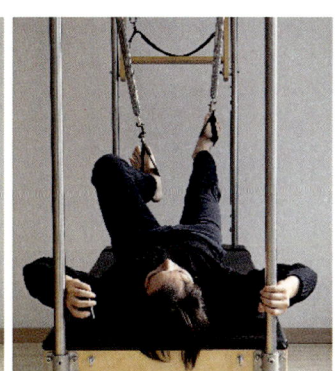

캐딜락 고관절 열기

발을 푸시바에 대고 밀고 구부리기를 반복한다.

* 주의: 푸시바의 밑에 스프링을 걸 때는 푸시바의 위에 안전줄을 감아서, 불시에 떨어져도 머리에 닿지 않도록
  한다.

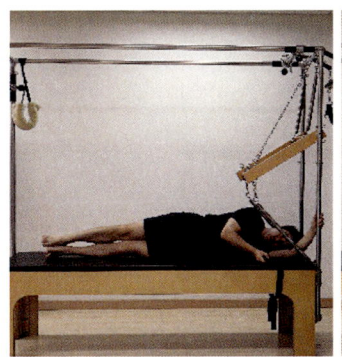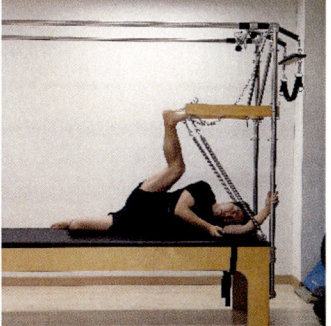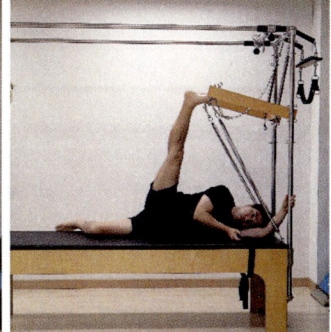

이번에는 머리를 반대로 하고 한다.

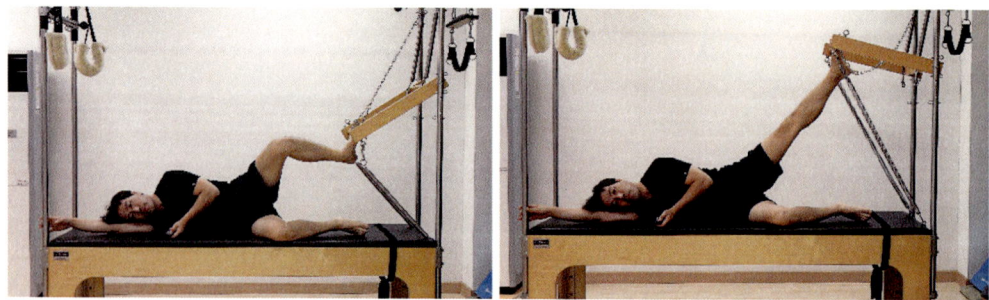

체어 뻗은 다리로 누르기

체어 앞에 선다. 한 발을 페달에 올린다. 무릎을 편 상태로, 다리를 내린다. 이때 쓰는 근육은 엉덩이의 대둔근과 허벅지 뒤쪽의 햄스트링이다. 지지 발은 균형을 잘 잡고 한다.

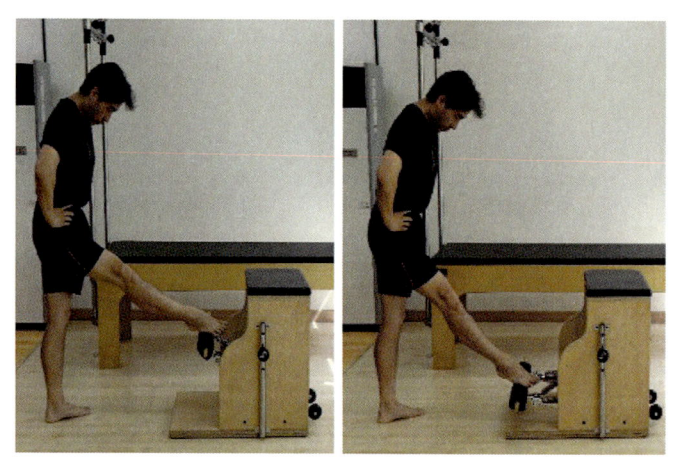

다음 동작은 뒤로 돌아서, 다리를 내리고 올리고를 반복한다. 스프링의 강도가 너무 세면 힘들고, 또한 스프링의 강도가 너무 약하면, 균형을 잡기 어렵다. 자기에게 맞는 스프링의 강도를 찾아서 동작 중에도 신체 정렬을 잘 유지하도록 한다. 팔은 균형을 잡기 어려우면, 봉이나 지지대를 잡고 해도 되고, 숙련되면, 옆으로 벌리기도 하고 위로 올리기도 하면서, 점점 균형감각을 향상한다.

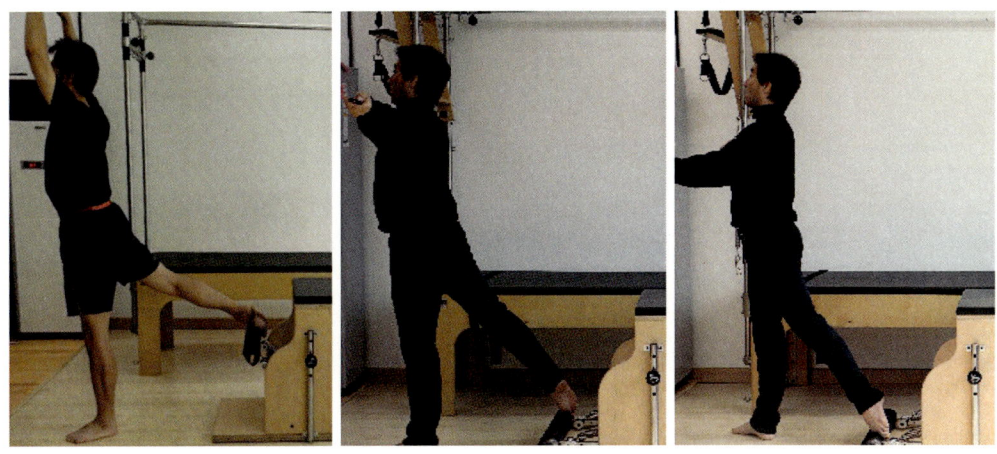

레더바렐 장요근 스트레치

레더바렐에 다리를 뒤로 올리고, 천천히 몸을 앞으로 숙인다. 그 상태에서 다리만 들어올린다. 다시 내리고, 올리고를 반복한다,

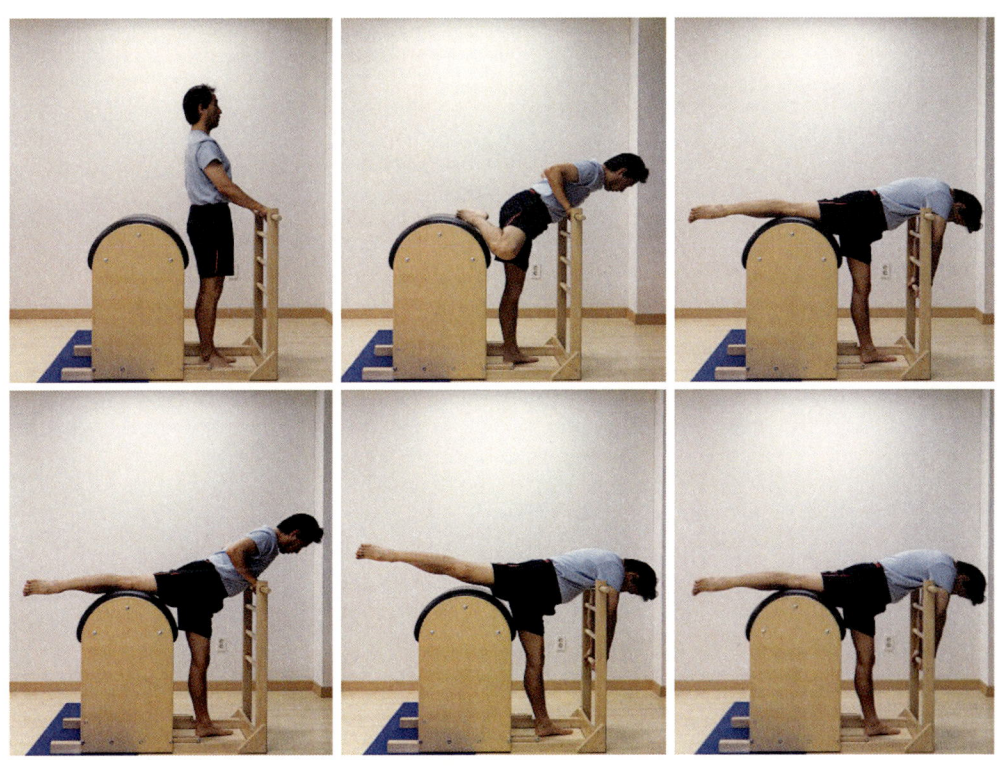

이번에는 몸을 앞으로 숙였다가 몸을 뒤로 편다, 이때 장요근이 늘어난다.

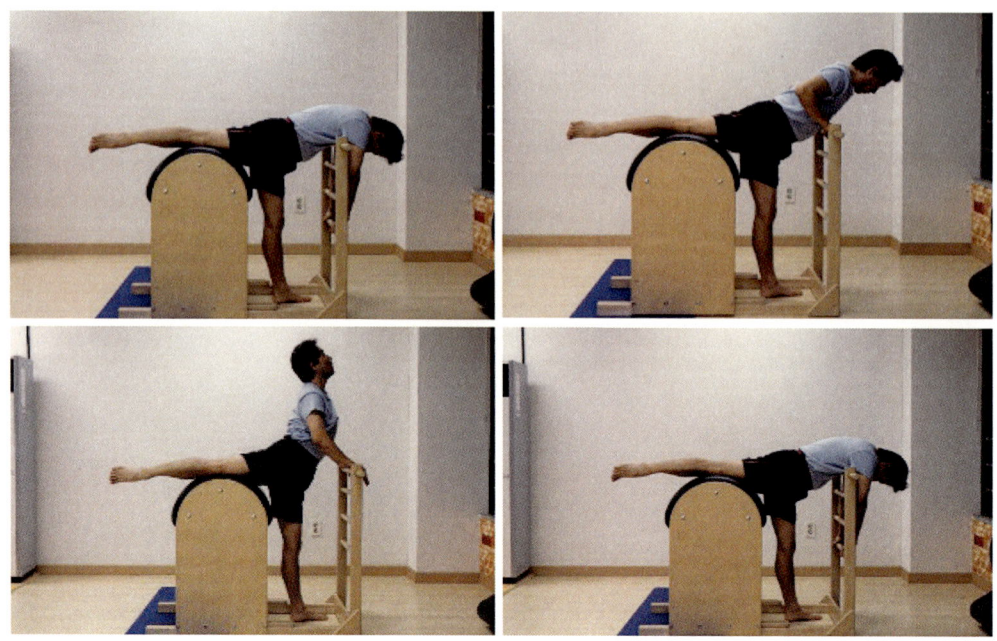

스파인커렉터 브리징

매트의 브리징을 발을 스파인커렉터에 올려놓고 하면 더 효율적으로 할 수 있다. 요령은 매트의 브리징과 동일하다.

* 사진은 앞 부분 참조

캐딜락스탠딩 고관절 해부학적 운동

고관절의 벌림[외전]이다. 벌렸다가 원위치를 반복. 다른 다리에 스프링을 걸고 모음[내전]도 한다.

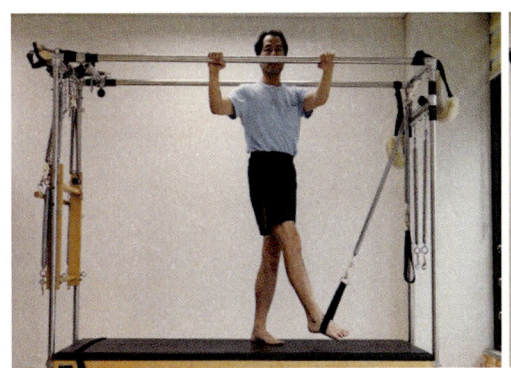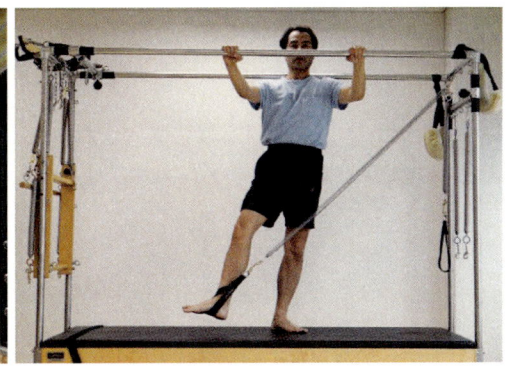

고관절의 굴곡이다. 앞으로 다리를 들었다가 원위치.

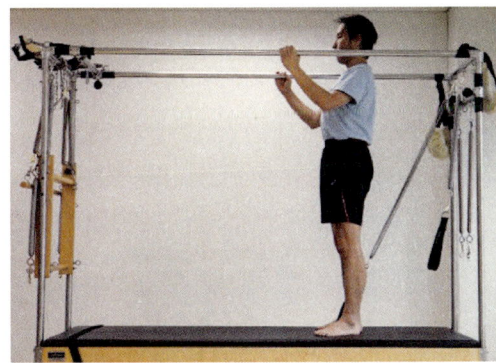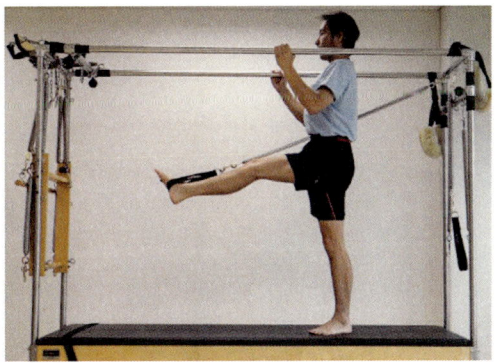

반대로 고관절의 신전이다. 올바른 자세를 유지하면서 다리를 뒤로 보낸다.

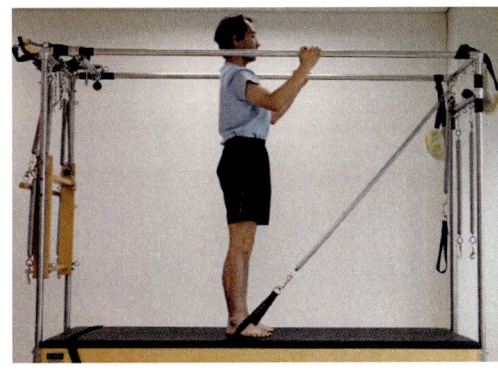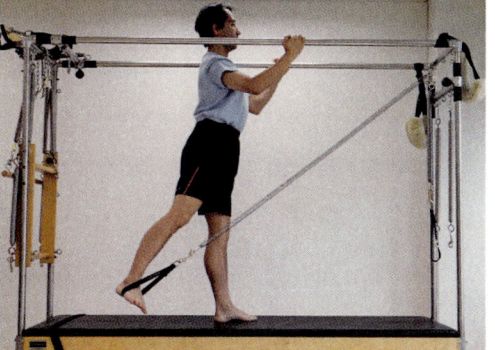

고관절의 내회전이다. 고관절[다리]을 안으로 회전한다. 다른 발에 걸고. 외회전을 할 수도 있다.

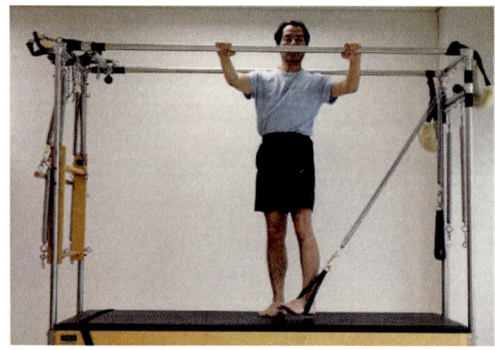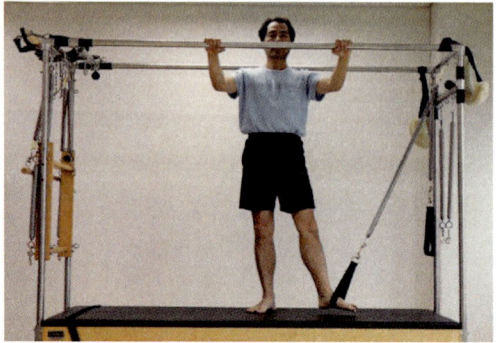

다리를 살짝 앞으로 보냈다가 차렷자세로 돌아온다. 반복.

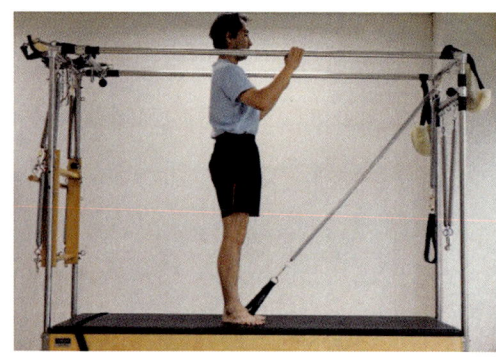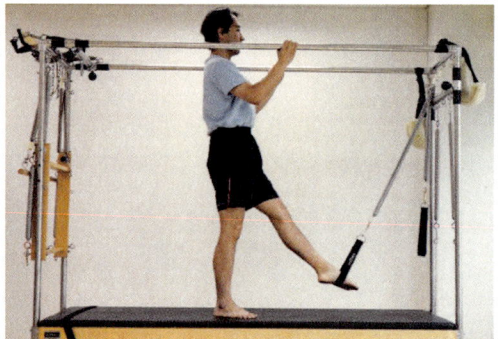

다리를 약간 옆으로 벌려서 옆으로 돌아서 뒤로 갔다가 원위치 한다. 다리로 반원을 그리는 것이다. 반대발도 한다.

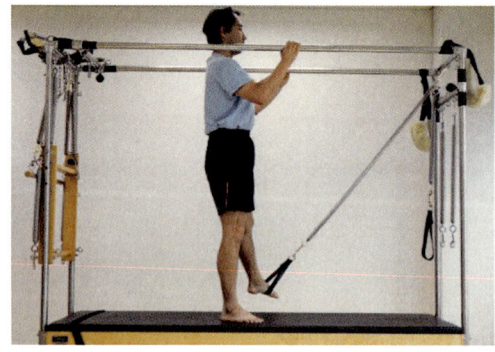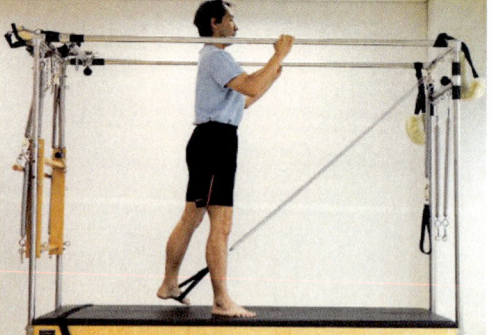

위와 같은 동작 이외에도, 다리에 스프링을 걸고 다양한 동작을 할 수 있다. 중요한 핵심은 잘못된 자세와 동작이 아닌, 바른 자세와 동작을 반복하여 습관을 만드는 것이다.

장요근과 대퇴사두근스트레칭

뒷다리를 캐딜락의 그네[트라피즈배]에 걸고, 다리를 뒤로 천천히 보내면서 스트레칭한다. 손이 미끄러운 사람은 사진처럼 미끄럼 방지천을 대고 한다.

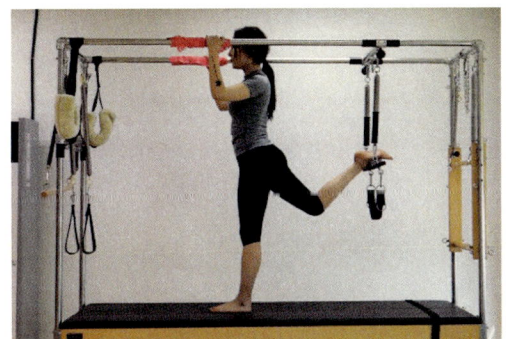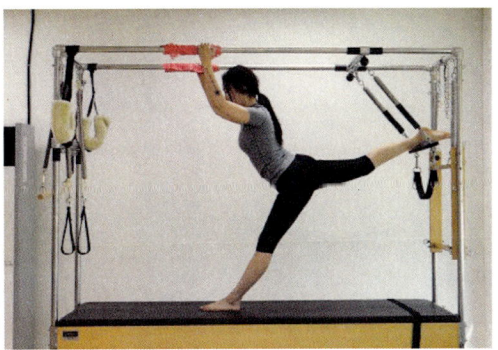

: 다리 길이 교정

짝다리가 생기는 이유는, 근본적으로 양 고관절의 불균형을 시작으로 하여, 좌우 천장 관절의 불균형 등으로 생긴다. 그래서 다리 길이가 달라지는 것이다. 이것을 교정하기 위해서는 고관절, 골반, 다리의 정렬[바른 배열, 바른 자세]을 습관화하는 것이 중요하다. 고관절이나 골반, 다리의 교정은 각각의 항목을 참고로 한다.

고관절의 외회전과 내회전[누워서]

좌우의 고관절을, 누워서 좌우가 대칭되게 안으로 회전하고, 밖으로 회전하는 동작을 반복하면, 고관절의 대칭을 만드는 데 도움을 준다. 그 결과 다리 길이가 같아진다.

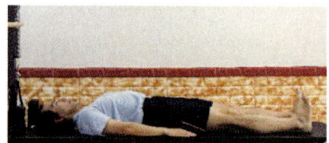 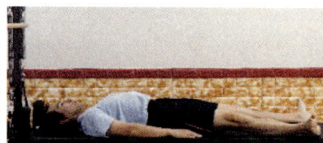 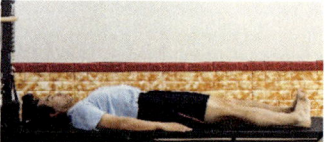

스탠딩 고관절의 외회전, 내회전

아래의 기구는 미국의 밸런스드 바디사에서 판매한다. 아직 한국에는 이 제품을 만들지 않고 있다. 한국에서도 이러한 기구가 만들어졌으면 한다.

기구에 정확히 올라서서, 고관절의 외회전. 내회전을 반복한다.

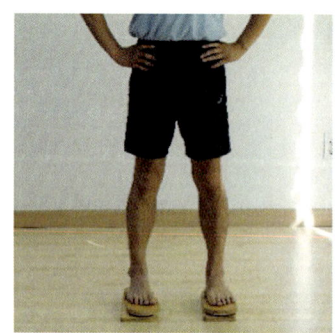 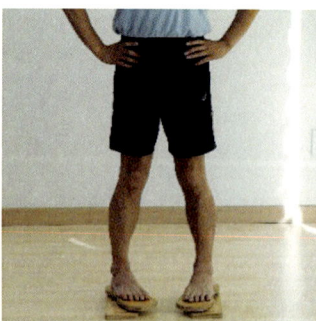 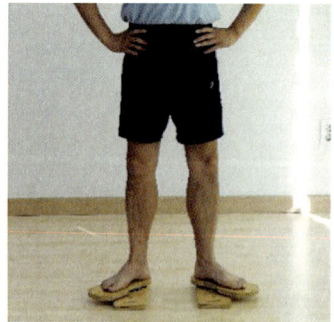

다음은 한쪽만 행하고. 반대쪽도 행한다. 사람에 따라서 오른다리가 외회전되어 있으면, 오른다리의 내회전을 반복한다.

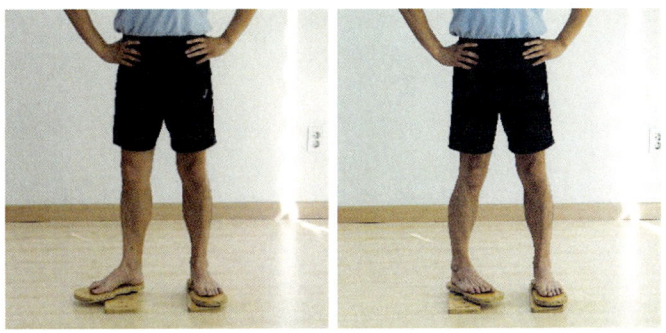

체어 풋워크 외회전, 내회전

체어에 먼저 발을 벌려서 댄 다음에, 밀고, 안으로 모아서 돌아온다. 이것을 반복한다. 반대로 발을 모아서 체어의 페달에 댄 다음에 벌려서 돌아온다. 뒤꿈치에 대고 한다. 이때 부드럽게 고관절에서 돌아가도록 한다. 좌우의 고관절이 동일하게 움직이도록 연습한다.

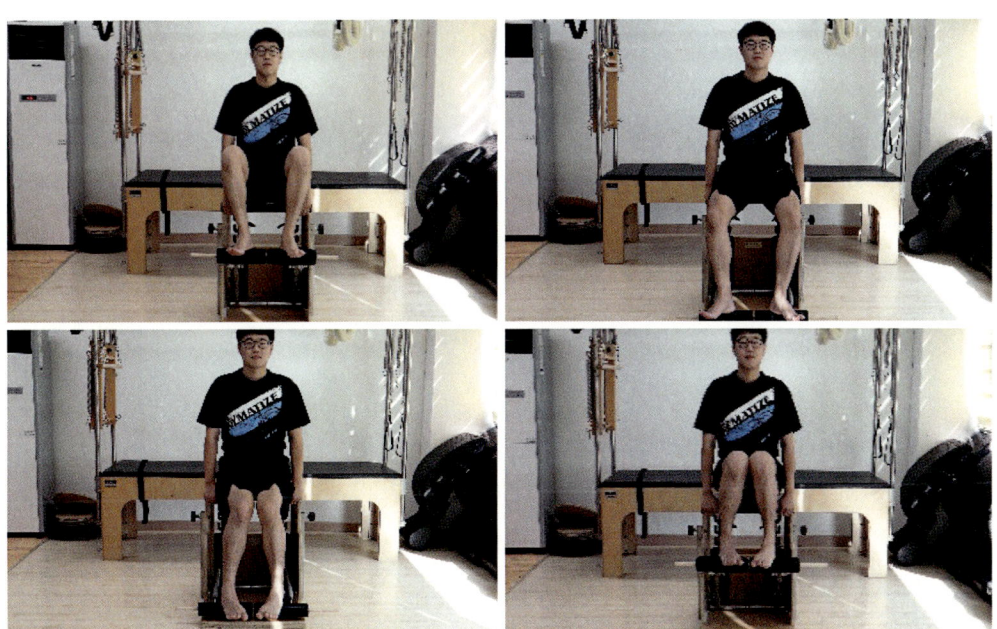

리포머 풋워크 외회전, 내회전

체어와 같이 리포머에서도 누워서 풋워크를 하면서, 고관절을 내회전, 외회전 한다. 앞에 동작설명과 사진 참조.

: 골반 교정

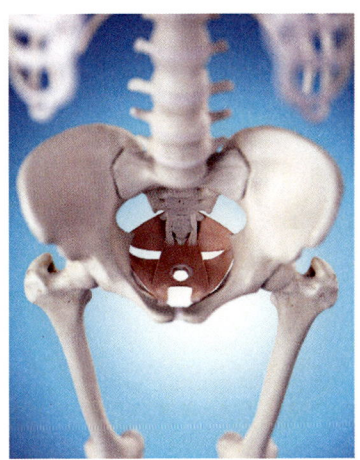

골반이란 위의 그림처럼 오른장골과 왼장골을 말한다.

인간은 네발 동물과 달리, 직립보행을 하고, 앉아 있는 시간이 많아서, 골반에 큰 무게가 실린다. 또한 현대문명에선 바른 자세에 대한 교육이 실종되었다. 그러므로 큰 무게가 실리는 골반을 바르게 유지하는 법을 대부분은 모른다. 그러다 보니, 장시간의 앉아있기와 잘못된 서기, 잘못된 걷기 등으로 골반이 틀어진다.

골반이 틀어지는 것은 장골과 천골[선골]이 만나는 천장관절 두 개와 장골과 장골이 앞에서 만나는 치골결합의 세 군데에서 틀어지는 것이다. [참고: 독자님이 여기서 모르는 용어는 필자가 가급적 상세하게 설명을 가하나, 인터넷 검색을 해보면 바로 알 수 있는 것은 인터넷의 검색을 통해 용어의 정확한 뜻을 이해하고 이 책을 읽은 후, 수련하면 더욱 효과가 좋을 것입니다]

이러한 골반의 틀어짐을 '골반변위'라고 한다.

골반의 전경

골반 전체가 앞으로 기울어진 것을 말한다. 주로 여성들이 많다. 그러나 요즘에는 남성들도 많아지고 있다. 이런 현상이 나타나는 사람의 경우, 복근이 약하고, 상대적으로 허리 주변의 근육이 타이트하다.

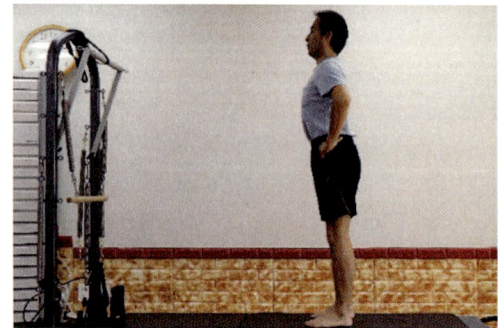 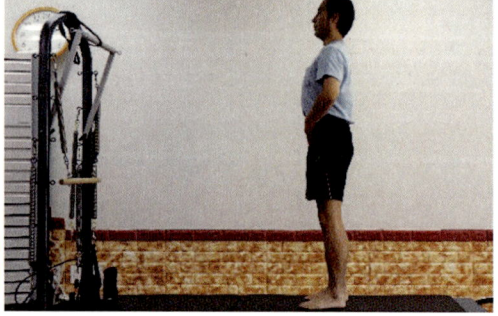

골반의 전경, 앞으로 기울어짐   바른 골반의 상태

골반의 후경

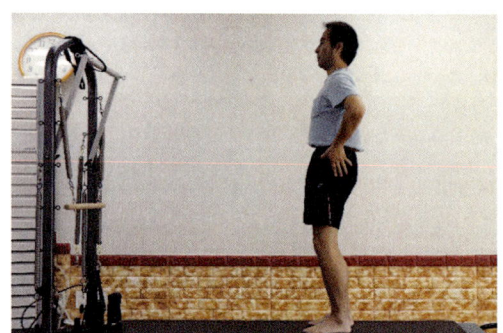

골반이 뒤로 기울어진 경우, 중장년층에 많다.

한쪽 장골의 상승과 다른 장골의 하강

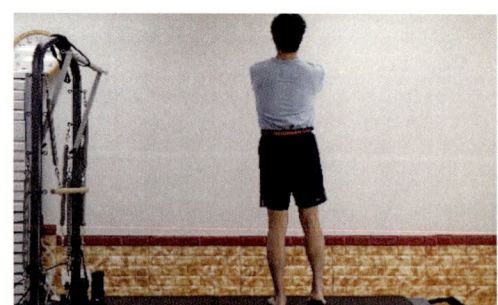 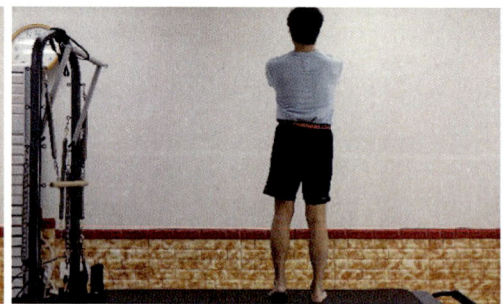

오른골반이 올라감   왼골반이 올라감

한쪽 장골의 전인과 다른 장골의 후인

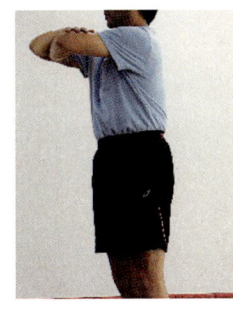

사진에선 잘 안 보이지만, 오른장골[골반]이 앞으로 튀어나온 상태, 현대인은 대부분. 오른손잡이이기 때문에, 오른골반이 앞으로 나온 경우가 많다. 필자의 경우에는 과거 왼손잡이로, 왼골반이 앞으로 나왔다.

자신의 골반이 어떻게 변형되었는가를 파악한 후에 그 반대되는 동작을 행한다. 전경이 되어있으면 후경, 한쪽 장골이 상승해있으면, 그 장골의 하강운동, 한쪽 장골이 전인되어있으면, 그 장골의 후인운동을 한다.

골반시계

골반 앞에 시계를 상상하고, 시계 방향으로 골반을 움직이면서 골반운동을 하는 것이다. 먼저 다음과 같이 눕는다.

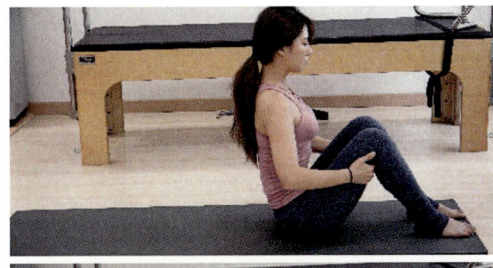
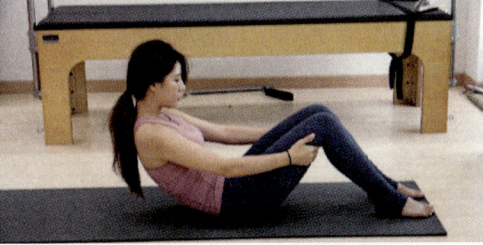
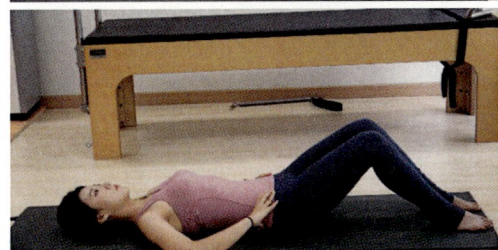
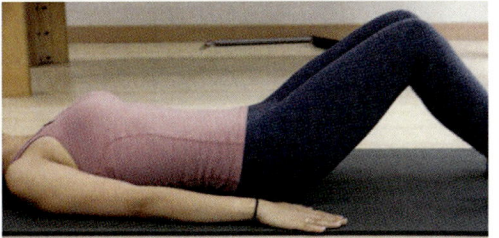
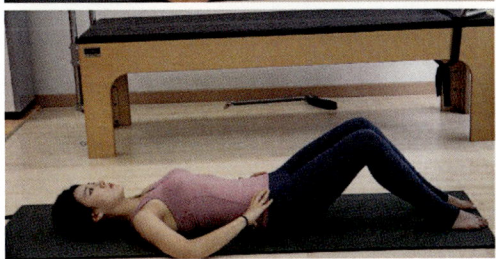

골반을 좌[3시]로, 우[9시]로, 위[12시]로
아래[6시]로 기울인다.

골반기저근 수축, 이완

골반 밑에 있는 근육인 골반기저근을 수축하고 이완한다. 사진과 같이 폼롤러 위에 앉아서, 서서히 오줌을 참듯이, 골반을 서로 모으고 압축을 하고, 서서히 이완을 한다. 다음은 사타구니 사이에 말랑말랑한 볼을 끼고, 그것을 조이고 푸는 연습을 반복하면서 골반기저근을 단련한다.

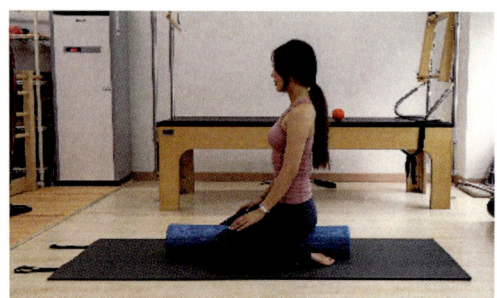 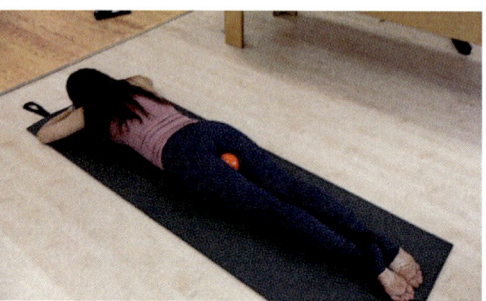

햄스트링 컬 싱글레그

엎드린 자세에서 한 다리의 무릎을 굽혔다 폈다를 한다. 이때 주의할 점은 햄스트링의 근력 강화만을 목적으로 하는 것이 아니라 골반 교정을 목적으로 이 동작을 행하기 때문에, 골반이 움직이지 않도록 고정해야 한다는 것이다.

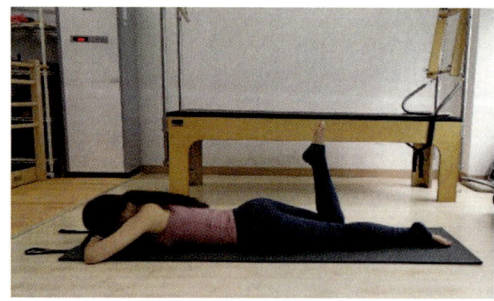 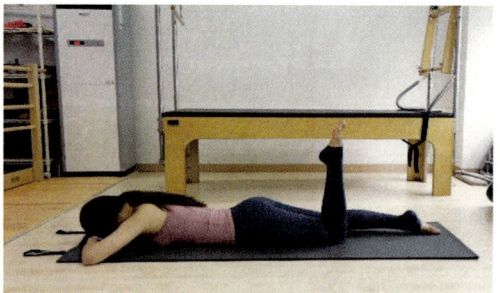

햄스트링 컬 더블레그

두 다리를 동시에 구부리고 펴기를 반복. 골반을 고정하고 흔들리지 않도록 한다.

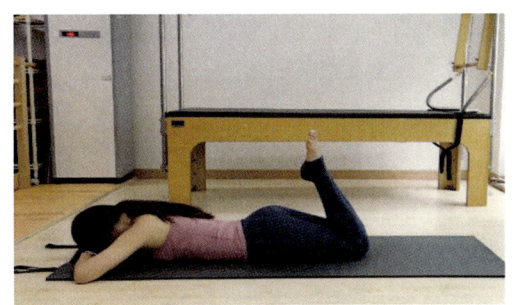

브리징

한 번에 올리지 않고, 골반의 균형을 유지하고, 척추를 분절해서 올리고 내려온다.

다음은 브리징을 하면서 팔을 머리 위로 보내다가 다시 돌아온다.

다음은 한 다리를 들고, 골반의 균형을 유지하면서 브리징을 한다.

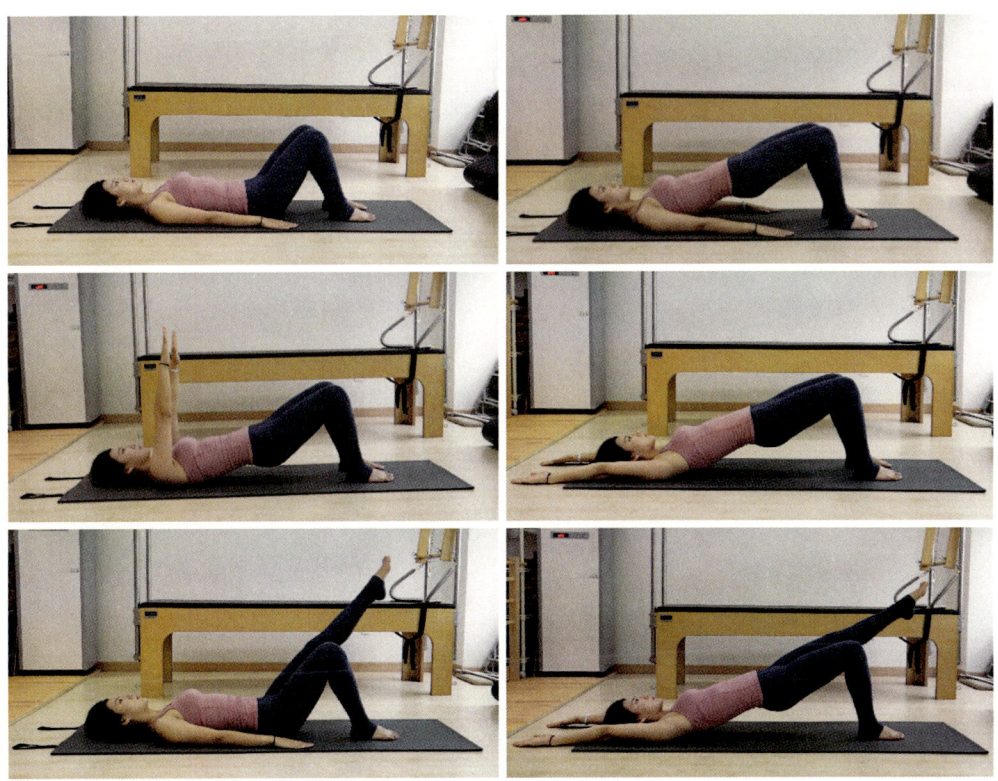

프리 데드버그

골반을 고정한 채로, 고관절만 정교하게 움직이는 연습이다. 신체를 가급적 움직이지 말고, 오직 사진처럼 다리만 올리고 내리고를 반복한다.

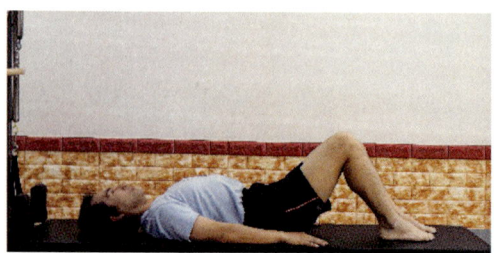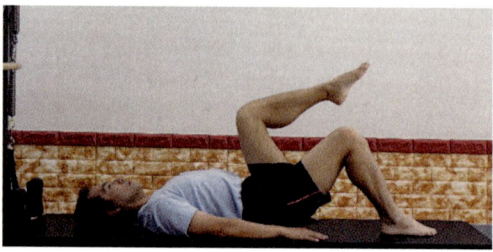

프리 대각선 발가락 찍기

두 다리를 붙이고 대각선으로 내렸다 올라왔다를 한다.

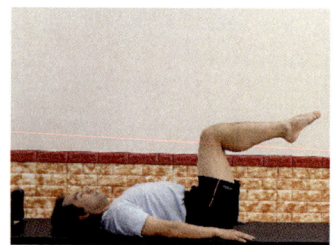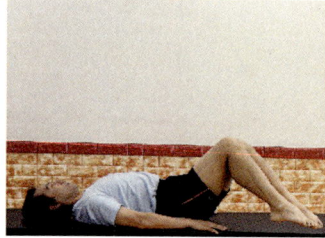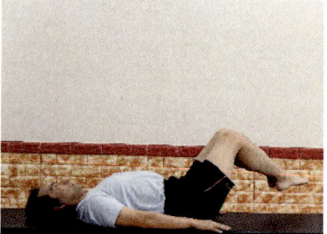

프리 피머서클즈

두 다리를 모으며 회전을 하고, 반대로도 한다.

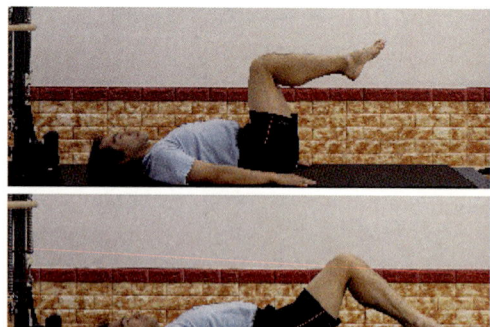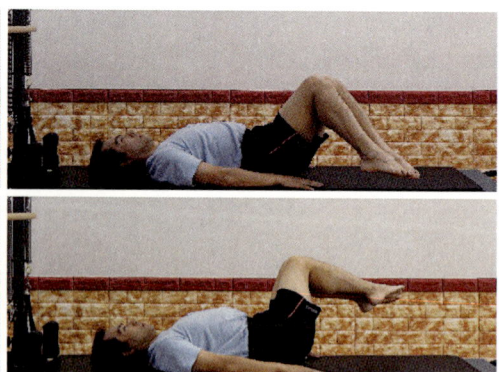

프리 스파인 아티큐레이션 인 플렉션

뒤로 척추분절해서 사진만큼만 내려갔다가 다시 올라오기를 반복한다.

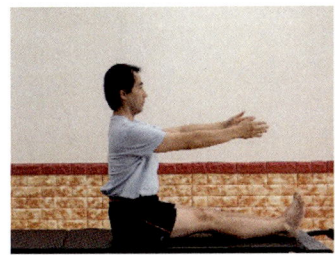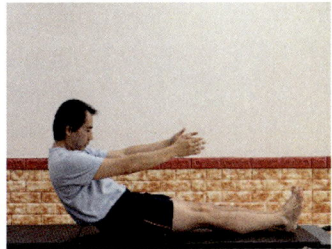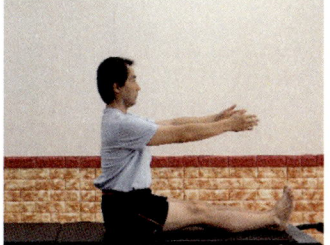

프리 익스터널 인터널 힙 로테이션

누운 상태에서 고관절을 외회전, 내회전 하기.

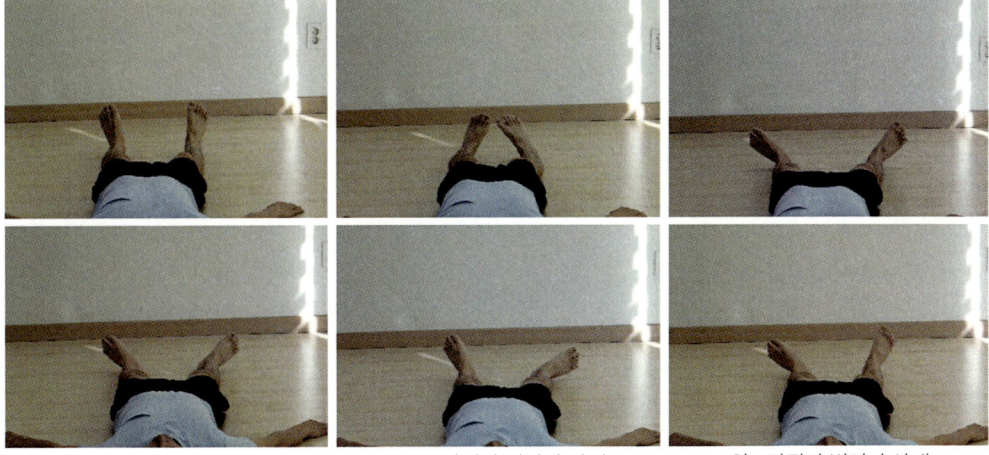

| 고관절이 바른 상태 | 오른고관절이 벌어진 상태.
이 상태를 왼쪽 사진처럼 만든다. | 왼고관절이 벌어진 상태 |

프리 내전근 스트레치

다리를 모았다가 지그시 다리를 벌리고, 허벅지 안쪽[내전근]을 늘린다.

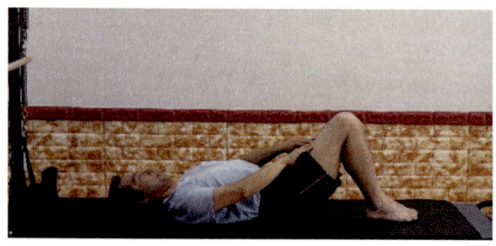 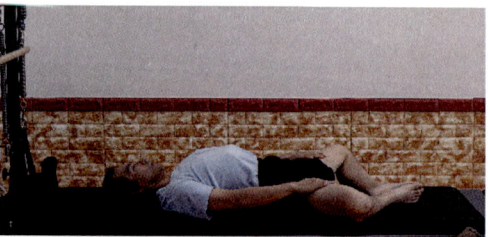

프리 무릎 구부리고 다리 들기

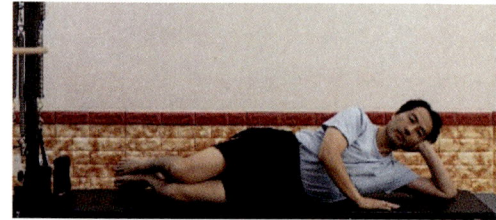 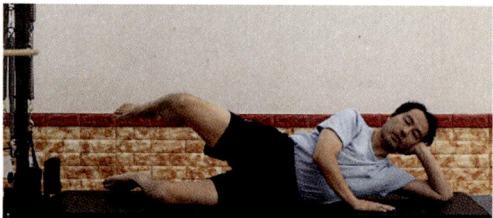

프리 조개

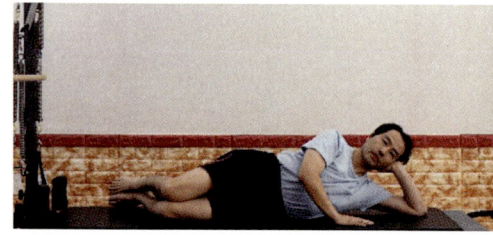 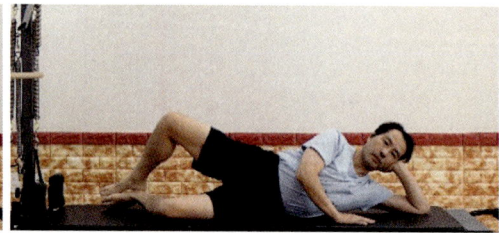

무릎을 서로 벌린다.

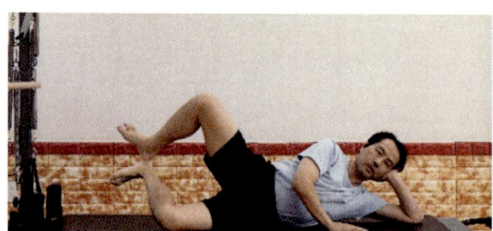 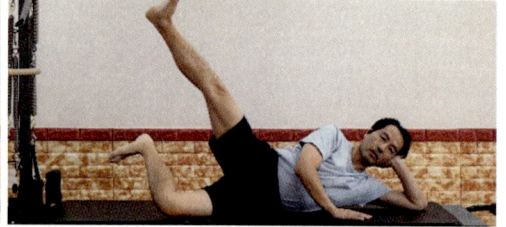

사진처럼 다리를 든다.   윗다리를 쭉 편다.

프리 무릎 구부리고 사이드킥

다리를 앞으로 보냈다가 뒤로 보내는 것을 반복한다.

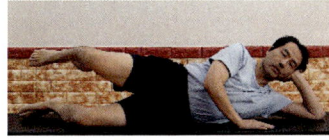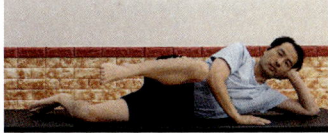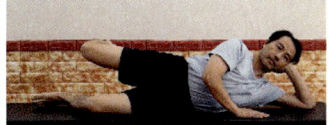

매트 똑딱시계

다리를 좌우로 보낸다. 복근이 약하면 허리가 뜨므로 뜨지 않도록 주의하면서 행한다.

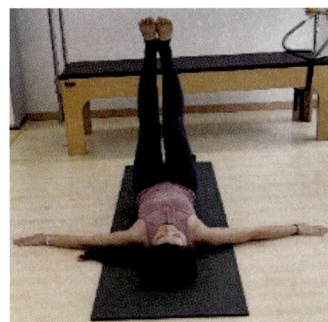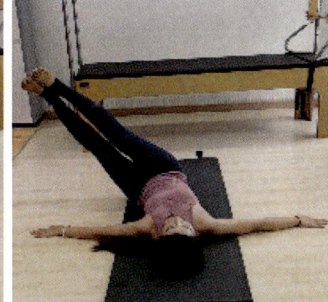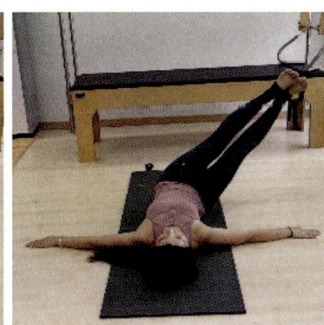

매트 누워서 힙 트위스트

누운 상태에서 다리만 들어올리고, 다리를 붙이고 시계방향으로 돌린다. 다음에 반대로 돌린다.

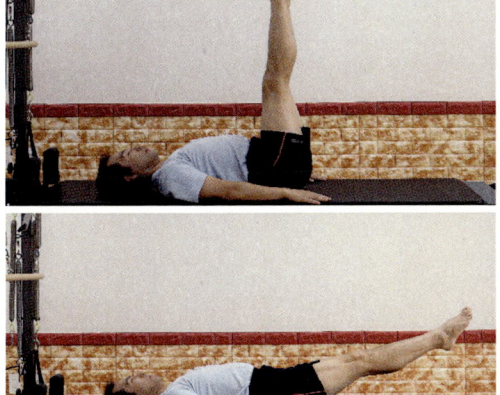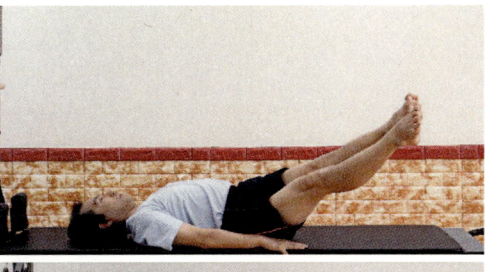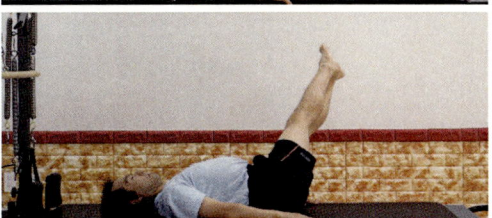

매트 고관절 회전

위의 동작을 아래 사진과 같이 상체를 만들고 행한다. 다리를 공중에서 돌리는 것이다. 그
런데 이 다리 돌리는 것은 복부를 이용해서 돌린다. 팔의 모양은 뻗어도 되고, 구부려도 된
다. 중요한 핵심은 신체를 정렬하고, 복부에 힘이 집중되도록 하는 것이다.

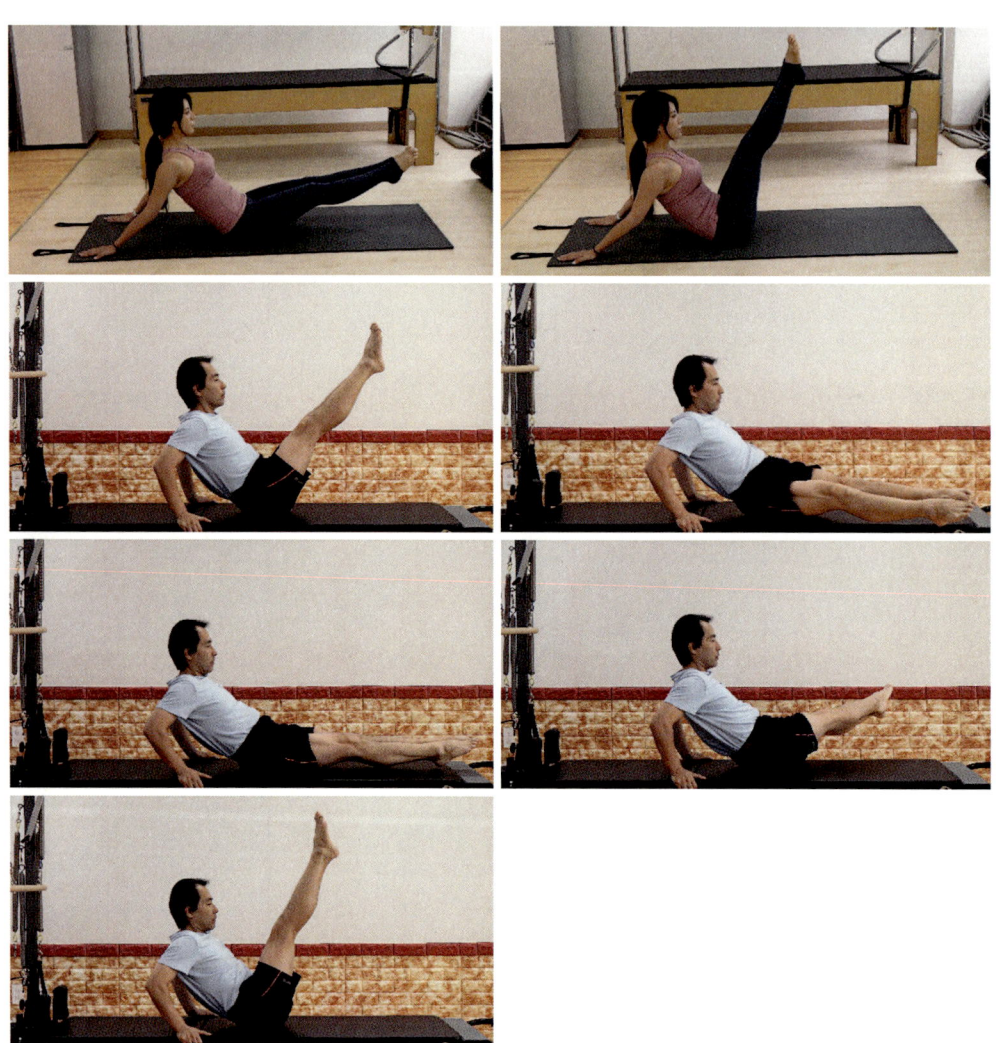

매트 쇼울더 브리지

누워서 천천히 척추를 분절해서 엉덩이를 들어올린다. 그리고 다리를 하나 뻗고, 그 다리를 들어다 놓았다를 반복한다.

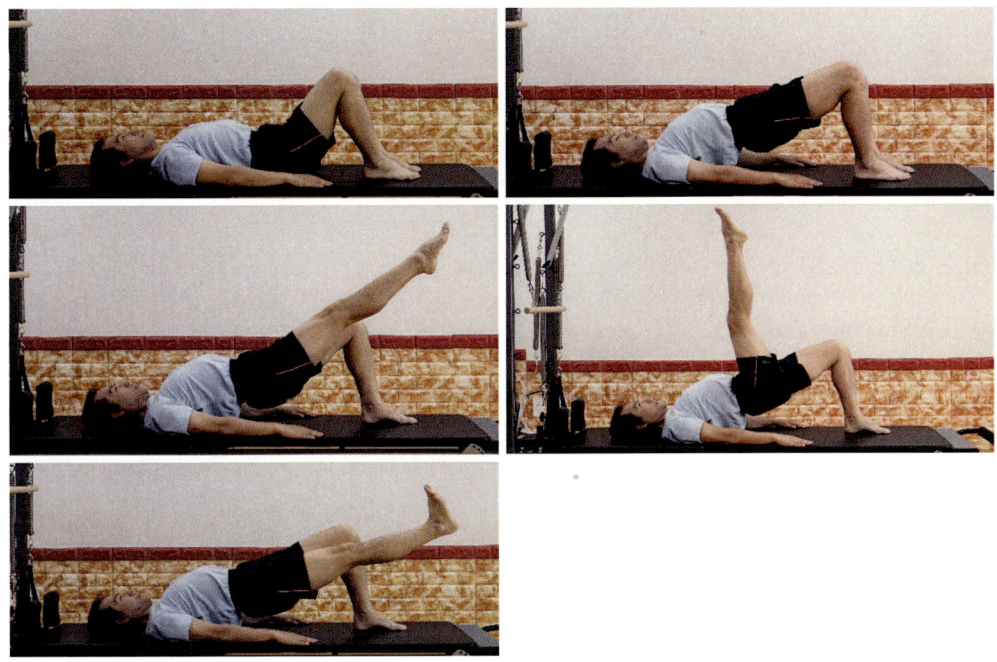

매트 레그풀

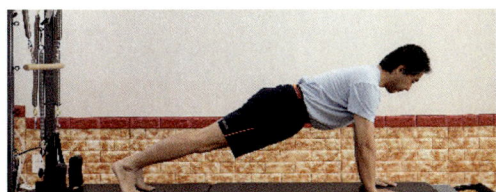

플랭크 자세를 취한다.

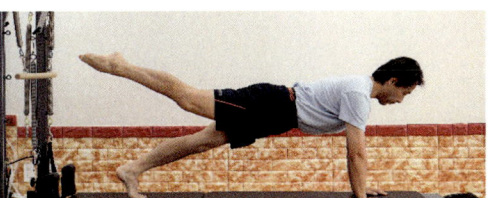

플랭크 자세를 유지하고 한 다리를 들고 내린다.

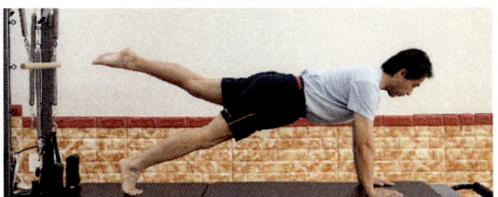

다른 다리를 들고 내린다.

- 다리만 여러 번 반복하고, 다른 다리도 반복한다. 안 되는 쪽을 많이 한다.

- 좌우 번갈아 한다.

- 안 되는 쪽[교정하고자 하는]만 반복한다.

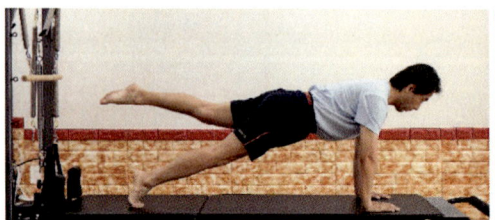
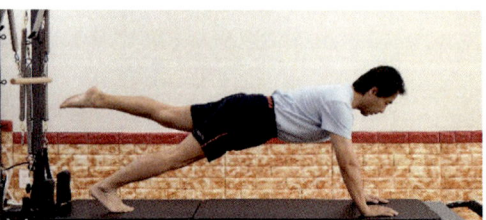

한 다리를 든 채로 플랭크를 유지한다.　　　　지지발의 발목만 앞뒤로 왔다 갔다 한다.

한쪽 골반 올리고 내리기

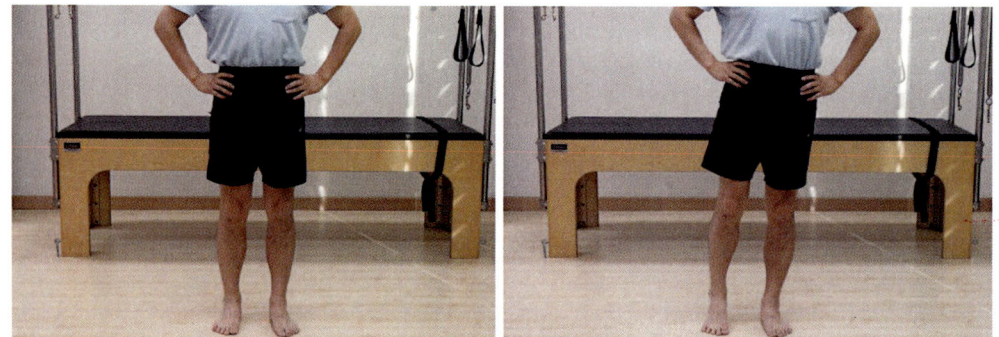

만약에 왼쪽 골반이 올라간 사람은 사진처럼 오른쪽을 올리고 내리고를 반복한다.

리포머 척추 분절

리포머의 줄을 잡고, 천천히 척추를 분절해서 내려갔다가 올라온다.

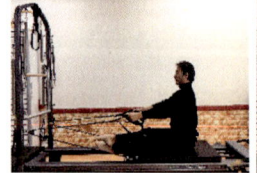
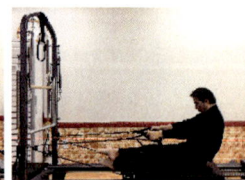
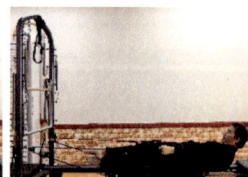
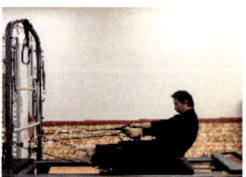

체어: 바닥에 누운 동작

바닥에 눕거나 불편하면 매트를 깔고 누워서 발을 체어의 페달에 둔 다음에, 천천히 페달을 내리고 올리기를 반복한다.

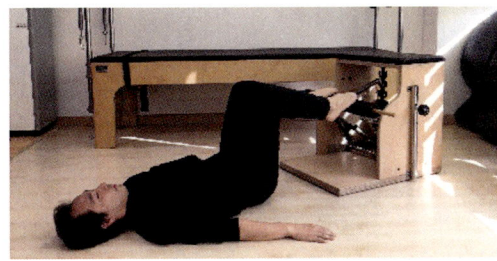 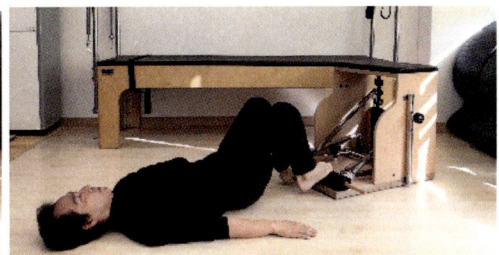

레더바렐 브릿징

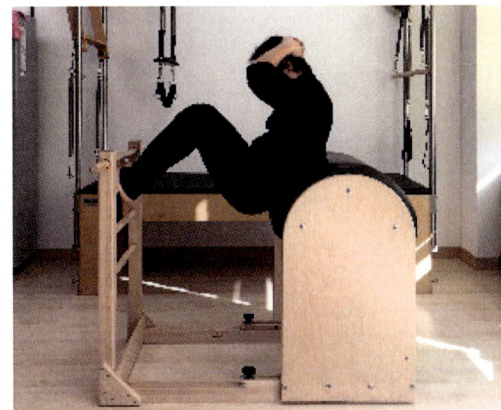 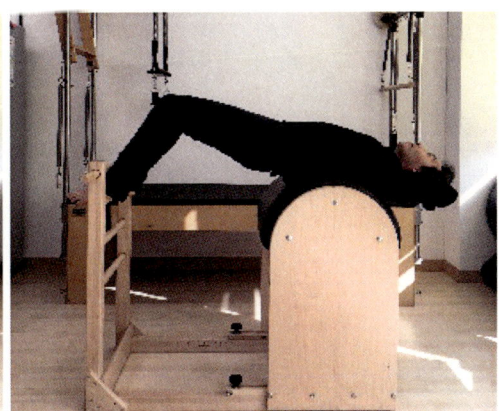

레더바렐에 미끄러지지 않도록 허리를 둔다.   천천히 뒤로 몸을 일으켜서 브릿지 자세가 된다.

캐딜락 그네 다리 들기

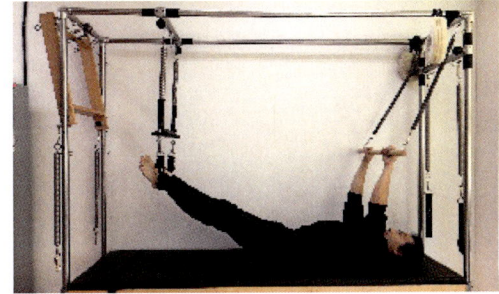 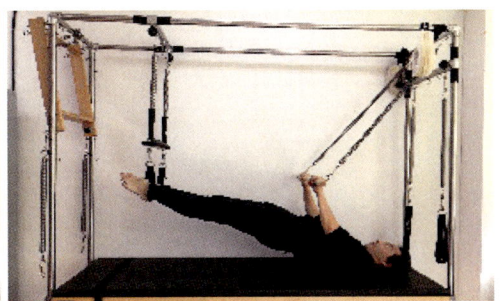

캐딜락의 그네[트라피즈바]에 다리를 걸친다.   숨을 마시고 내쉬면서, 천천히 몸을 일으켜서
손은 롤다운바를 잡는다.   몸을 대각선으로 평행하게 만든다.

골반의 좌우상승

척추 측만/골반교정기에 눕는 방법이다.

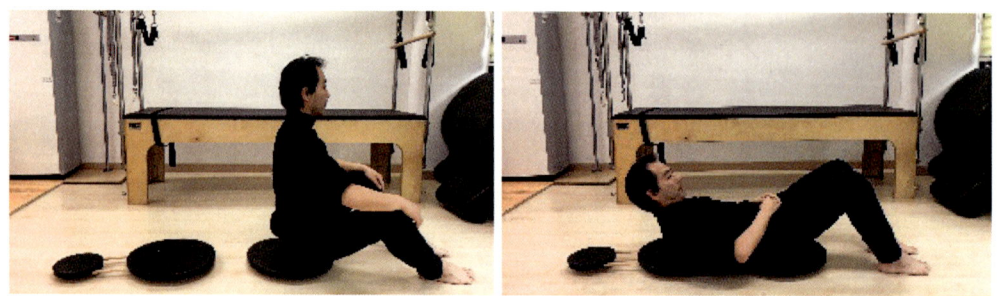

척추 측만 교정기에 눕는다. 만약에 오른골반이 상승되어있으면, 다음과 같이 왼골반을 올렸다가 원위치 한다.

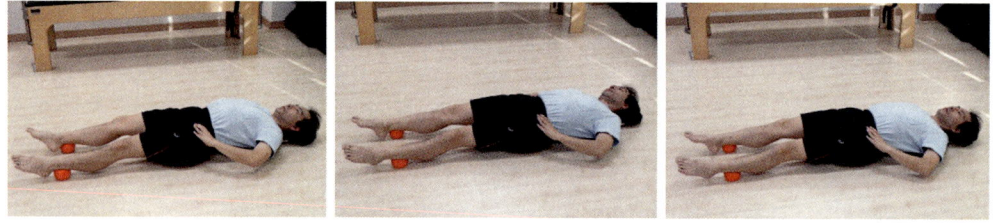

반대로 왼골반이 상승되어있으면, 다음과 같이 오른골반을 올렸다가 원위치 하는 것을 반복한다.

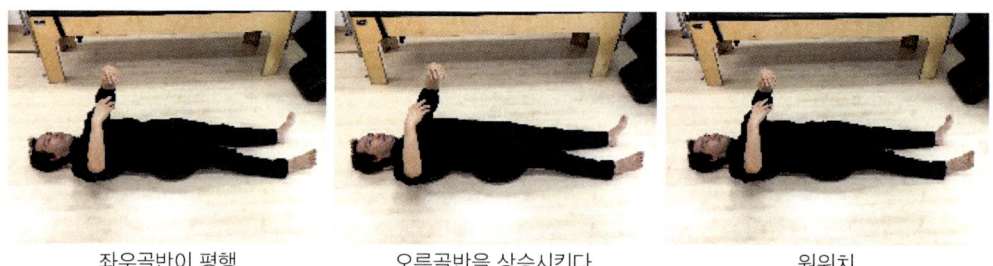

| 좌우골반이 평행 | 오른골반을 상승시킨다. | 원위치 |

캐딜락 롤다운바 무릎 밑에 대고 내리기

이 동작은 대둔근을 강화해서 골반교정에 좋다.

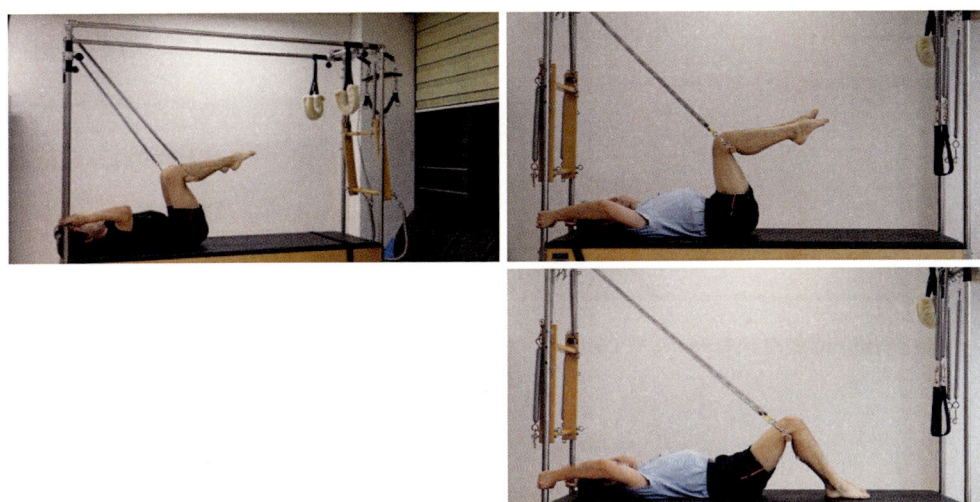

캐딜락 레그 시리즈 비행기

이 동작은 리포머의 롱 스파인과 똑같은 동작으로, 영화 '말죽거리잔혹사'의 권상우가 스프링 없이 하던 동작이다. 스프링이 잡아주니까, 맨몸으로 하는 것보다는 아주 쉽다. 점점 숙달이 되어서 맨몸으로 할 수 있도록 연습한다.

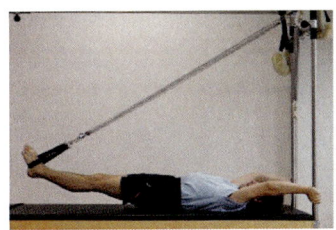
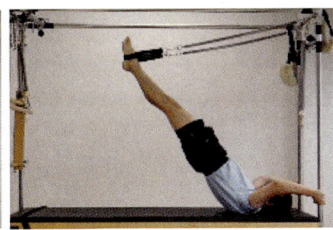
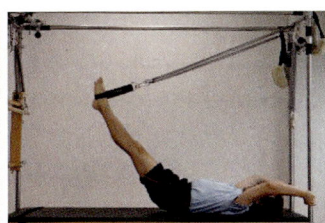

다리를 스프링을 걸고 편다.　　　다리를 공중으로 띄운다. 천천히
　　　　　　　　　　　　　　　　공중에 비행기처럼 띄우면서 최대한
　　　　　　　　　　　　　　　　복부 힘으로 버티면서 내려온다.

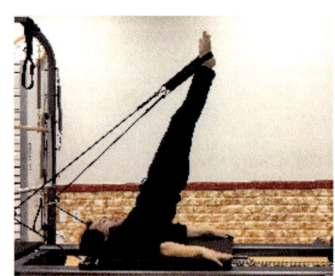
리포머의 롱 스트레치

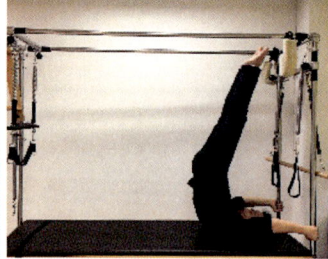
스프링없이 하는 비행기 시작 자세

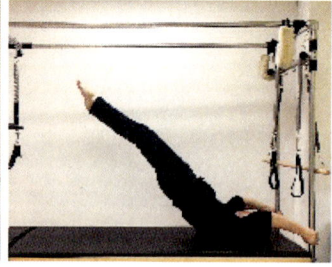
다리를 공중으로 띄우고 복부 힘으로
버티면서 팔로 봉을 꽉 잡고 내려온다.

캐딜락 매직션[마술사]

다리를 올리고 그 상태에서 다리를 짧게 앞뒤로 교차한다.

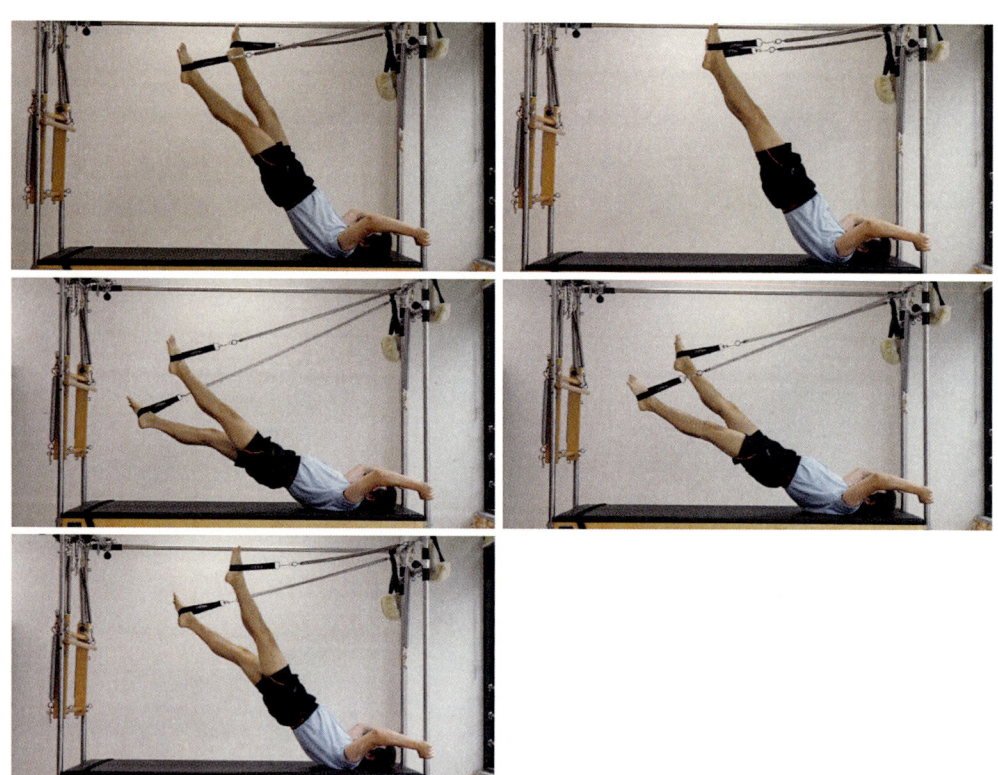

돌핀

먼저 비행기처럼 다리를 올리고, 내린다. 공중에서 무릎을 구부린다. 몸통을 그대로 유지한 채로, 구부린 다리를 편다. 이렇게 구부리고 펴는 동작이 마치 돌고래[돌핀]가 물속을 헤엄쳐 가는 것 같다고 하여 돌핀이라고 한다. 이번에는 오른쪽으로 구부리고 편다. 다음은 방향을 틀어서 왼쪽 방향으로 구부리고 편다. 정면만 반복할 수도 있고, 오른방향. 왼방향 각각 반복할 수도 있다.

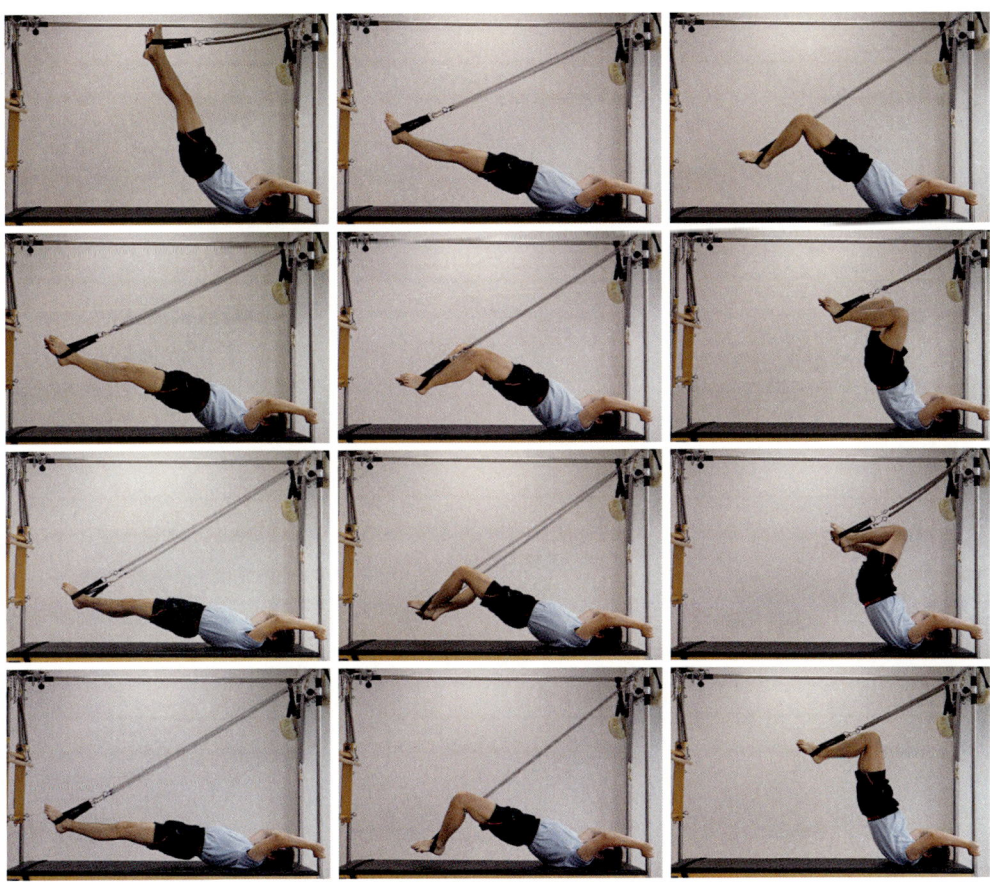

캐딜락 패러킷

패러킷으로 공작새란 뜻이다. 푸시바를 먼저 발로 밀고 돌아오는 것을 반복한다.

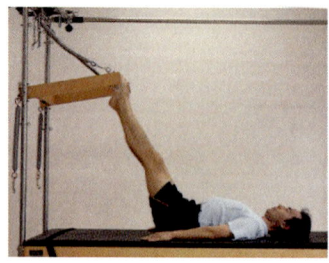 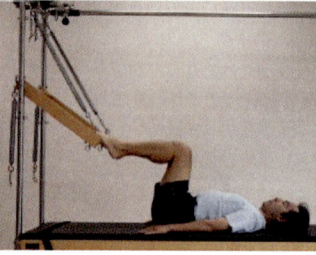 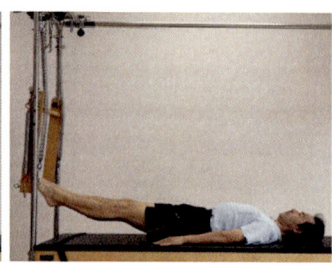

다리를 올려서 엉덩이를 공중에 띄우고. 다시 척추 분절해서 내려온다.

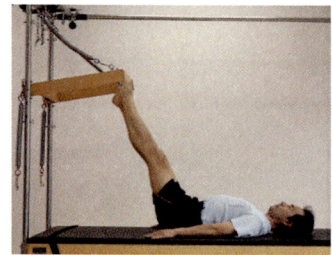 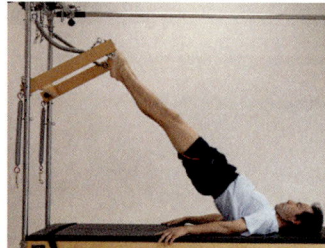 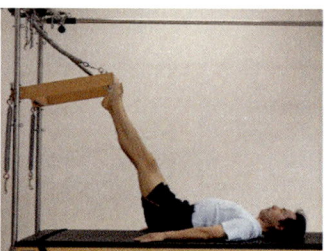

올린 상태에서 한 다리를 들었다 놓았다 한다. 다른 다리도 그렇게 한다. 다음에 좌우를 번갈아 한다.

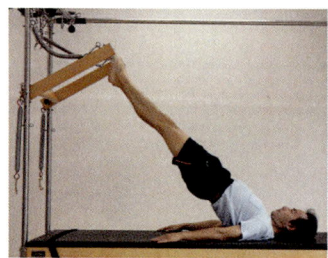 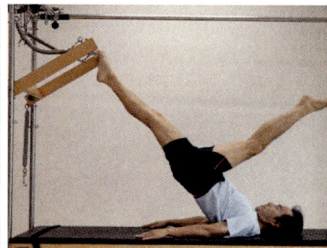 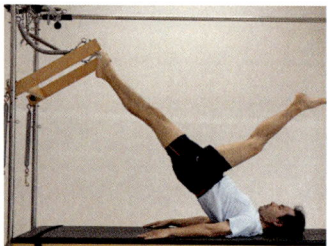

다음은 어려운 동작이다. 그러나 앞의 동작들을 충분히 연습하고, 반복하면 가능하다. 엉덩이와 허리를 공중에 띄운 채로, 다리를 앞으로 뻗었다가 돌아와서 다시 푸시바를 위로 밀어올린다.

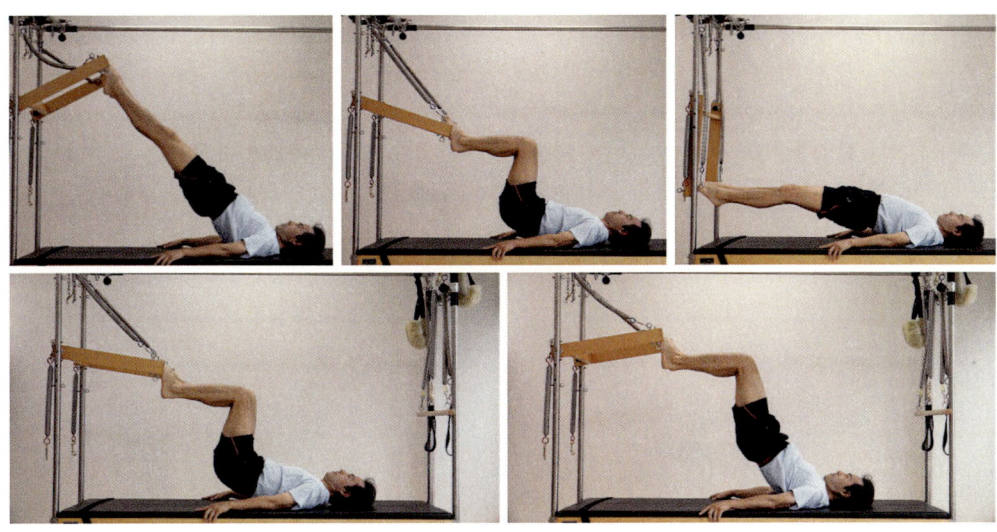

체어 닐링

체중을 뒤에 실어서, 몸이 앞으로 넘어지지 않도록 하고. 롤다운으로 내려가서, 페달을 누르고 올리고를 반복.

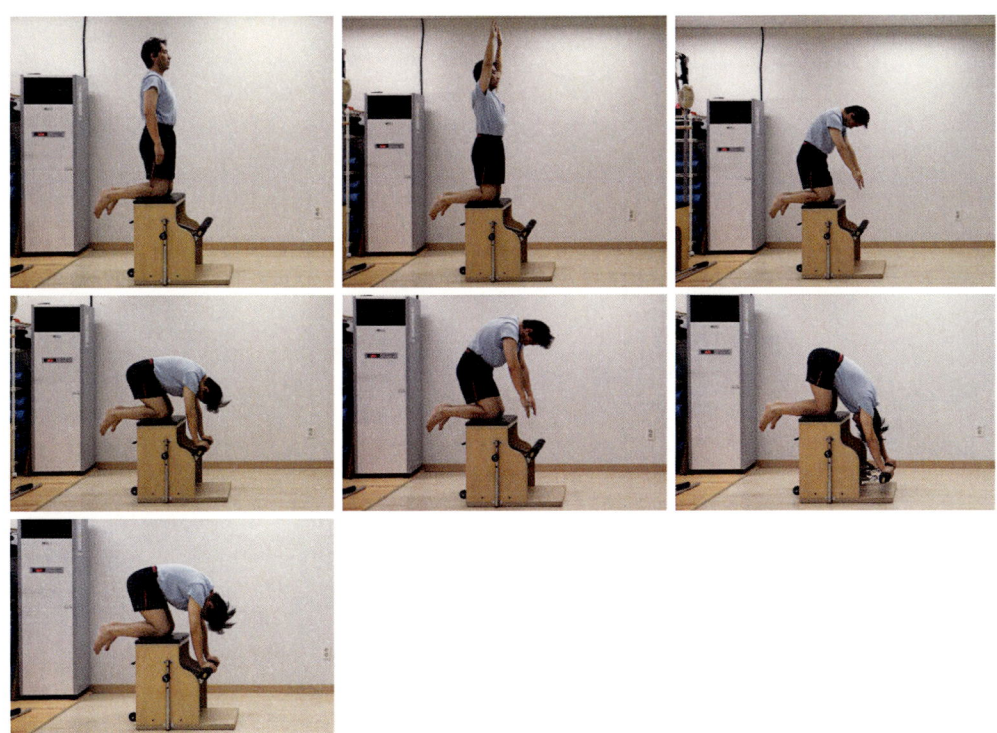

레더바렐 더블레그 시리즈

레더바렐에 올라가는 방법이다.

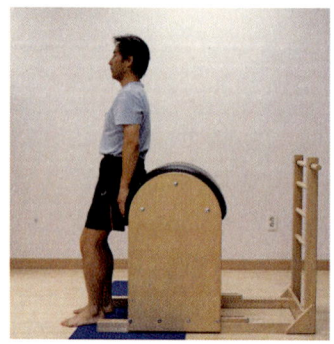 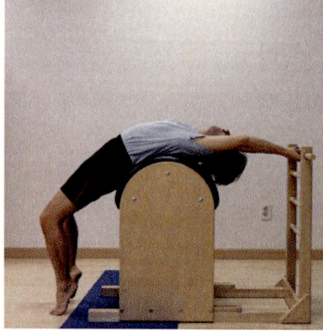 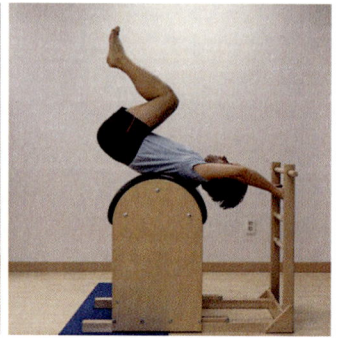

가위질인 시저로 다리를 전후로 교차한다.

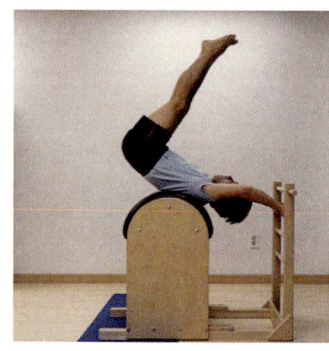 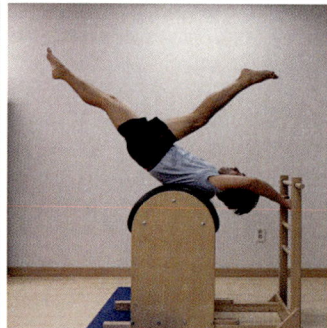 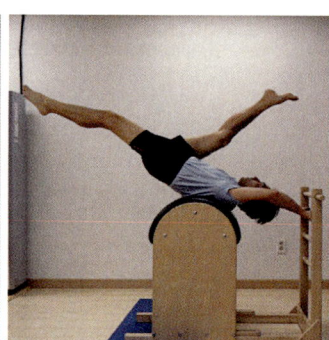

자전거 타기를 한다.

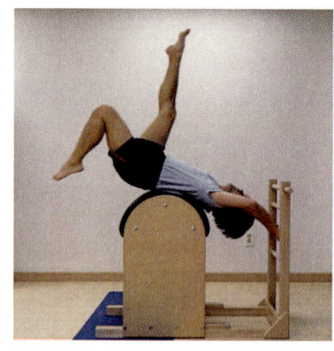 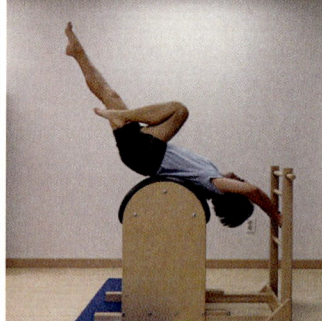 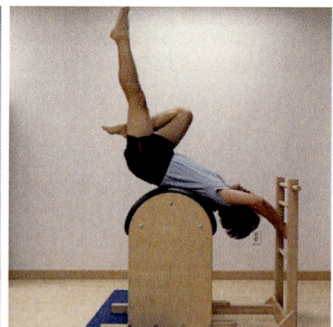

역자전거 타기

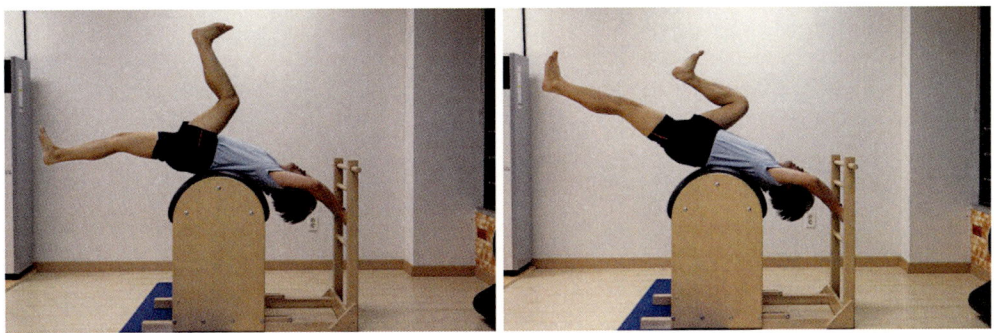

헬리콥터

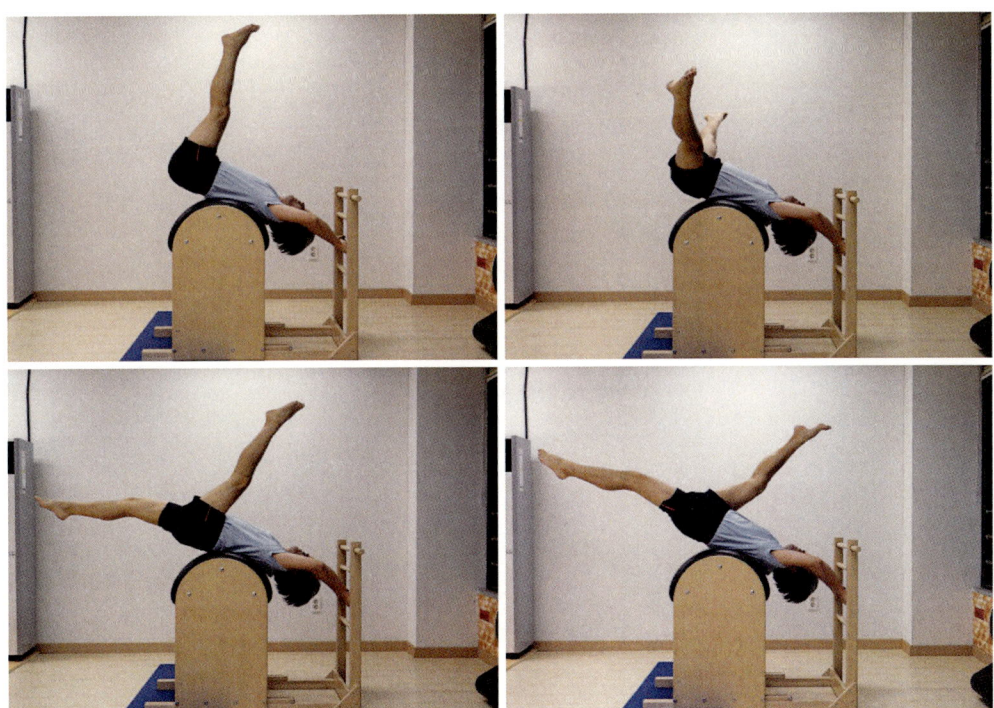

힙서클

다리를 동시에 내리고 벌리고, 다시 모아서 돌아온다. 반대로도 한다.

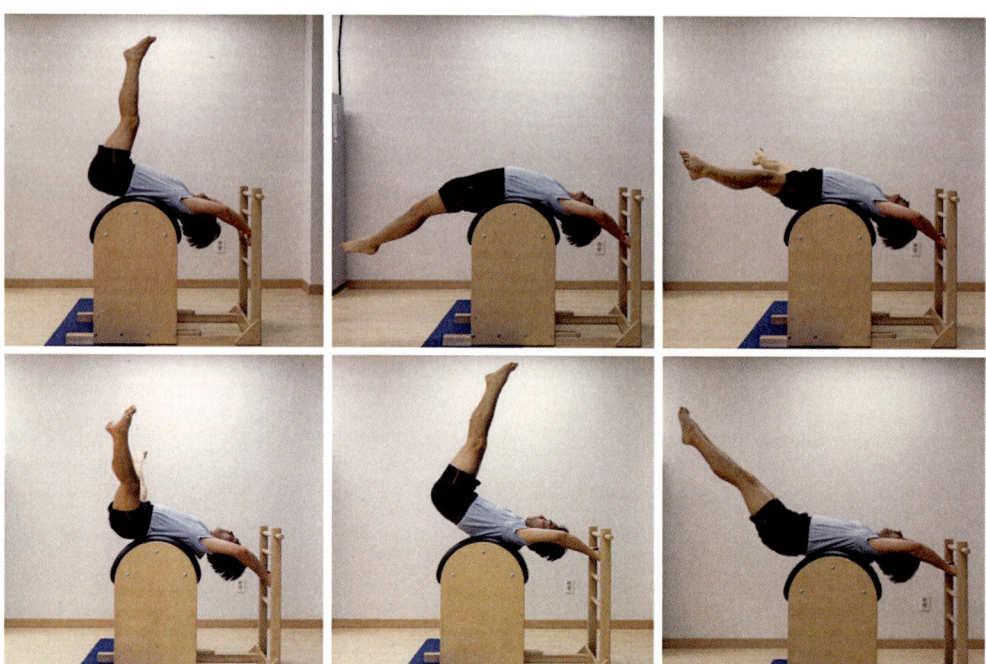

: 천장관절[천장관절 증후근] 교정

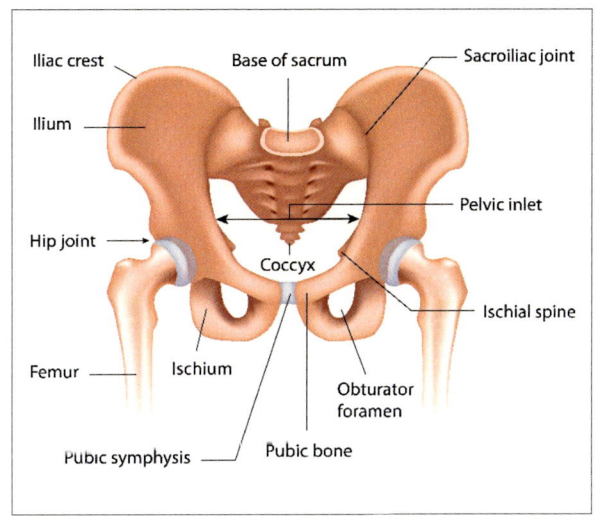

천장관절 주변의 틀어짐으로 발생한다. 그림의 ilium이 장골이고, 가운데의 sacrum이 천골[선골]이다.

이 두 개가 만나는 관절, sacroiliac joint가 천장관절이다. 이 관절은 거의 움직이지 않는 관절이다. 골반과 척추에 대한 충격에 대하여 힘을 분산시키는 완충역할을 해준다. 그러나 오늘날 사람들은 잘못된 앉기와 서기, 그리고 움직임으로 골반을 틀어지게 하고, 천장관절을 살짝 어긋나게 한다. 그렇게 되면, 주변의 근육이나 인대, 신경이 긴장을 하게 되고, 불편함과 통증을 일으킨다. 천장관절의 문제는 주로 이상근의 타이트함에서 생긴다. 이상근은 엉덩이 안쪽에 있는 근육이다. 그러므로 이상근의 타이트함을 풀고, 기능을 정상으로 만들 필요가 있다. 주로 오랫동안 잘못된 자세로 의자에 앉아서 생긴 결과이다.

- 이상근[피리포미스]의 스트레칭
- 대둔근의 강화
- 골반의 정렬
- 어긋난 천장관절을 정밀하게 맞추기

프리피리 포미스[이상근 스트레치]

사진과 같은 자세를 취하고 천천히 엉덩이[이상근]을 늘린다.

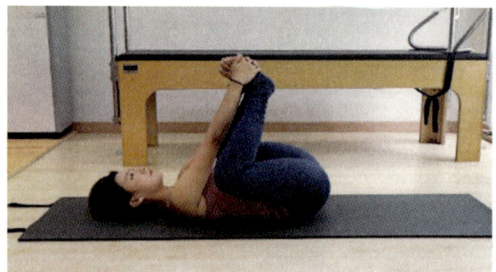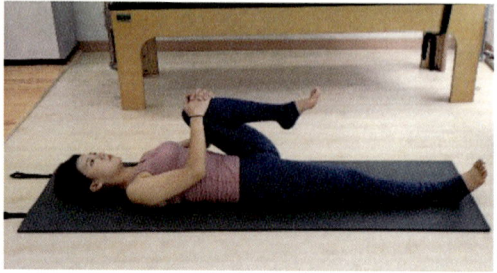

다음과 같이 폼롤러를 이용해서 이상근을 푸는 것도 좋다.

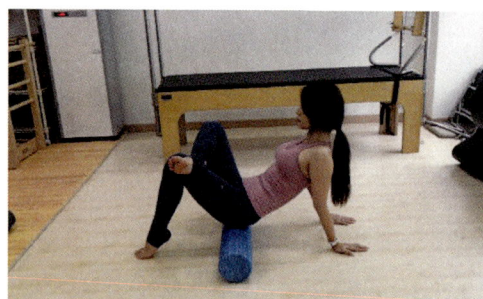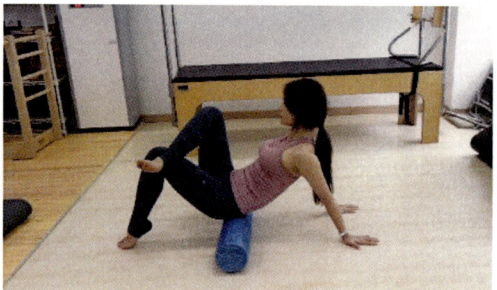

프리 엎드려서 다리 들기

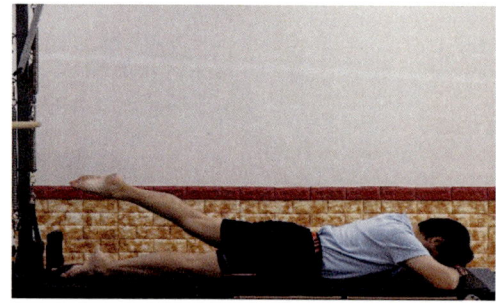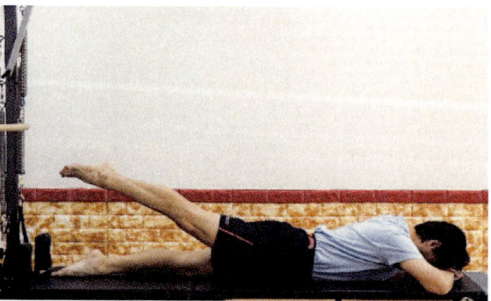

엎드린 상태에서 한 다리를 들어올린다.　　　　　　다른 다리를 들어올린다.
대둔근을 강화하여, 천장관절을 보호한다.

리포머 샷건[권총]

다리를 폈다가, 다리를 사진 모양처럼 만든다. 반복.

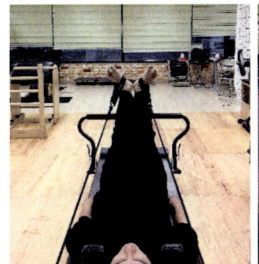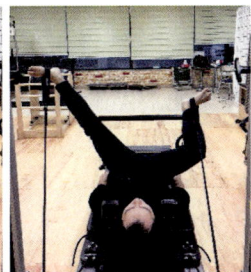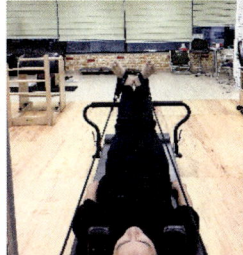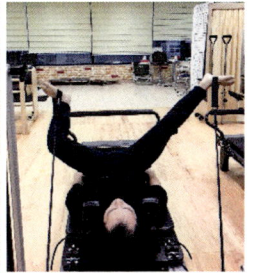

레더바렐 햄스트링스트레치

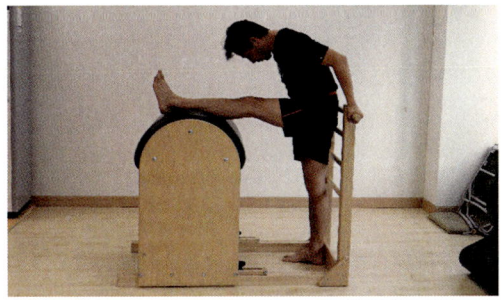

레더바렐 이상근 스트레치

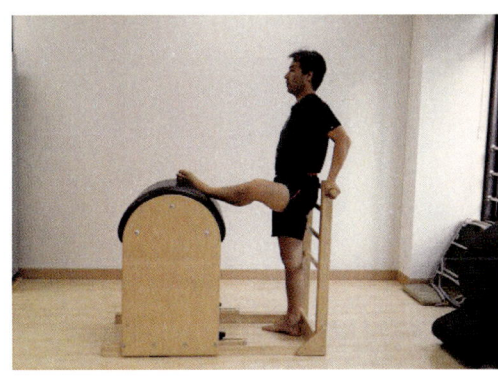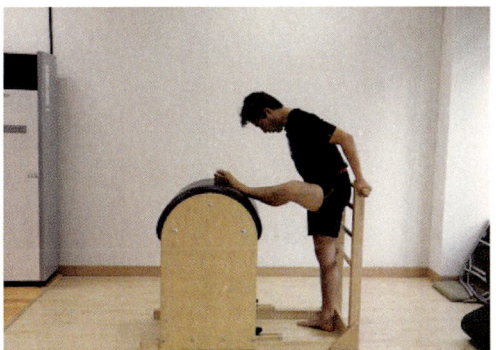

캐딜락 롤다운 바에 다리 걸고 내리기

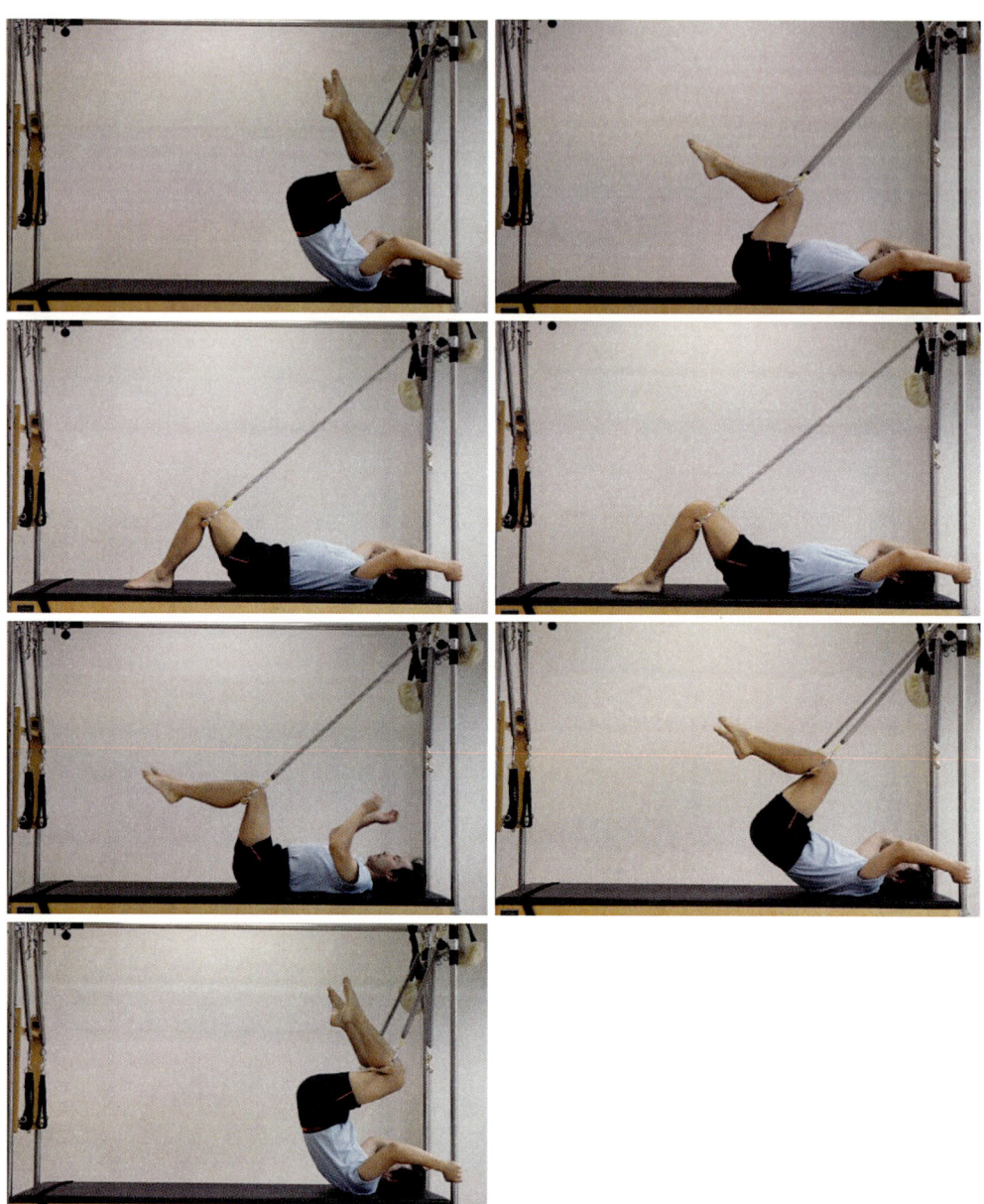

캐딜락 롤다운 바 다리 걸고 몸통 펴서 내리기

앞의 동작과 같이 척추 분절해서 올라가는 것은 마찬가지이나. 내릴 때, 마치 비행기처럼 몸통을 평행하게 해서 내린다.

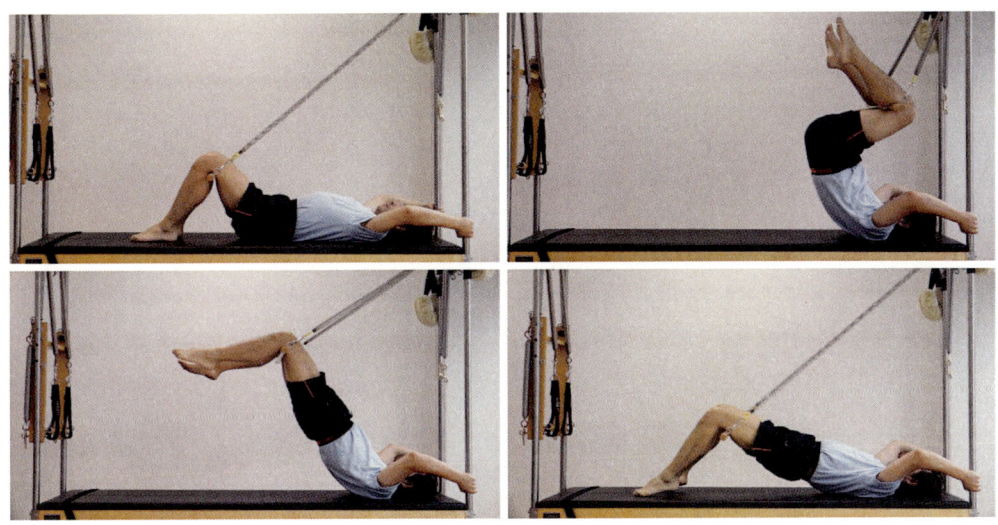

캐딜락 그네에 매달리기

다음과 같은 순서로 그네에 매달려서, 척추를 뒤로 편다. 역순으로 돌아온다.

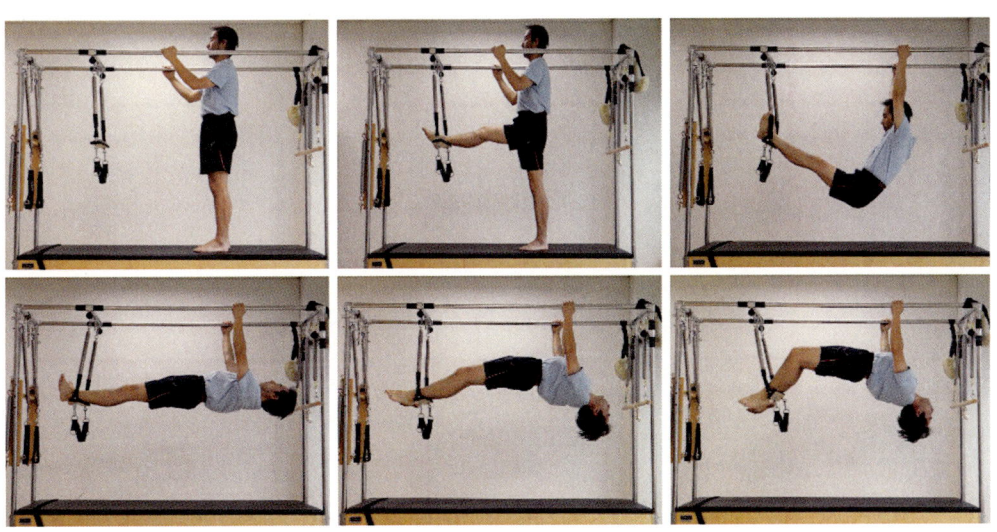

거꾸로 팔굽혀펴기

플랭크 자세를 유지하면서 팔을 굽혀편다는 것은, 힘든 자세에서도 신체정렬을 한다는 것이다. 천장관절이 틀어진 것도 신체정렬이 안 되어서 그런 것이다.

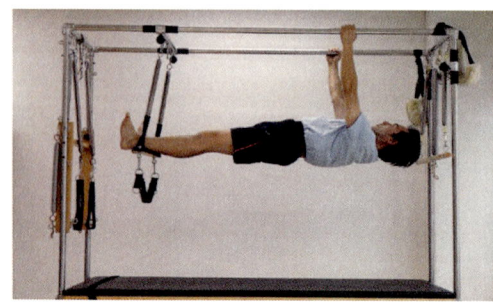 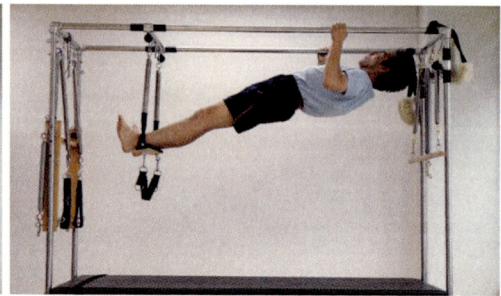

위로 솟구치기

사진과 같이 잡고, 위와 앞의 대각선 방향으로 솟구치고 돌아온다. 횟수를 많이 하지 않아도 된다.

다리를 거는 방법

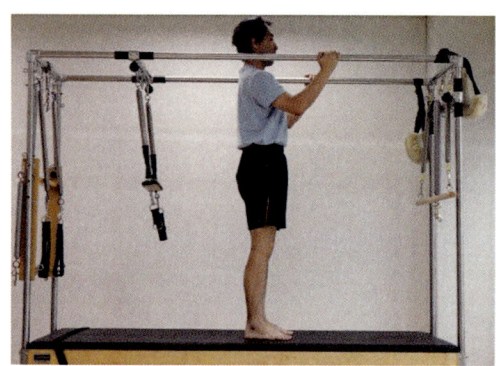 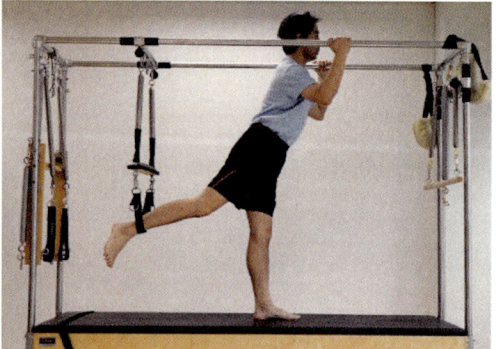

몸을 위와 앞으로 일어났다가 뒤로 갔다가를 반복한다.

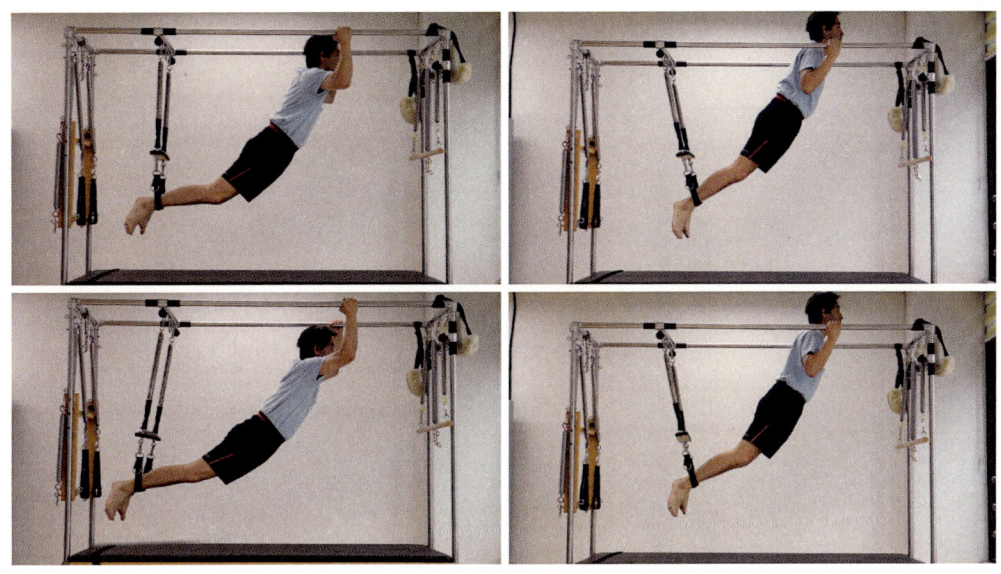

캐딜락 퍼지 스트레치

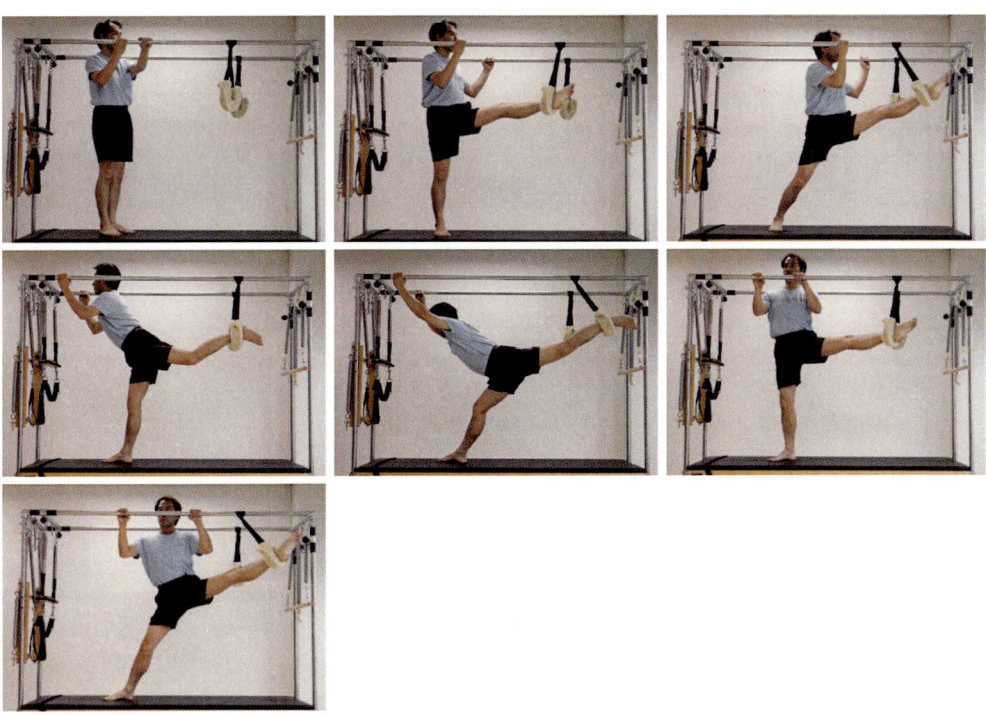

캐시 그런트의 원숭이 동작

조셉 필라테스의 제자인 캐시 그랜트가 만든 동작으로 사진과 같이 발과 손을 푸시바에
대고 밀고 원위치를 반복한다.

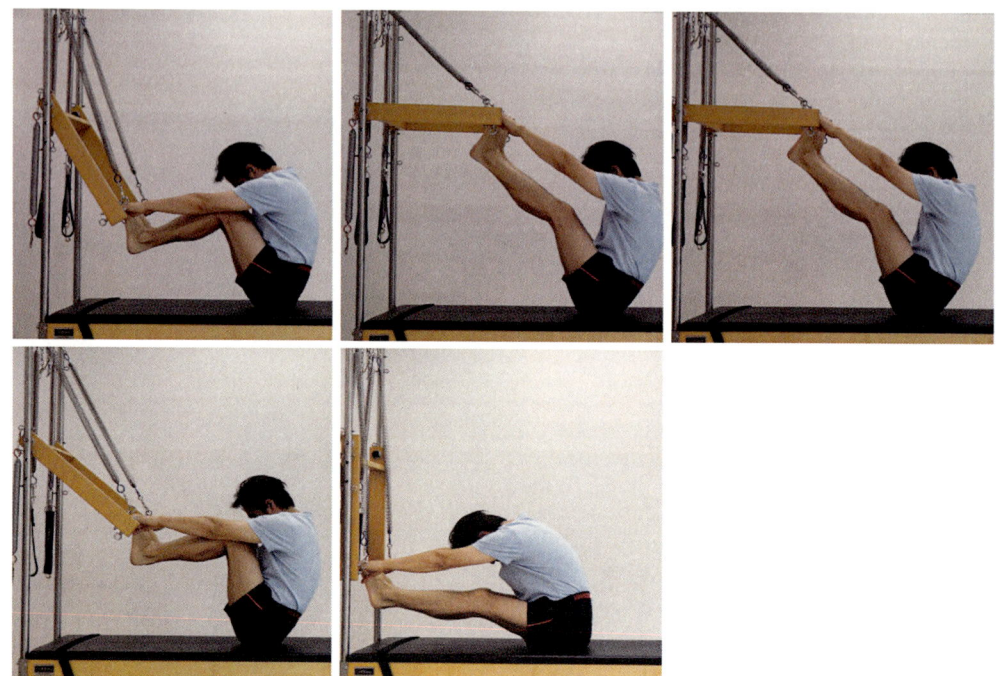

: 척추 측만 교정

척추 측만은 척추가 뒤에서 보았을 때 옆으로 구부러진 것이다. 정상인의 척추는 일직선에 위치한다.

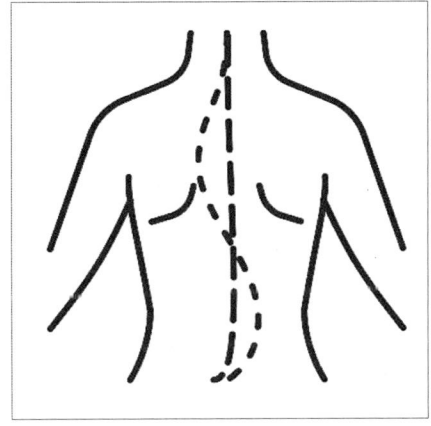

위 그림에서 흉추를 보면 왼쪽이 오목하고 오른쪽이 볼록하다. 왼쪽의 근육이 늘어난 것이고, 오른쪽의 근육은 짧아진 것이다. 반대로 요추[허리 부분]는 왼쪽이 볼록하고, 오른쪽이 오목하다. 왼쪽의 근육이 타이트하고, 오른쪽의 근육이 늘어난 것이다.

위와 같이 척추 측만은 뒤에서 보았을 때, 볼록[convex]하게 좌우 한쪽으로 나온 부분이 있고, 오목[concave]하게 들어간 부분이 있다. 이것을 먼저 정확히 파악해야 한다. 이것에 따라 크게 c형과 S형이 있다. 위 그림은 S형이다. 그런데 S형의 경우에는 흉추와 요추의 S형뿐 아니라 가장 크게는 경추, 흉추, 요추, 선골이 각자 반대 방향으로 휘어진 S형도 있다. 필자도 이전에 이렇게까지 척추가 측만된 경험이 있었다.

일반적으로 c형에서 c형의 오른쪽[볼록]은 근육이 타이트하고 강하며 왼쪽[오목]은 근육이 약하고 늘어난 것이다.

척추 측만 교정운동의 핵심

- 척추 자체를 서로 반대 방향으로 늘리기와 늘리는 능력을 강화, 척추를 신장하는 법

- 척추의 좌우를 대칭되게 하는 능력

- 호흡능력을 강화: 호흡능력을 강화하는 것은 흉곽의 움직임을 좋게 해야 한다. 그러므로 복식호흡을 하는 것이 아니라. 숨을 마실 때 흉곽을 확장하고, 내쉴 때 흉곽을 축소하는 호흡을 한다. 보통 척추 측만인 사람들은 흉곽[흉추. 갈비뼈]의 움직임이 약화되어있다.

- 자신의 현재의 척추나 골반 등의 틀어진 상태를 정확히 인지

- 척추중립을 아는 법

- 골반중립을 유지하는 법

교정의 단계

- 척추의 좌우를 대칭해서 운동을 해야 한다. 천천히 주도면밀하게 행한다.
- 척추의 좌우 중 약한 근육은 강화하고, 타이트한 근육은 신장한다.
- 흉추는 흉추만의 문제가 아니라. 흉곽도 틀어져있기 때문에 흉곽도 교정

1단계: 척추 측만의 상태를 정확히 파악한다. 이때, 흉곽과 골반이나 고관절의 틀어짐도 같이 파악해야 한다. 한쪽 흉곽이나 골반이 앞이나 뒤로 나오면, 그만큼 척추가 측면으로 휘어진 것이다.

2단계: 척추를 신장하는 동작을 해야 한다. 먼저 척추 측만을 교정하기 위해서는 척추를 경추 1번과 미골을 각각 그 서로의 반대방향으로 늘려야 한다. 그런데 척추 측만인 사람이 자주적으로 늘리는 것은 아주 어렵다. 스스로 할 수 있다고 하면, 척추 측만 자체에 걸리지 않았을 것이다. 여기에는 다양한 척추신장 전략이 필요하다. 핵심은 척추 측만을 해소하려는 수련자 스스로 자신의 척추를 경추1번과 미골을 각각 반대 방향으로 늘릴 수 있는 능력을 만드는 것이다.

3단계: 늘린 상태에서 척추의 좌우에서 약한 근육을 강화한다.

척추 측만 교정 필라테스 동작들

레더바렐 시체

레더바렐에 엎드리고, 힘을 시체처럼 완전히 뺀다. 그러면 중력에 의해서 척추가 서서히 늘어난다. 그렇게 늘어나는 감각을 기억한다.

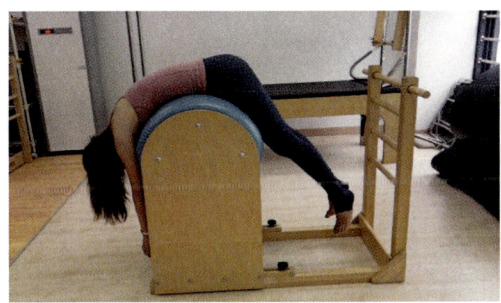

척추 측만 오른쪽 C형: 척추가 오른쪽으로 휘었을[측만] 경우

척추의 오른쪽이 타이트하고, 반대로 척추의 왼쪽은 늘어난 경우이다.

척추가 사진 첫 번째처럼 오른쪽으로 휘었을 경우에는 왼쪽으로 구부린다. 그런데 먼저 척추를 위아래로 늘린 다음에 지그시 왼쪽으로 구부리는 연습을 한다.

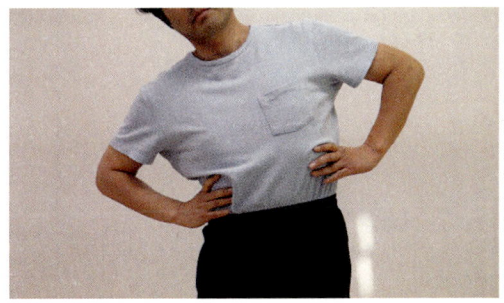 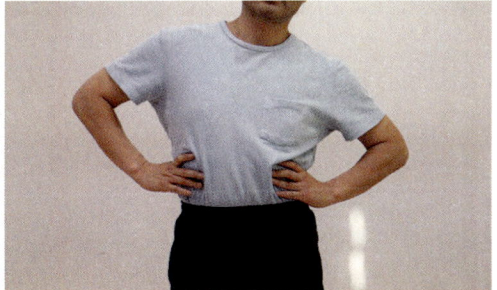

척추 측만 왼쪽C형: 척추가 왼쪽으로 휘었을 경우

사진 왼쪽처럼 척추의 왼쪽 부위가 타이트하고, 오른쪽 부위가 늘어나면, 척추는 왼쪽으로 구부러진다. 이 경우에는 먼저 척추를 위아래로 늘리고, 오른쪽으로 천천히 구부리는 연습을 한다.

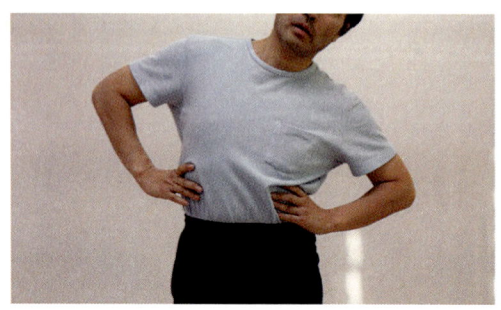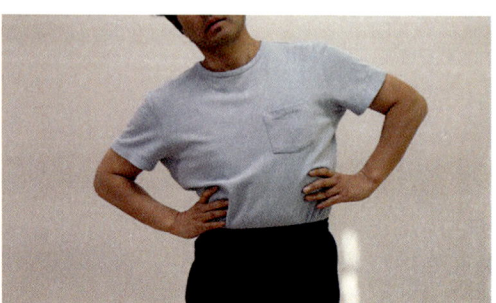

척추 측만 교정기 이용 동작

아래 사진은 미국의 필라테스 기구회사인 밸런스드 바디에서 판매하는 척추 측만 교정기구이다. 사진처럼 위 아래의 두 개의 원판을 서로 돌아갈 수 있도록 만든 것이다. 그래서 여기에 누워서 척추의 좌우 구부림과 골반의 좌우상승을 쉽게 할 수 있다. 대부분의 척추 측만인 사람들은, 자신의 척추가 휘어진 방향의 반대로 하는 것을 힘들어한다. 그러기 때문에 척추 측만이 생긴 것이다. 스스로 하기가 힘들므로, 기구의 도움으로 해서, 서서히 척추를 정상으로 만드는 것이다. 그다지 복잡한 기구가 아니므로, 한국에서도 이것을 만들면 척추 측만인 사람들의 교정이나 재활에 큰 도움이 될 것이다.

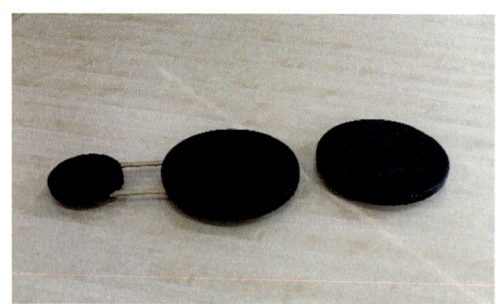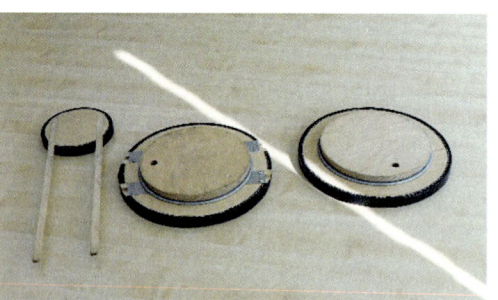

위 사진의 척추 측만 교정기에 눕는다. 골반과 흉추와 머리를 각각 세 개의 원판 위에 둔다.

발목 아래에는 말랑말랑한 볼을 두어서, 다리를 공중에 띄운다. 손은 몸통에 대고. 천천히 몸통을 오른쪽으로 기울인다. 밑의 원판이 돌아가므로 쉽게 된다. 반대로 왼쪽으로 기울인다.

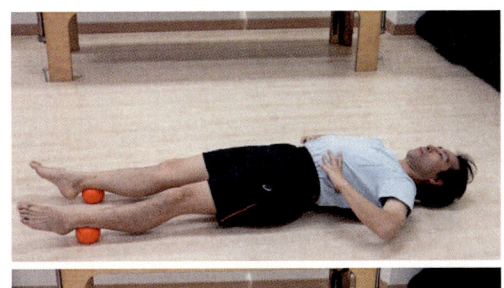 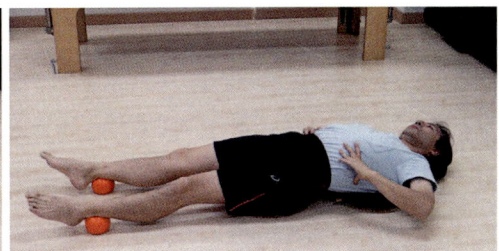

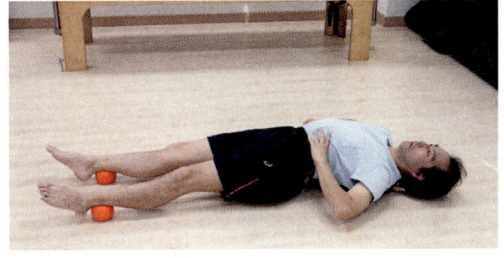

척추 측만이 아닌 바른 척추의 배열

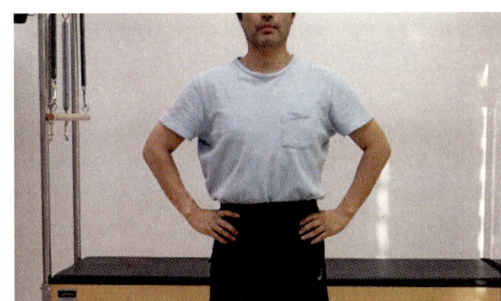 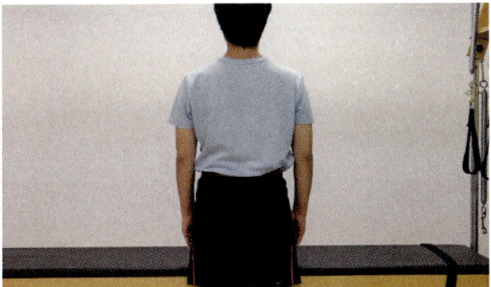

다양한 척추 측만의 사례

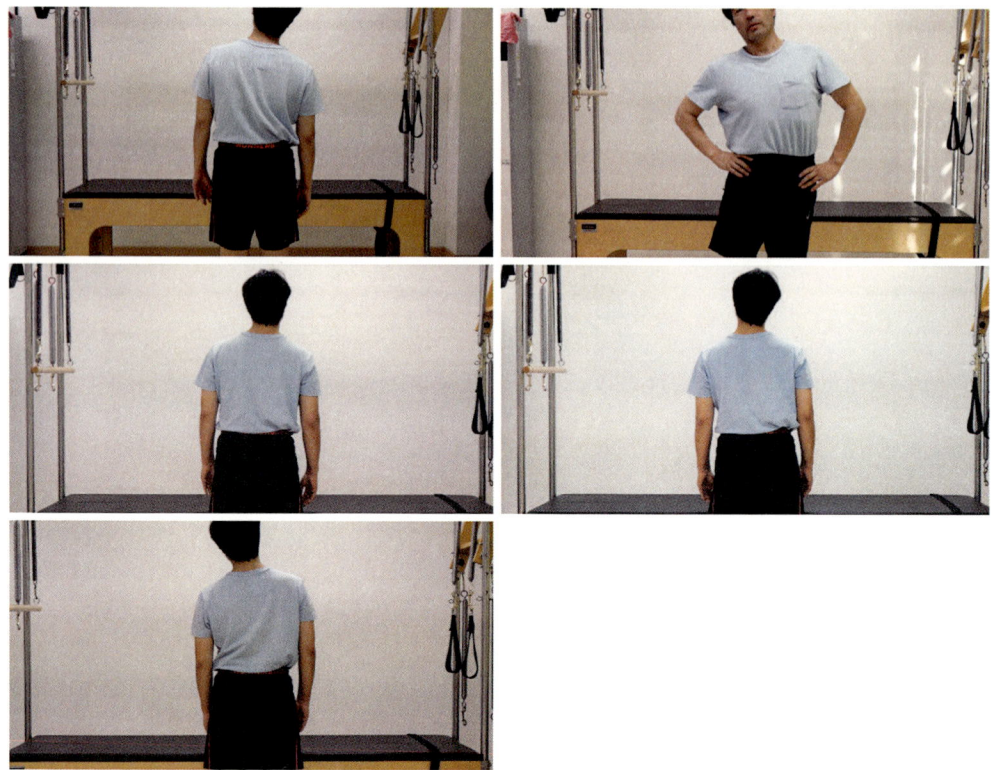

캐딜락 롤다운

캐딜락의 롤다운 바를 잡는다. 발은 봉에 밀착해서 고정한다. 숨을 마시고 배꼽을 집어넣으면서 숨을 내쉬면서, 척추를 하나씩 분절해서 내려간다. 그리고 눕는다. 발부터 머리가 길어지도록 한다. 이때 측만(구부러진) 척추를 펴는 것이다. 다시 원위치로 돌아온다. 반복.

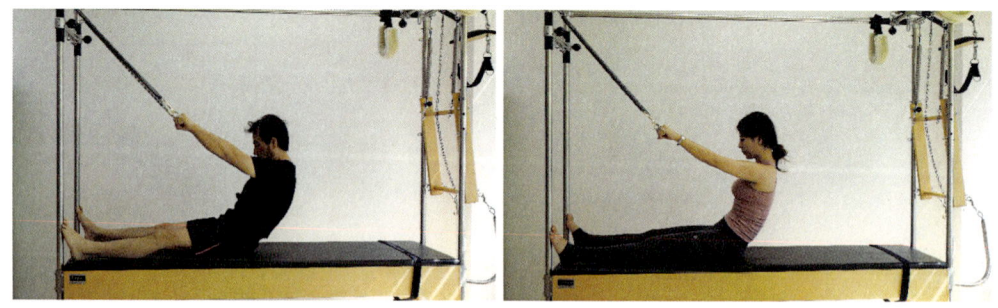

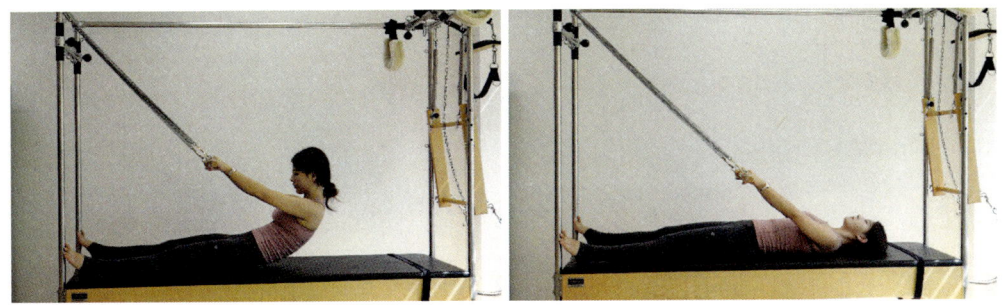

스탠딩 롤다운롤업

선 자세에서 척추를 하나씩 분절해서 내려간다. 이 자세는 필라테스의 전형적인 자세로 아주 중요하다. 필라테스 동작의 대부분은 이 동작 계열이다. 조셉 필라테스가 이러한 척추 분절 동작을 많이 했던 이유는 그만큼 척추를 중요시했기 때문이다. 그리므로 필라테스는 척추 측만 등 척추 질환에 탁월한 운동요법이다.

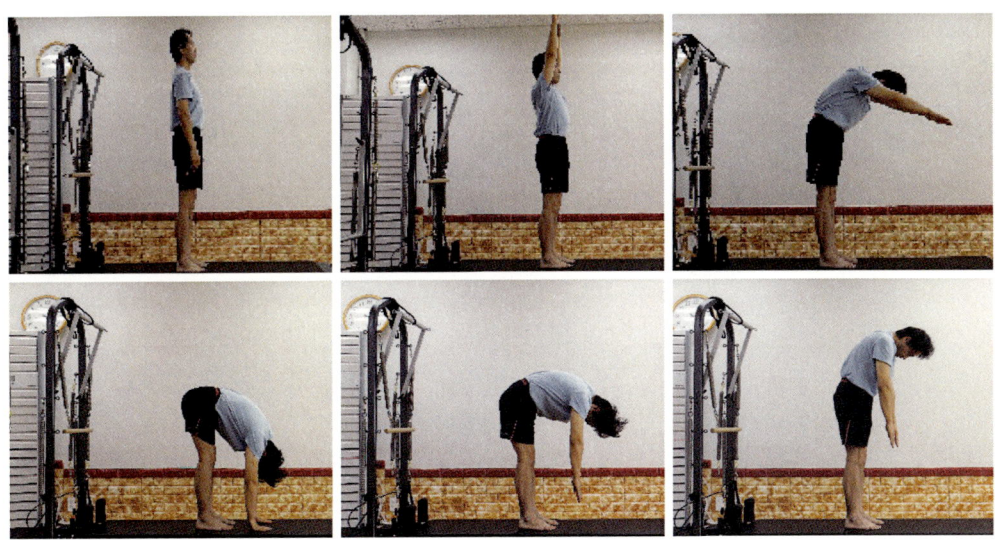

체어햄 스트링 스트레치

미골과 경추 1번을 서로 반대 방향으로 늘리기.

체어의 페달을 손으로 누르고를 반복한다.

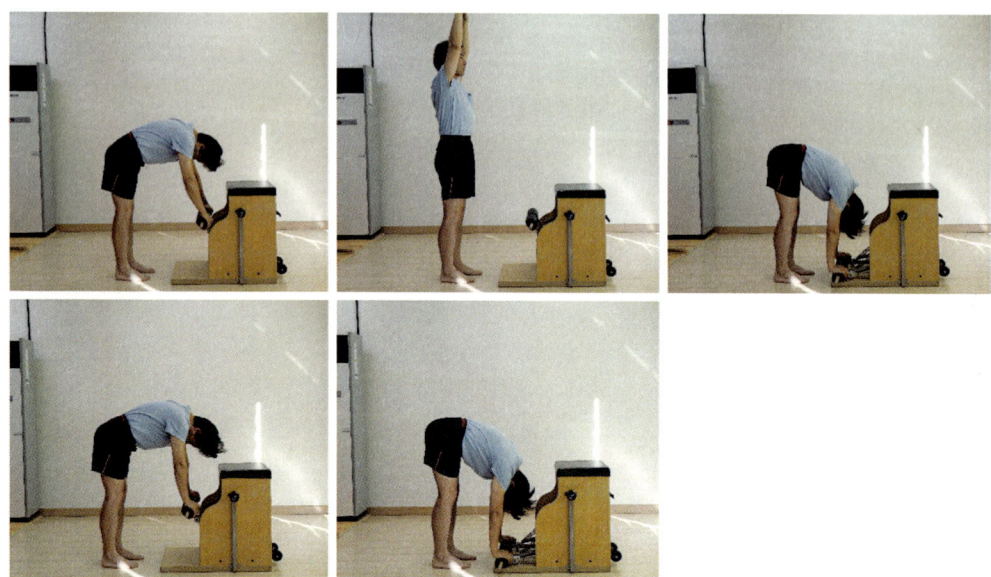

리포머 풋바 쪽에 서서 캐리지 밀기

롤다운으로 내려가서 리포머의 캐리지를 밀었다 원위치를 반복한다. 팔의 힘이 아닌 척추의 늘림으로 그 힘이 팔로 전달되어서 밀고 돌아오기를 반복한다.

먼저 리포머의 스프링을 자신에 맞게 적당하게 건다. 필자는 빨간 스프링 한 개를 걸고 했다. 신체를 바로 세운 다음에 척추를 분절해서 롤다운으로 내려간 다음에, 리포머를 밀었다 돌아왔다를 반복하면서, 척추를 쭉 편다.

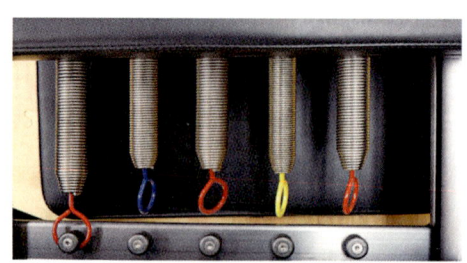

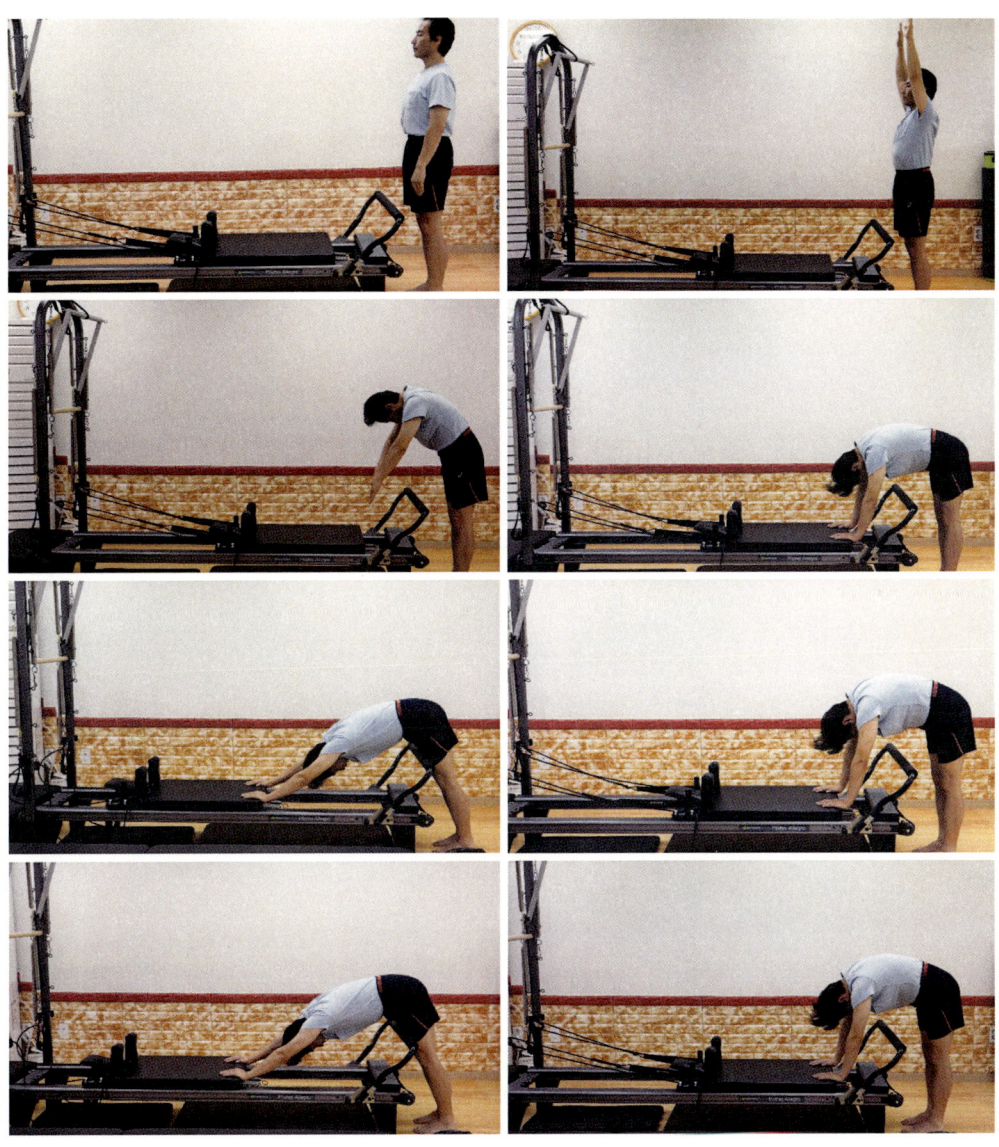

롤링 라이크 어 볼

다음 사진과 같이 몸을 웅크린다. 숨을 마시고 내쉬면서 배꼽을 집어넣고, 신체 모양을 그대로 유지한 채, 뒤로 그대로 공처럼 굴렀다가 돌아온다. 머리가 뒤로 쿵 닿지 않도록 하고, 복부 힘만으로 돌아온다. 반복한다.

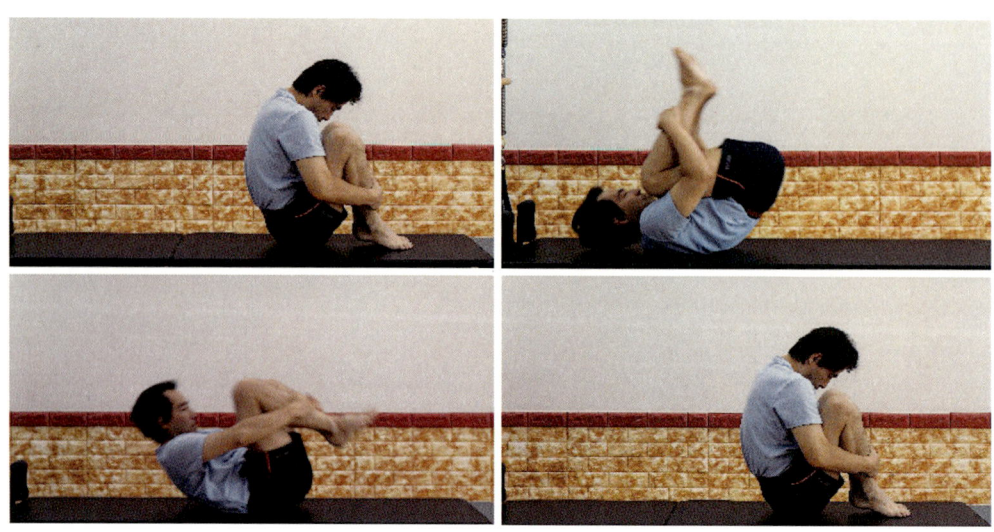

골반시계 3시/9시

다음과 같이 골반에 시계가 있다고 가정을 하자. 3시가 왼쪽이고, 9시가 오른쪽이다. 3시 쪽으로 골반을 기울이고, 중간에 돌아와서, 다시 9시 쪽으로 골반을 기울인다.

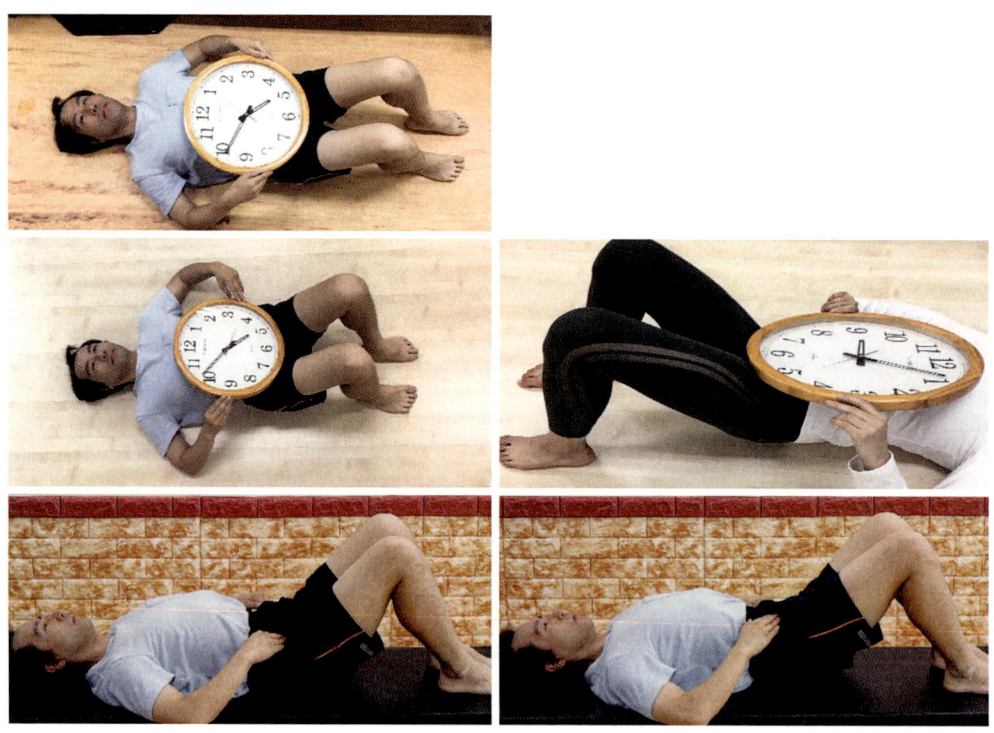

흉추의 회전운동

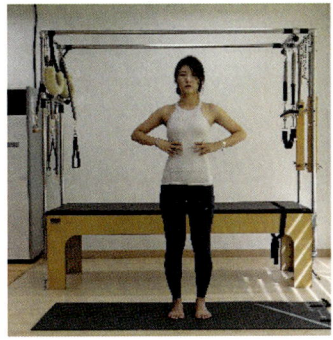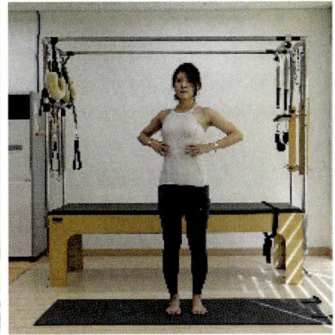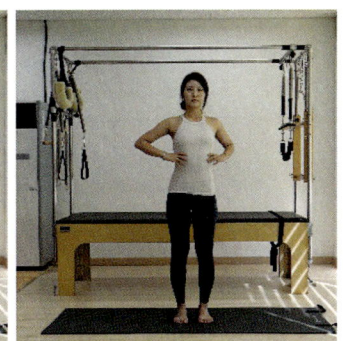

좌우대칭 걷기

척추 측만인 사람은 걷기도 좌우비대칭으로 걷는다. 천천히 한걸음, 한걸음을 좌우대칭을 의식하면서 걷는다.

* 앞의 '걷기 교정'을 참고.

프리 암 리치

앉은 상태에서 한쪽 팔을 하늘로 뻗었다가 돌아온다.

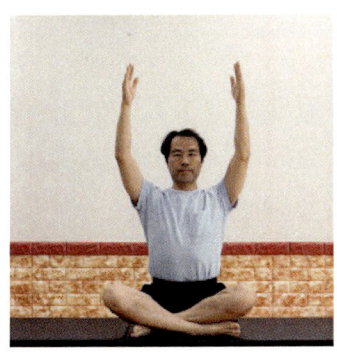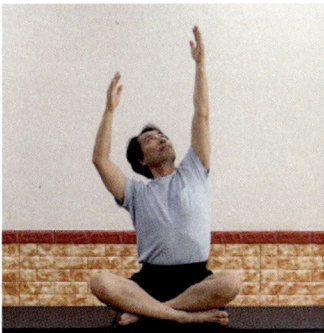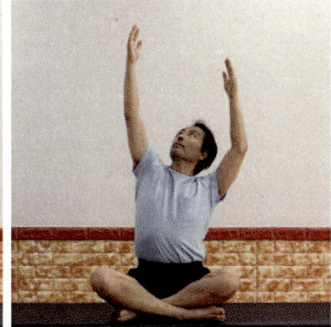

프리 벤트 엘보우

팔굽을 구부리고, 두 손을 머리 뒤에 대고 옆으로 눕는다. 그 상태에서 골반은 그대로 두고 상체만 회전한다. 다시 원위치한다. 반복.

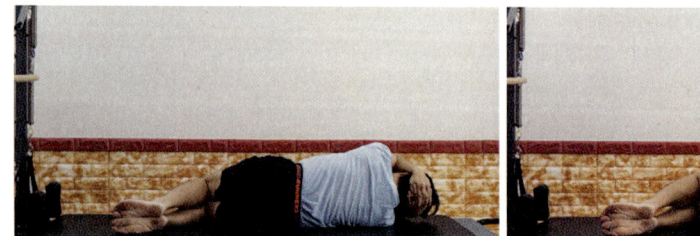

프리 사이드라잉 책 펴기

위의 동작을 팔을 펴고 한다.

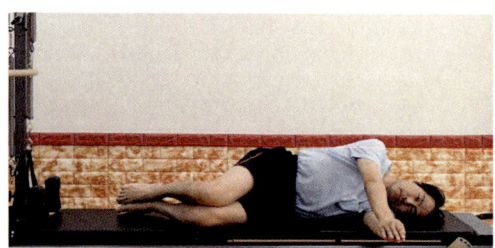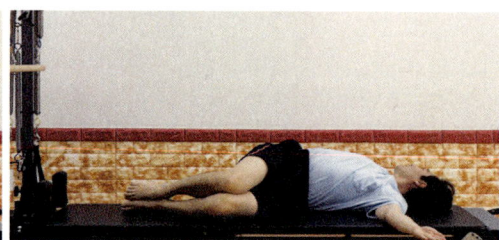

프리 네발 자세 꼬리 보기

네발 자세에서 척추 한쪽을 구부린다. 요령은 머리를 한쪽으로 돌려서 돌린 쪽의 다리를 본다. 반대로도 행한다.

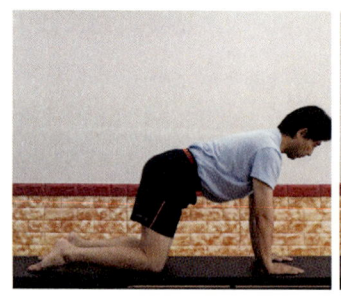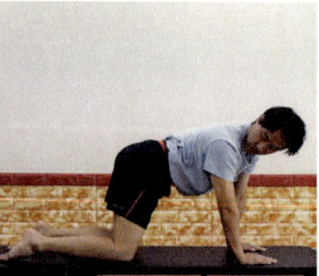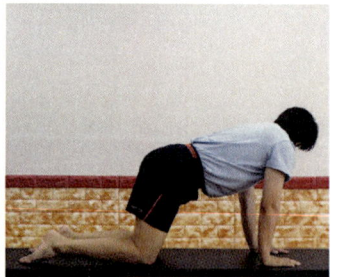

스파인 커렉터 고양이 자세

매트의 네발 자세 고양이[척추 굴곡과 신전]를 스파인 커렉터에 손을 대고 하는 것이다. 손목이 안 좋은 사람에게 좋다. 즉 매트보다 쉽다. 스파인 커렉터에 손을 대고, 고양이처럼 척추를 구부리고 편다.

프리 팔다리 반대로 뻗기

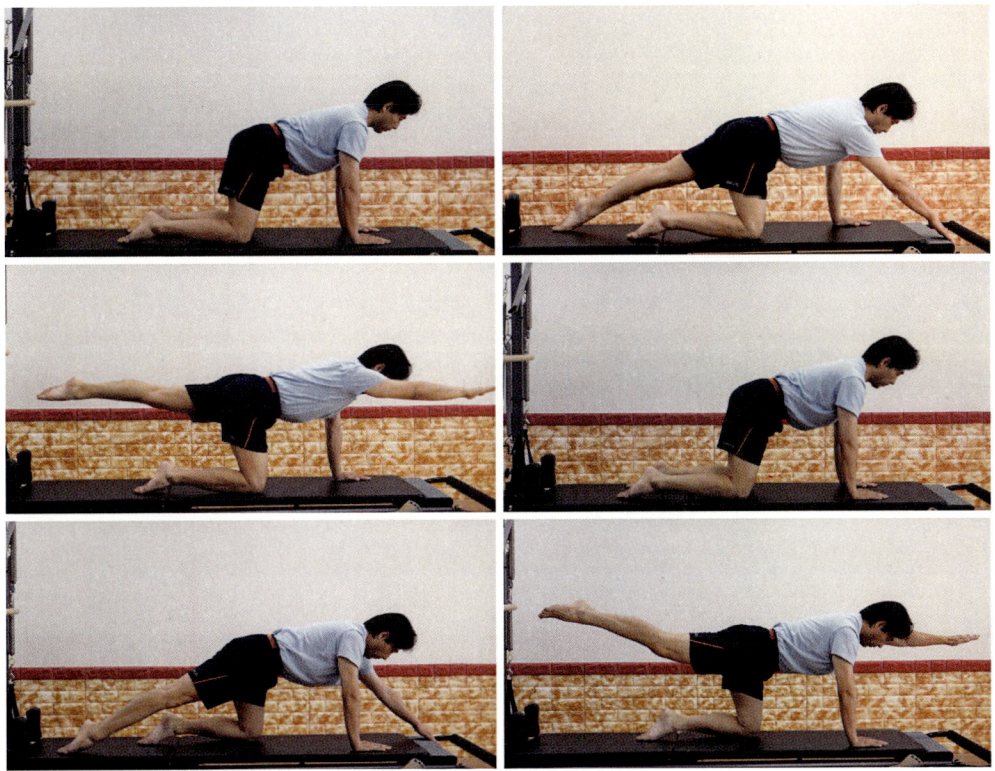

스파인 커렉터 더 서우

매트의 서우 동작을 스파인커렉터에서 한다. 이것은 햄스트링이나 허리가 타이트한 사람들에 좋다. 즉 매트의 서우보다 쉬운 동작이다.

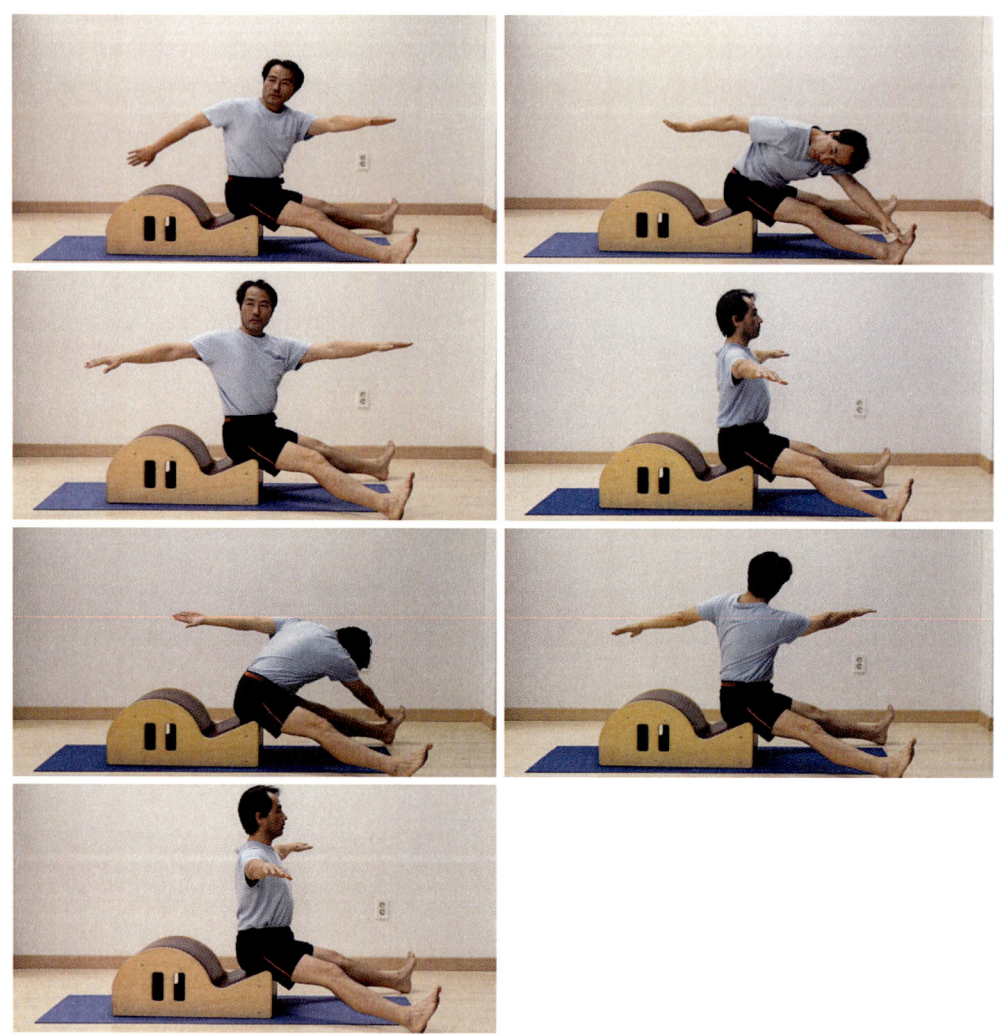

스파인 커렉터 신전

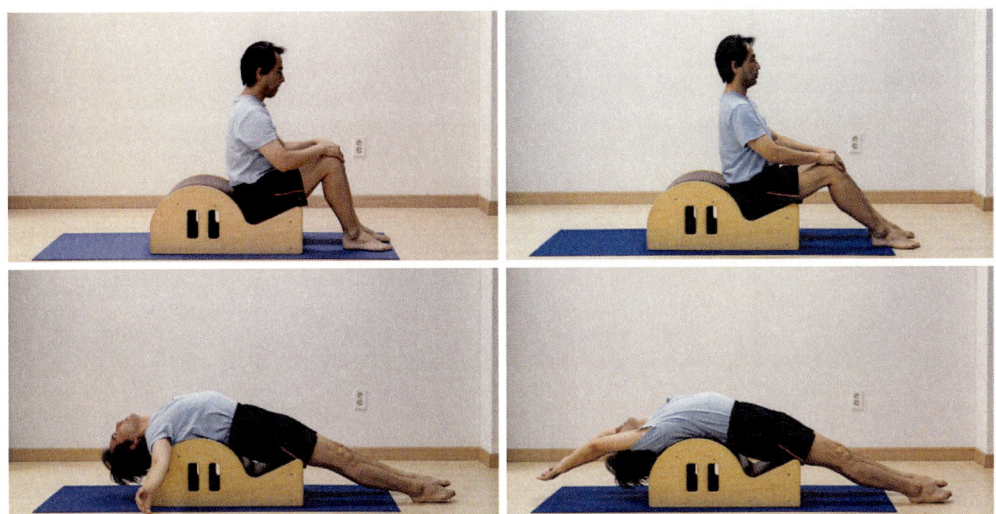

피싱

피시[물고기]가 파닥거리듯이 다리를 머리 위로 뒤로 보냈다가 사진과 같이 자세를 취하고 반복.

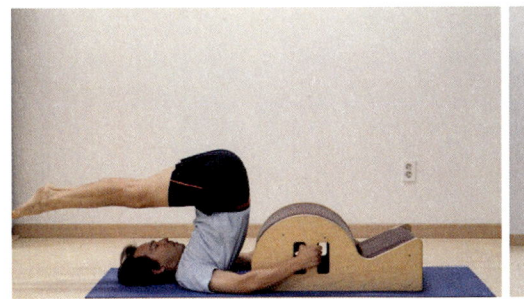 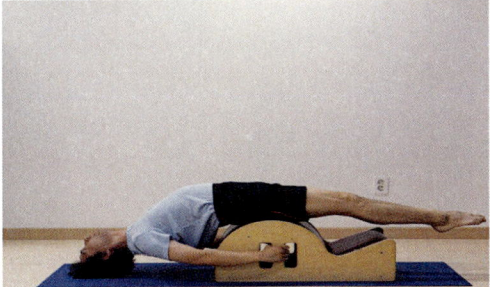

매트 스파인 포워드 스트레치

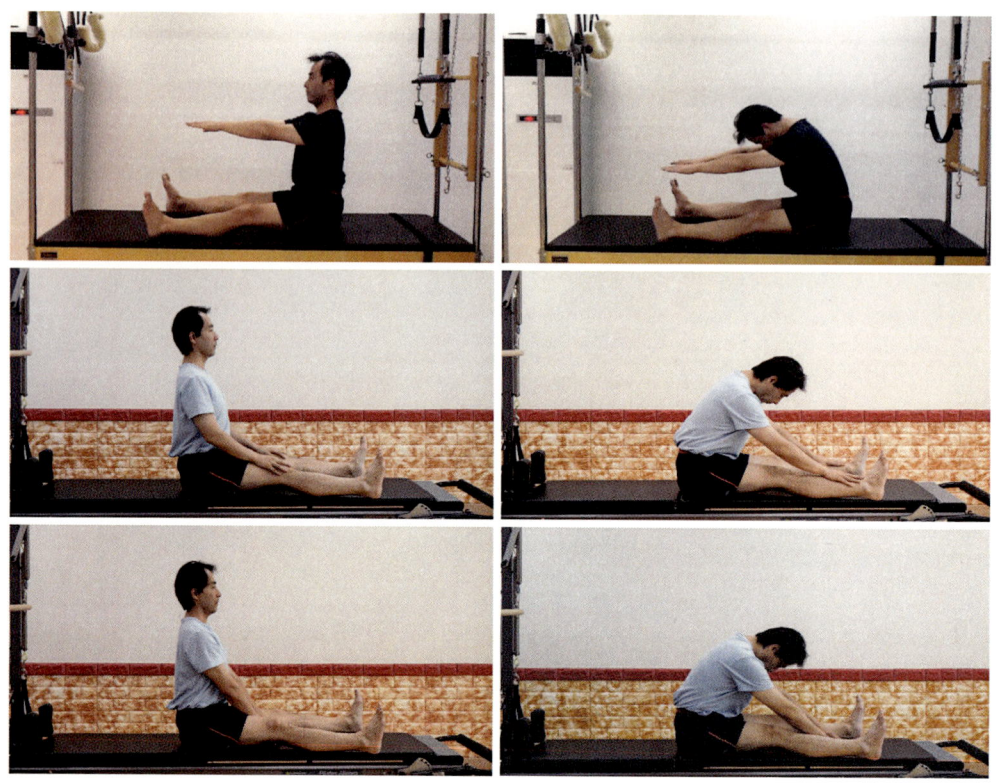

매트 서우

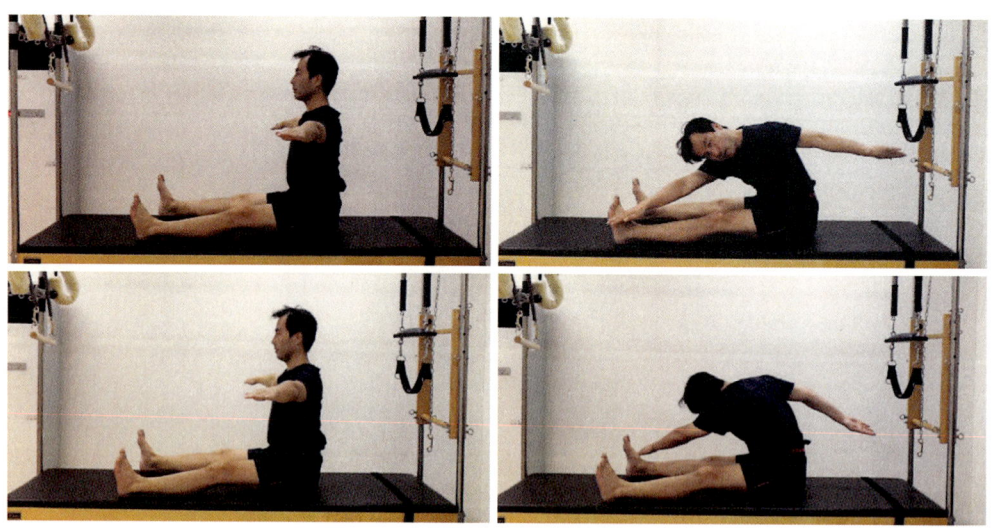

매트 오픈 레그 라커

1. 두 다리의 안쪽을 손으로 잡는다.

2. 두 다리의 발목을 잡고, 균형을 잡아서 다리를 편다.

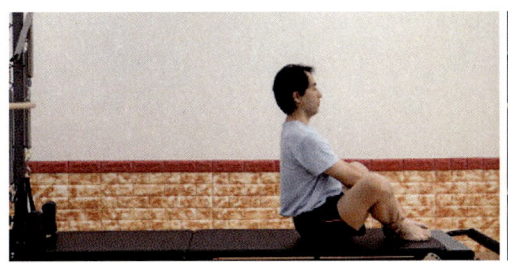 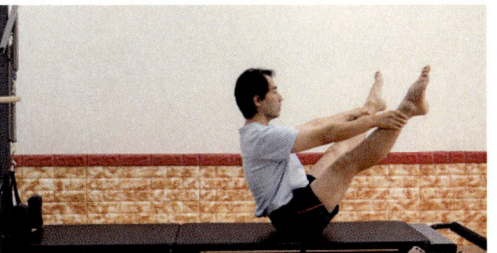

3. 머리를 숙인다.

4. 뒤로 넘어간다. 이때 숙인 머리를 유지한다.

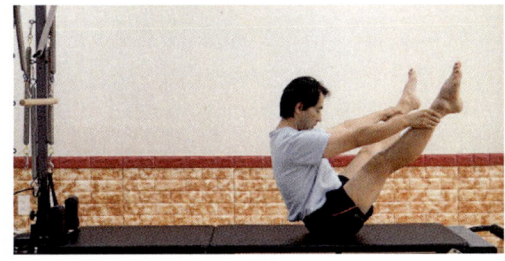 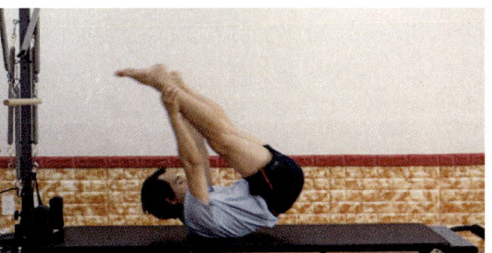

5. 복부의 힘만으로 다시 돌아온다.

6. 머리를 들고 균형을 잡는다. 반복.

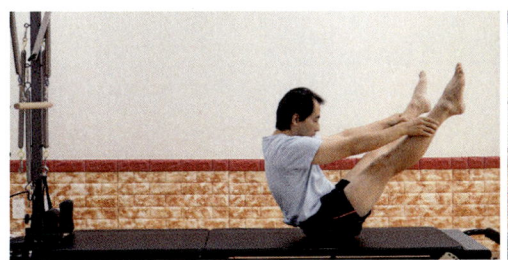 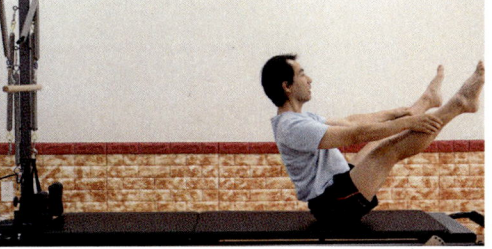

매트 머메이드

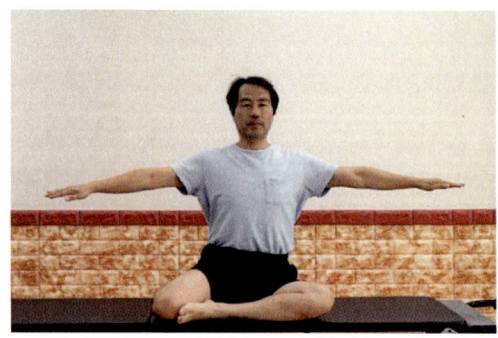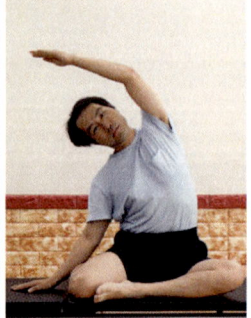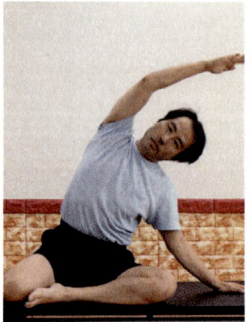

매트 잭나이프

마릴린 몬로의 잭나이프. 마릴린 몬로도 필라테스를 연습했다고 한다.

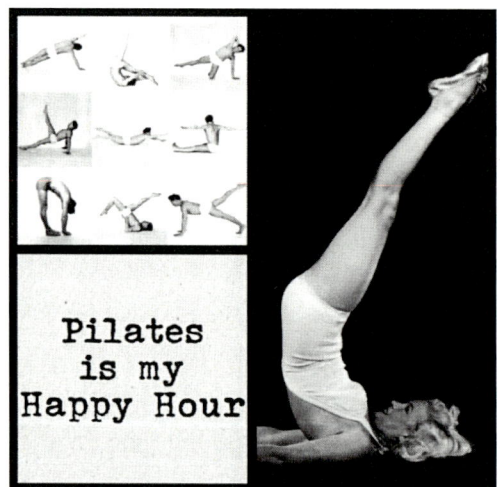

1. 눕는다.

2. 무릎을 구부려서 다리를 끌고 온다.

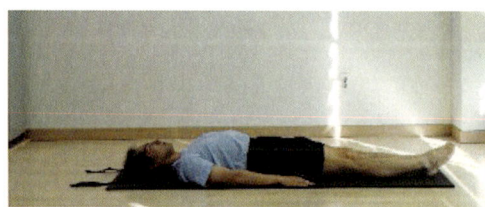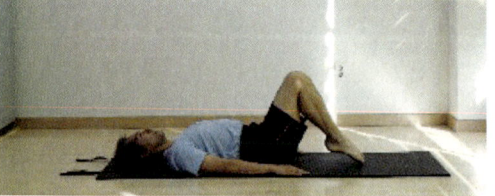

3. 다리를 든다.
4. 다리를 편다.

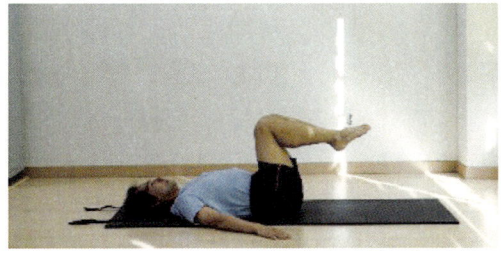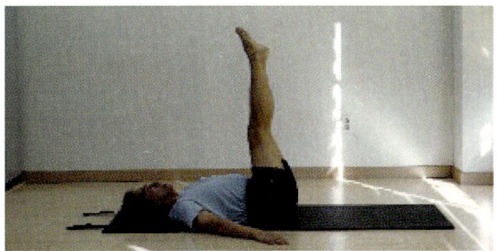

5. 다리를 머리위 지면과 수평이 되게 뒤집는다.
6. 하늘로 세운다.

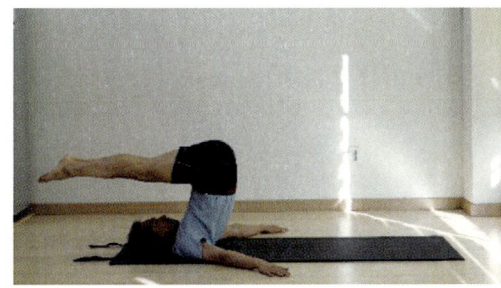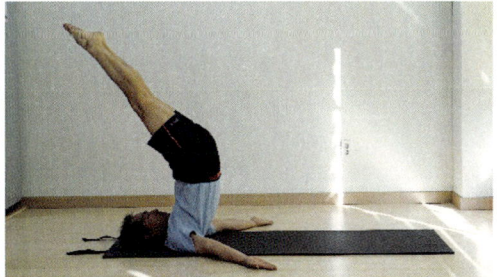

7. 다시 머리 위 지면과 수평이 되게 한다.
8. 허리가 닿도록 돌아온다. 다시 반복한다.

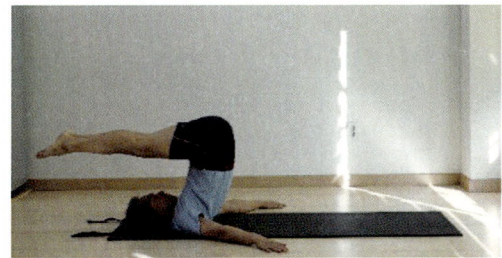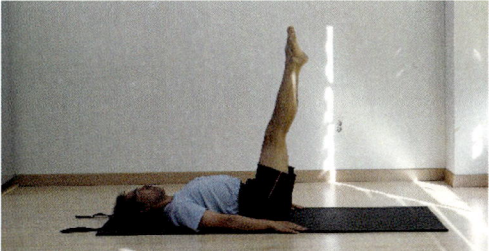

매트 코르크 스크류

1. 누워서 다리를 정면에 모아둔다.

2. 왼쪽으로 다리를 올린다.

3. 다리를 가운데로 오게 한다.

4. 왼쪽으로 내려간다. 숙달이 되면 반대로도 행한다.

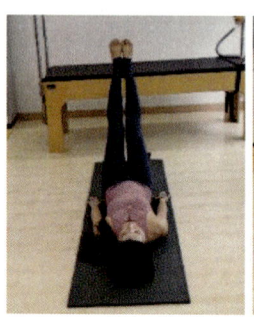 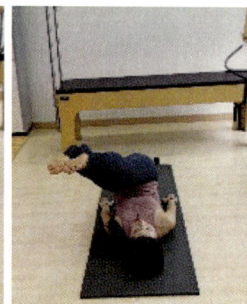 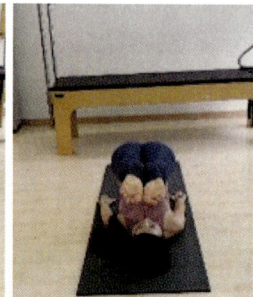 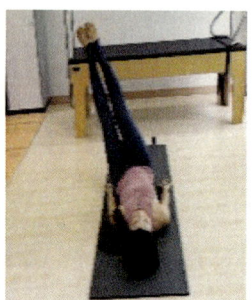

매트 콘트롤 밸런스

1. 다리를 뻗고 눕는다.
2. 무릎을 구부린다.

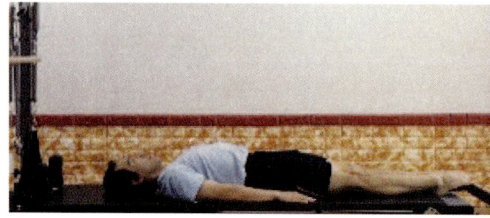 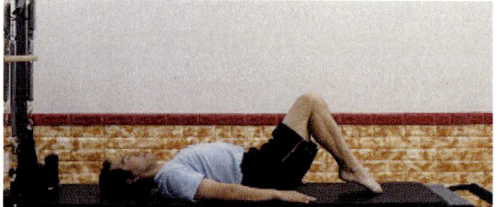

3. 다리를 든다.
4. 다리를 뒤로 지면과 수평이 되게.

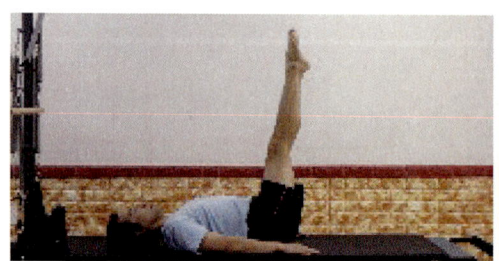 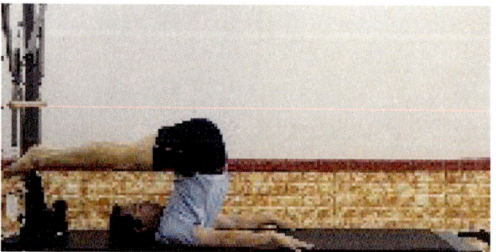

5. 등으로 균형을 잘 유지하면서 두 손으로 발목을 잡는다.

6. 두 손으로 잡지 않은 다리를 천천히 들어올린다.

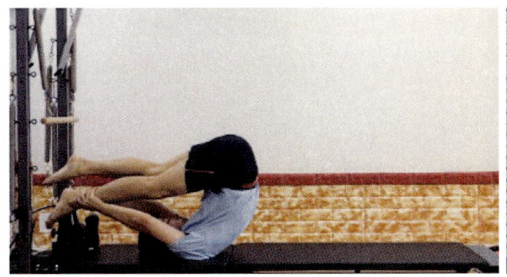 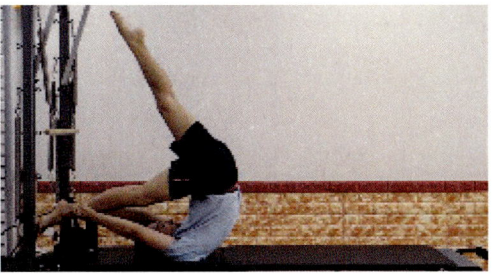

7. 그 다리를 내리고, 그 다리 발목을 두 손으로 잡는다. 잡지 않은 다리를 들어올린다. 반복.

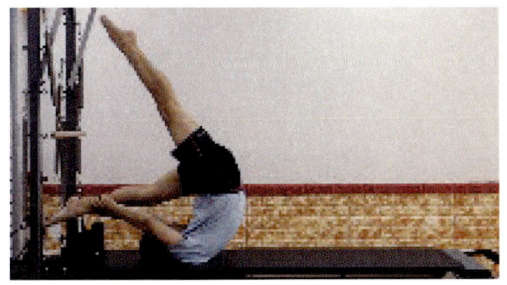

레더바렐 굴곡 척추 늘리기

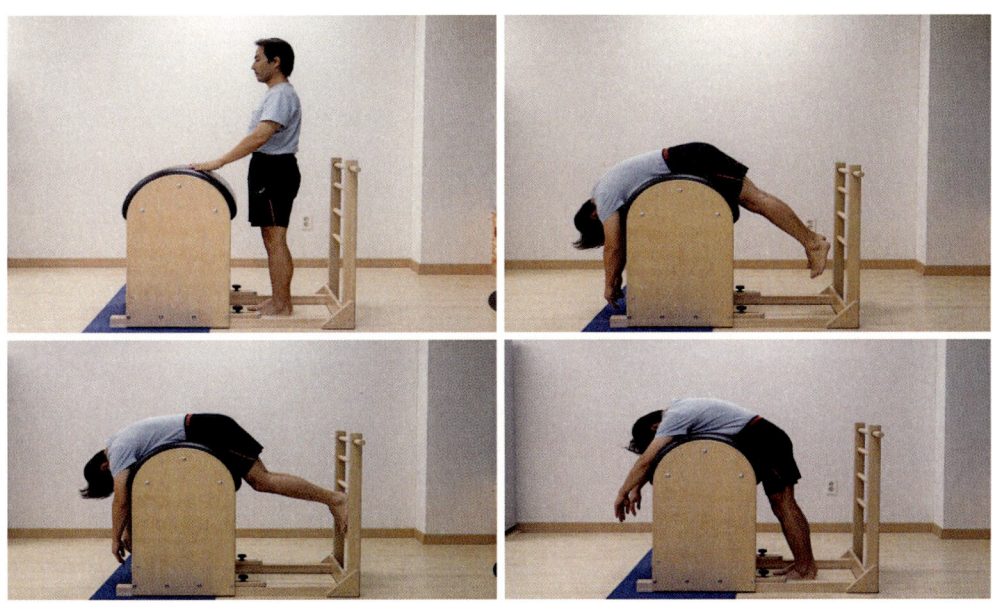

레더바렐 신전 척추 늘리기

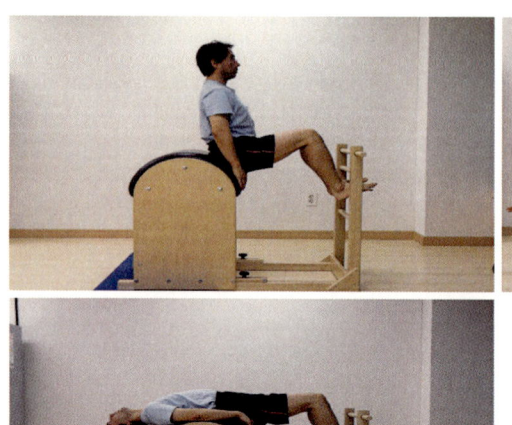
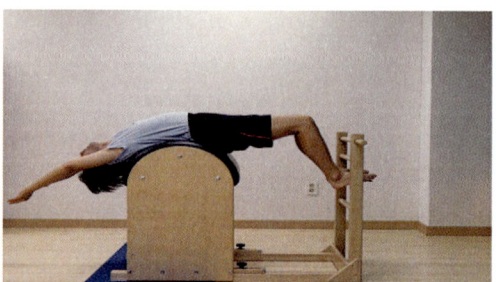

레더바렐 신전과 굴곡

- **셋팅**: 개인에 맞게 레더와 바렐의 거리조정을 한 뒤 레더바렐의 거리조정 레버를 꽉 조인다. 동작을 할 때 다른 물건이나 사람에 닿지 않도록 주변을 정리한다.

- **시작자세**: 바렐 위에 앉는다.

- **운동순서**: 배꼽을 깊숙히 집어넣고 무릎을 살짝 굽히고 숨을 내쉬며 팔을 올려 바렐 위로 척추를 익스텐션[신전]하며 뒤로 넘어간다. 무릎을 펴고 양손을 뻗어 몸을 엘롱게이션[늘리기] 시켜준다. 손으로 다시 머리를 받치고 원위치로 돌아오고 앞으로 몸을 기울인다.

- **금기 및 주의사항**: 허리가 아픈 사람은 하지 않는다. 요추의 과전만인 사람은 하지 않는다.

- **큐잉**: 배꼽을 깊이 집어넣으면서 척추를 익스텐션[뒤로 펴기] 한다. 양어깨가 멀어지게 가슴을 넓게 펴준다. 발끝을 길게 뻗으며 몸이 길어진다고 상상한다.

- **잘못된 동작**: 다리의 정렬이 틀어진 상태, 복횡근에 힘을 주지 못하고 허리가 과신전되는 상태, 어깨가 상승된 상태, 발가락을 움켜쥐고 있는 상태.

• **목적**: 코어근육을 단련, 척추의 신전 능력 향상, 라운드 백 개선, 척추의 늘리는 능력 향상, 척추의 유연성 향상.

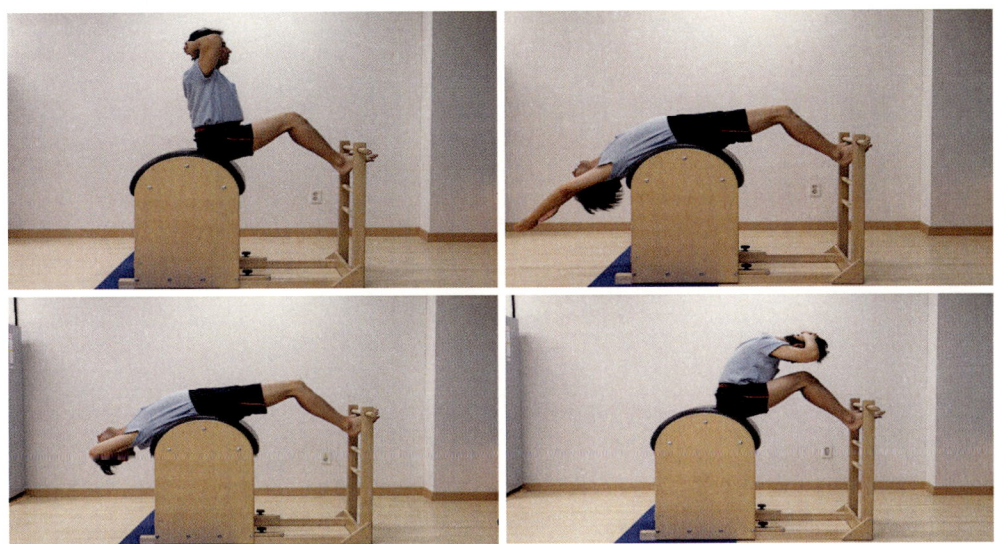

레더바렐 브리징

레더바렐에서 골반을 들고, 뒤로 미끄러지지 않도록 유지하면서 브리지 자세를 취한다.

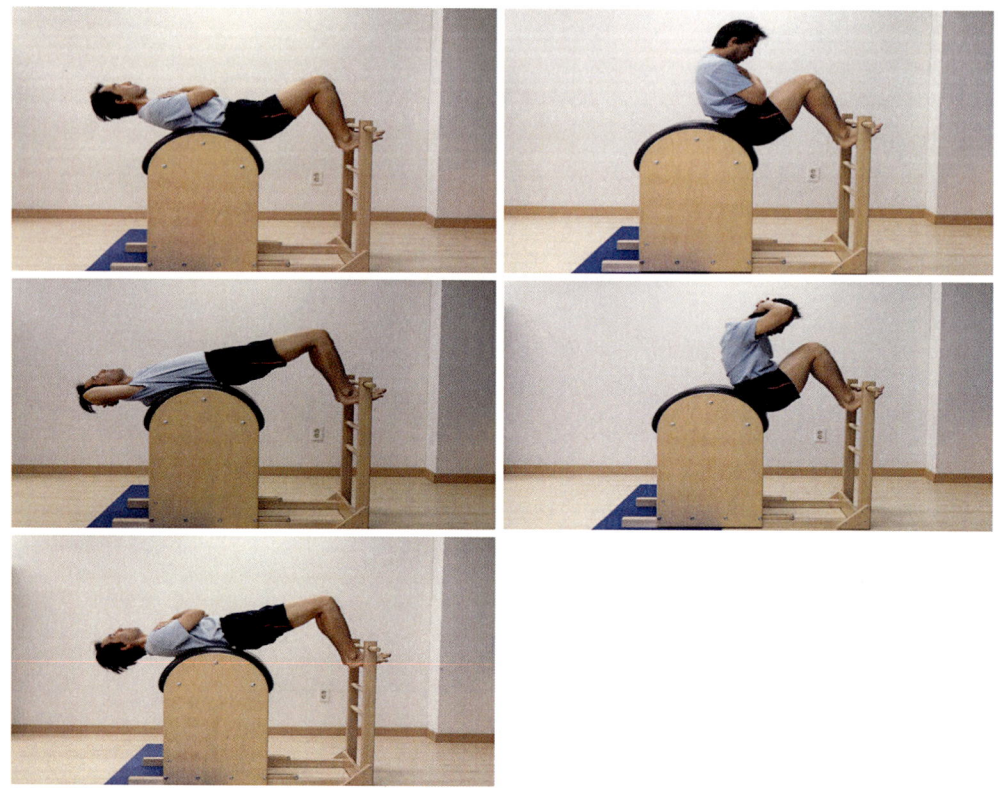

레더바렐 신전 후의 회전

레더바렐에서 천천히 척추를 늘리면서 신전[뒤로 폄]한다. 그리고 척추를 한쪽으로 회전했다 다시 원위치한다. 그다음에 신전을 한 다음에 반대쪽으로 회전한다. 한쪽만 여러 번 해도 되고, 좌우교대로 회전해도 된다. 각각 목적에 따라 다르다. 척추 측만의 좌우 차이에 따라 한쪽을 많이 한다.

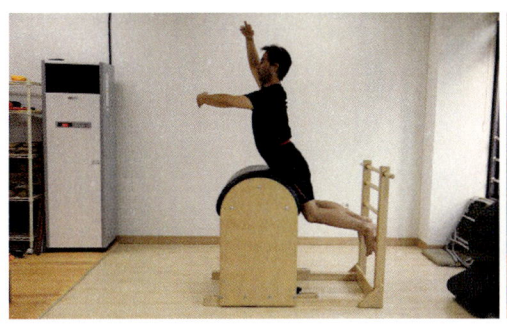 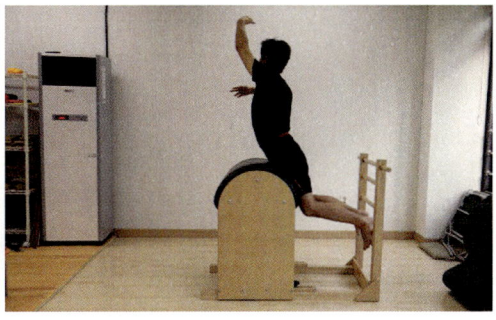

레더바렐 측면 굴곡 늘리기

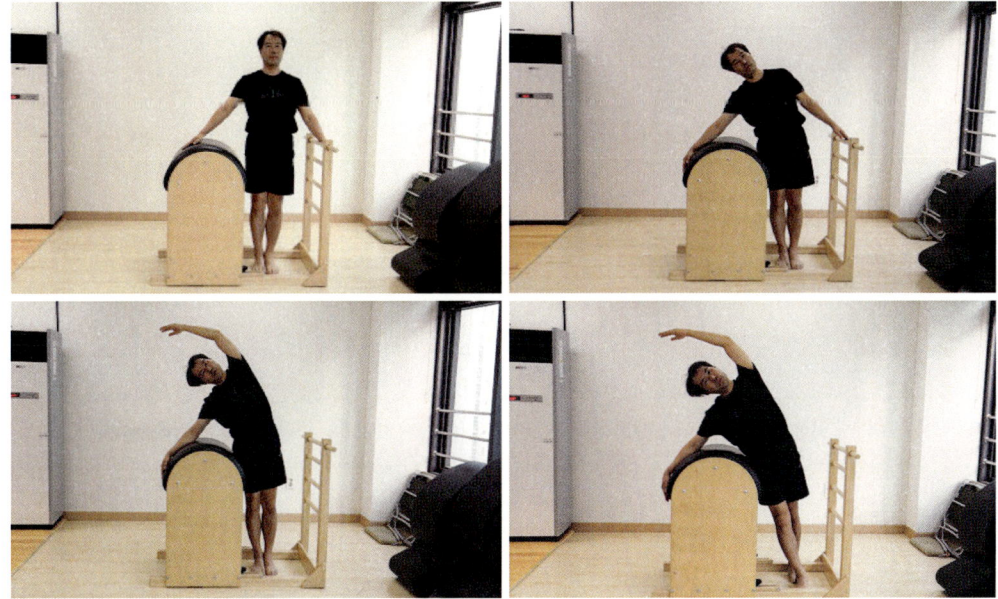

레더 잡고 척추 측면 굴곡

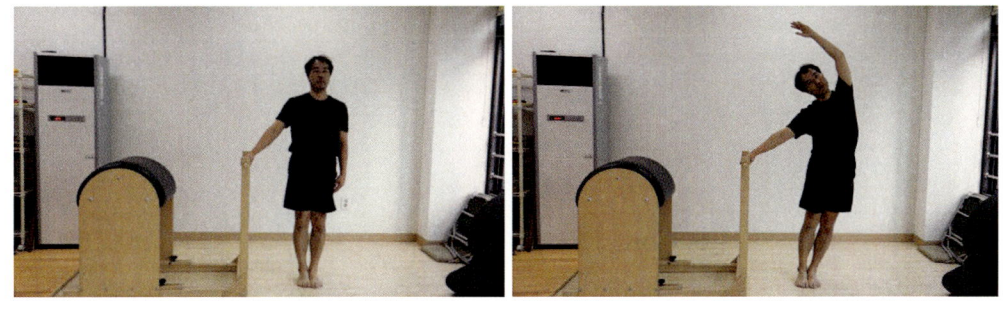

레더바렐 사이드라잉 다리 들고 내리기

척추 측만의 경우에는 척추의 한쪽 측면이 약하거나. 신체의 측면 근육이 약하다. 옆으로 눕는 자세는 신체의 측면 근육을 강화한다.

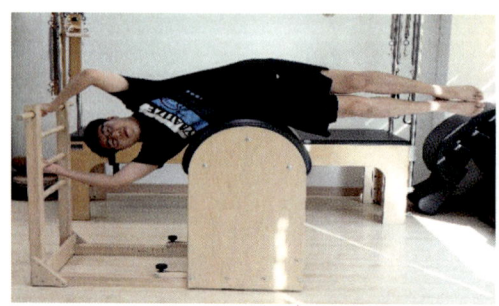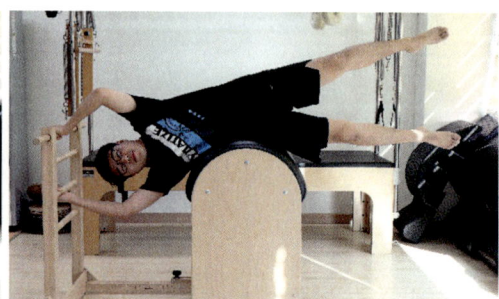

리포머 오블리크 트위스트

1. 두 발목을 리포머의 풋스트랩[발걸이]에 빠지지 않도록 건다.
2. 몸통을 오른쪽으로 회전.

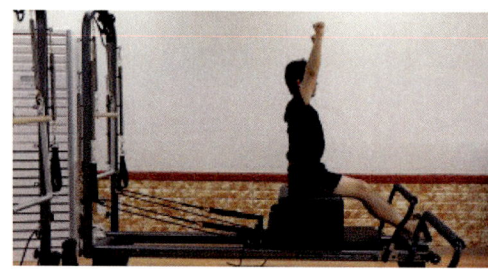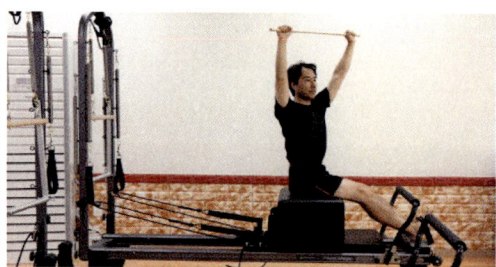

3. 그 상태를 유지하고, 왼쪽으로 척추를 측면으로 구부린다.
4. 원위치로 와서 오른쪽으로 척추를 기울인다.

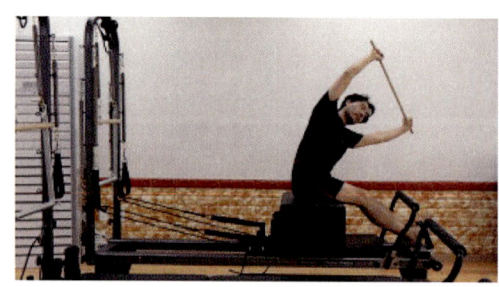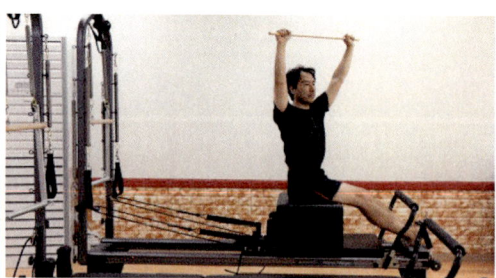

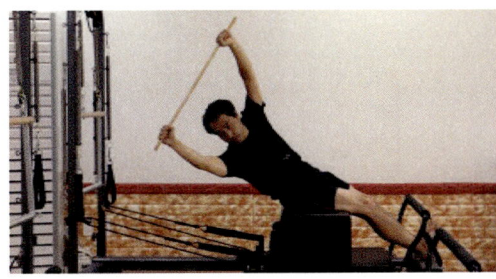 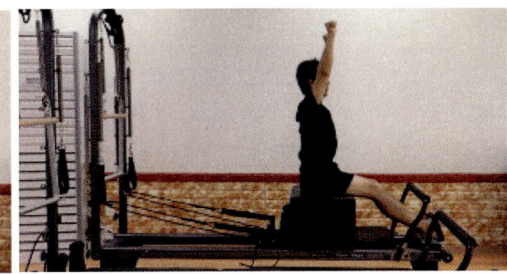

5. 원위치로 돌아오고 나서 반대를 행한다.

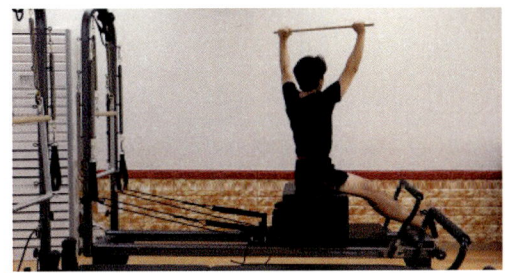 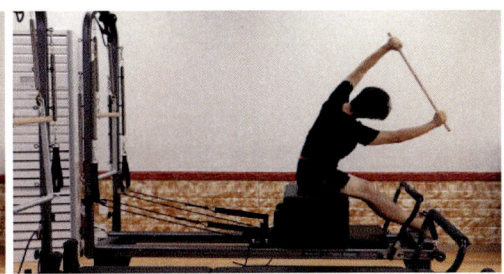

리포머 세미서클 기초

1. 두 다리를 풋바에 댄다.

2. 엉덩이를 들어올린다.

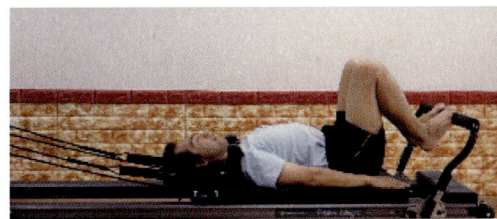 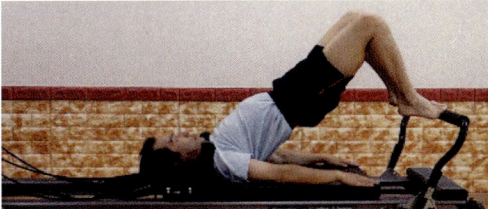

3. 엉덩이를 들어올린상태에서 다리를 민다.

4. 다리를 뻗은 상태에서 엉덩이를 내리고, 처음으로 돌아온다.

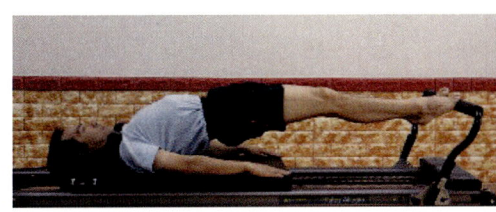 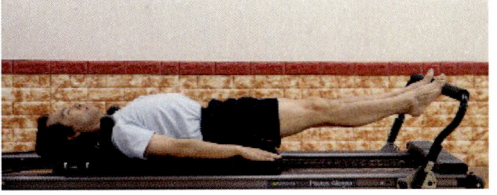

리포머 세미서클

사진과 같이 스프링을 양쪽에만 건다. 이것은 엉덩이가 내려갈 때, 스프링에 닿지 않도록
하려는 것이다.

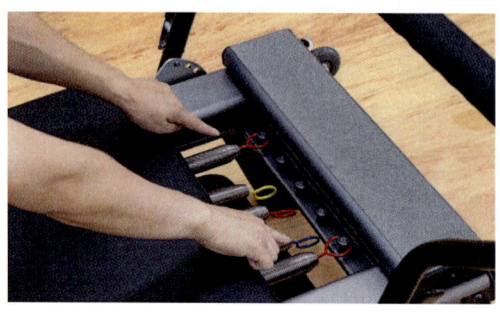

1. 풋바에 다리를 걸치고 손은 어깨 지지대를 잡는다.
2. 팔로 어깨 지지대를 민다.
3. 발은 풋바에 올린다.

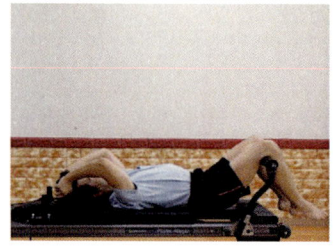 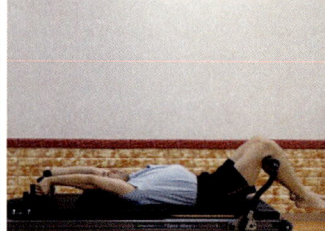 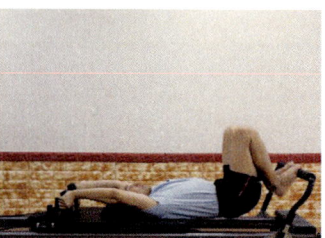

4. 천천히 골반을 들어올린다.
5. 들어올린 상태에서 다리를 편다.
6. 천천히 엉덩이를 내린다.

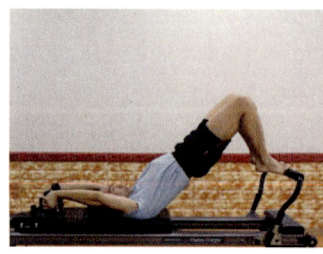 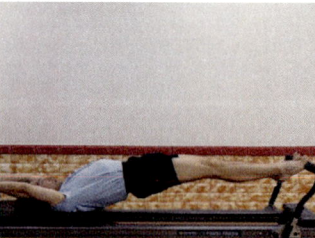 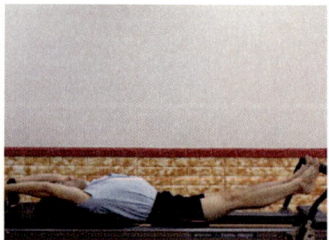

7. 원위치로 돌아온다.

8. 다시 엉덩이를 든다.

9. 밀어낸다.

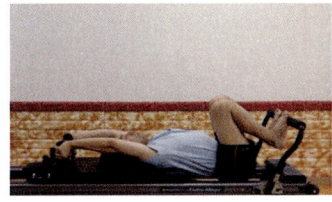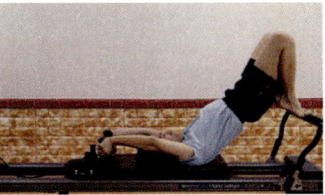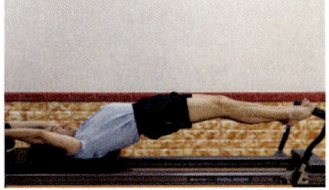

위의 동작을 반복한다. 숙달되면 역순으로 한다.

리포머 클라임 어브리[거북등, 요통 교정]

1. 리포머의 가로로 박스를 둔다. 두 손으로 무릎의 밑을 잡는다.

2. 다리를 편다.

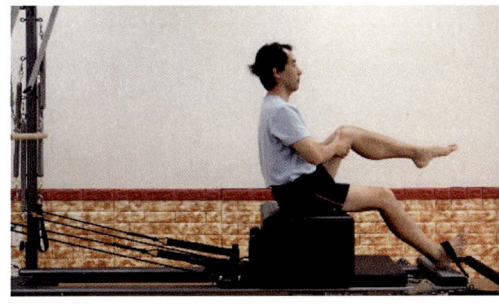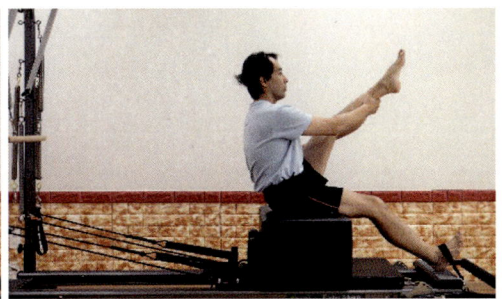

3. 그 다리를 손으로 잡아서 올라간다.

4. 다시 다리를 내려온다.

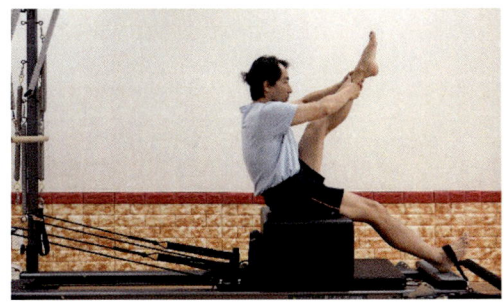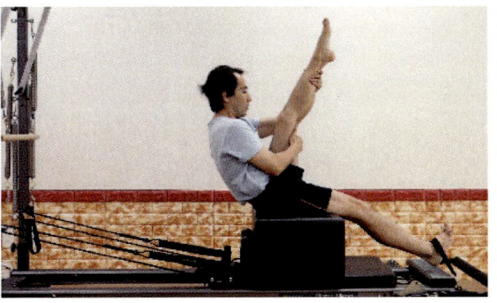

5. 다리를 손으로 잡으면서 상체를 뒤로 기울인다.

6. 점점 내려간다.

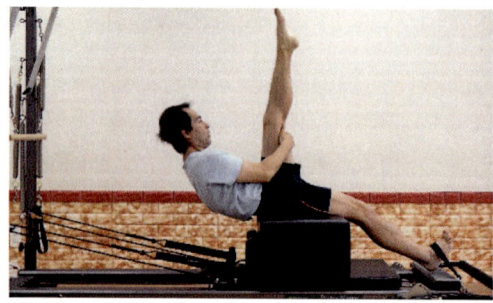 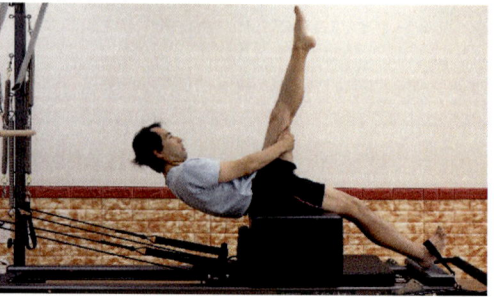

7. 지지하는 발의 스트랩이 빠지지 않도록 안정을 시키고, 손을 다리에서 천천히 뗀다.

8. 다시 다리를 잡고 올라온다.

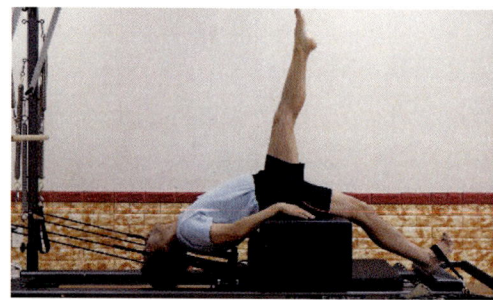 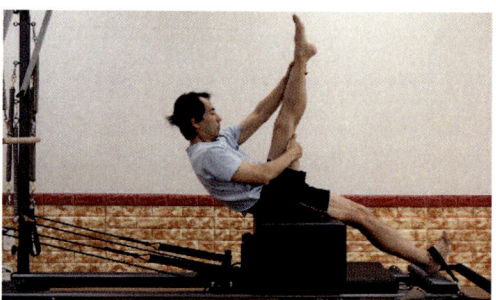

리포머 숏 박스 사이드 시팅 플렉션 위드 로테이션

1. 한 다리를 발걸이에 걸어서 빠지지 않도록 한다.

2. 천천히 옆으로 몸을 기울인다.

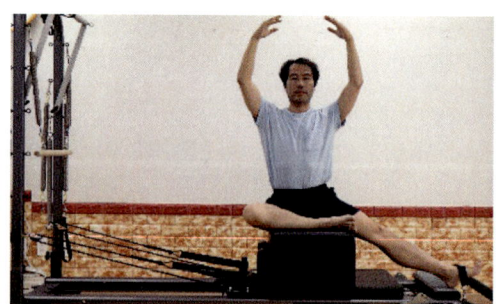 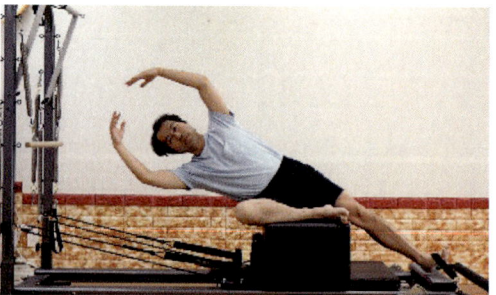

3. 몸을 회전한다.

4. 회전한 상태를 유지하고 팔을 편다. 역순으로 돌아온다.

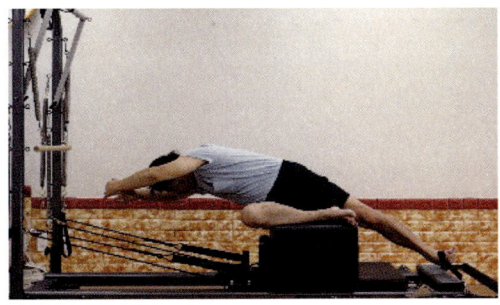 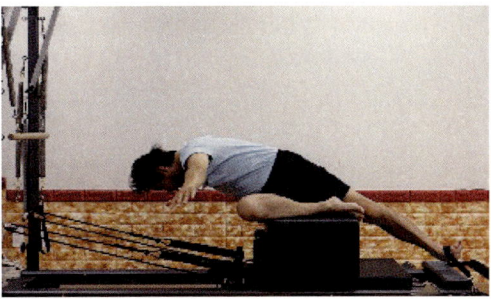

위 동작을 손을 머리 뒤에 대고 한다.

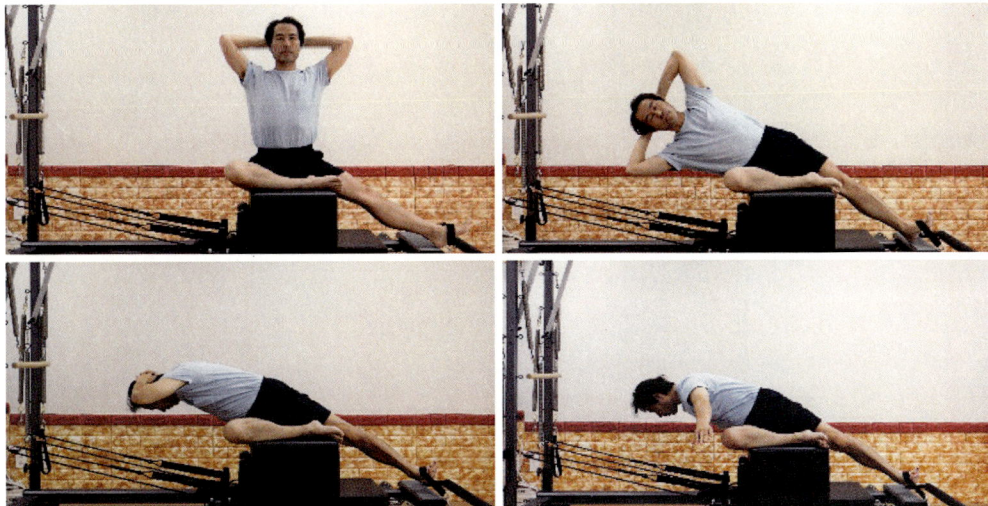

리포머 롱 스트랩 뒤집어지기

1. 스트랩에 발을 건다. 발을 걸고 발에서 빠지지 않도록 한다.

2. 천천히 다리를 머리 위로 올린다.

3. 마지막에 올릴 수 있는 데까지 올린다. 다시 척추를 분절해서 역순으로 내려오고 원위치
   로 와서 반복.

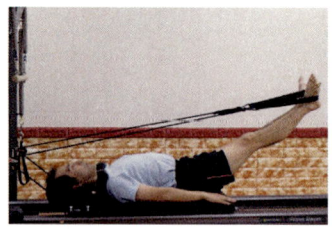 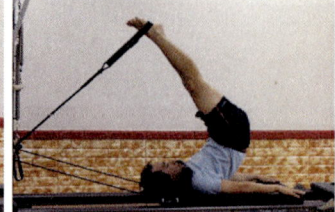 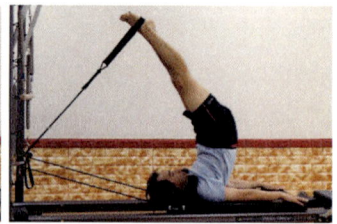

리포머 숏 스파인

1. 다리를 대각선 높이로 든다.

2. 그 다리를 머리 위로 들어올린다.

3. 무릎을 구부리고 뒤꿈치는 서로 붙이고, 무릎 사이도 벌린다.

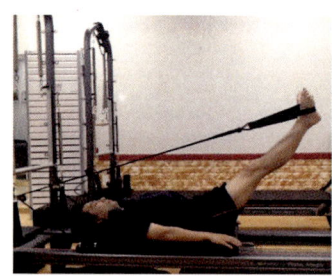 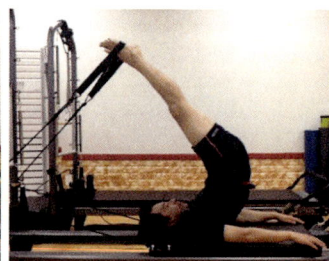 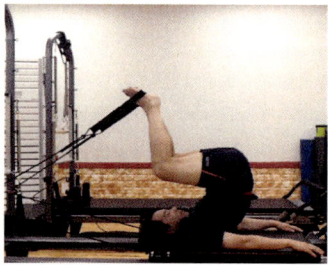

4. 발이 따라오지 않도록 하면서 척추를 천천히 하나씩 분절하여 돌아온다.

5. 완전히 선골까지 바닥에 내린 다음에 발이 온다.

6. 발을 다시 대각선으로 민다. 반복.

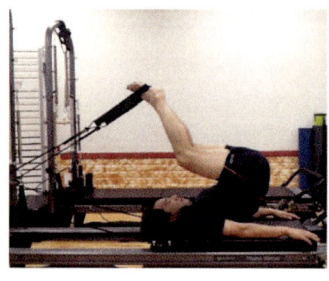 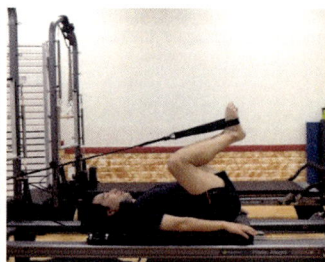 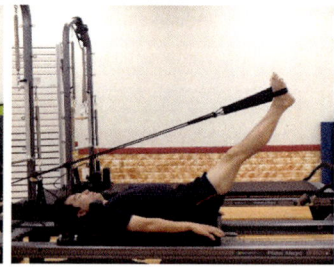

캐딜락 푸시바 굴곡

1. 캐딜락의 푸시바를 잡고 정렬.

2. 몸을 앞으로 기울이면서 팔을 잡아당긴다.

3. 척추를 앞으로 분절해서 구부리고 팔을 앞으로 쭉 편다. 목이 떨어지지 않고 척추와 연결돼 있어야 한다. 반복.

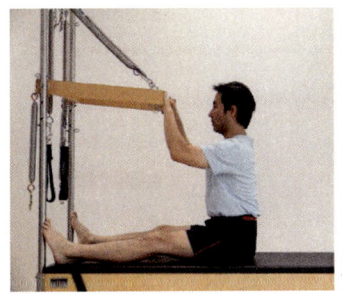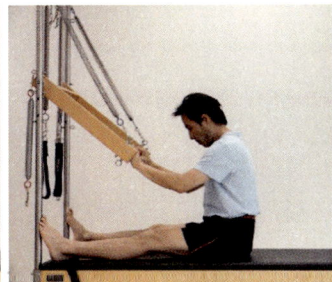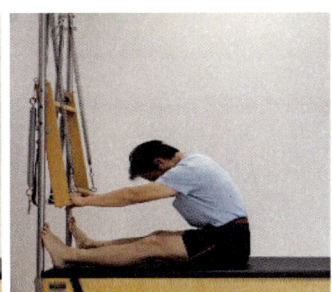

1. 시작자세

2. 몸을 뒤로 기울인다. 이때 척추는 시작자세의 척추를 유지하고, 팔만 푸시바에 매달린다. 이것을 뒤로 하는 힌지[경첩]이라고 한다.

3. 몸을 앞으로 기울여서 척추를 늘린다. 필라테스에서는 척추를 어떤 상태로 두는지가 미묘하게 차이가 난다. 항상 독자님들은 사진과 설명을 잘 읽고, 앞 부분의 잘못된 움직임을 토대로 하여, 자신의 잘못된 움직임과 자세를 서서히 고쳐나가도록 한다.

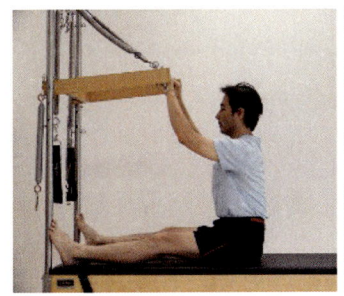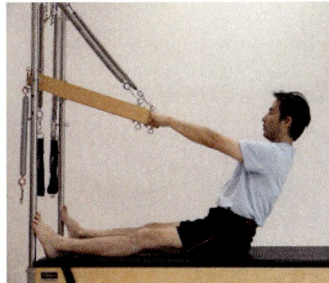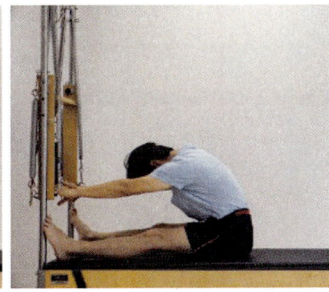

캐딜락 푸시바 신전, 스완

1. 푸시바의 위에 스프링을 걸고, 엎드린 상태에서 팔을 구부린다.

2. 그 팔을 앞으로 밀고, 누르면서 그 힘을 이용하여 몸을 일으킨다. 반복.

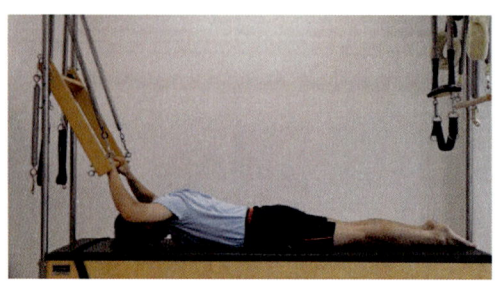 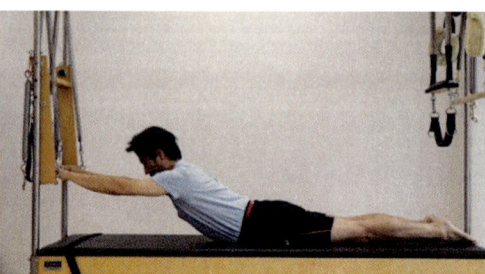

3. 팔을 앞으로 쭉 편다.

4. 팔을 구부린다.

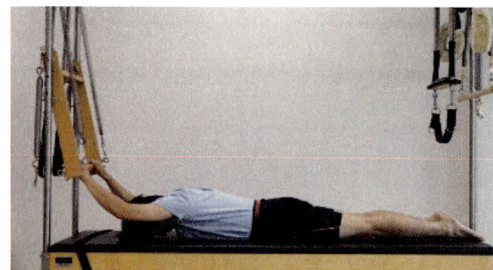 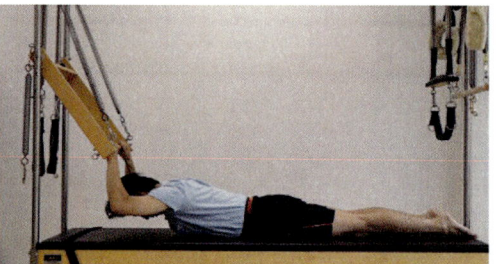

5. 구부리는 팔을 위로 밀면서 상체를 일으킨다. 목이 뒤로 과도하게 꺾이지 않도록 한다.

6. 팔을 위로 밀면서 자신의 척추의 신전가동범위최대로 움직인다. 다시 역순으로 돌아온다. 반복.

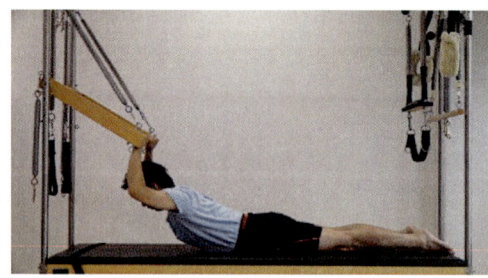 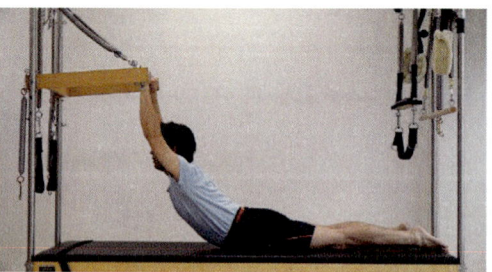

캐딜락 푸시바 측면 굴곡

1. 신체를 옆으로 해서 눕는다. 사진처럼 누우면 오른손이 위로, 왼손이 밑에서 잡는다. 오른손이 왼손보다 앞으로 잡는다.

2. 먼저 오른팔굽을 구부려서 푸시바를 당겨온다. 그다음에 왼손으로 밑에서 푸시바를 밀어올린다. 이것의 순서가 바르지 않으면 몸을 일으키기 어렵다.

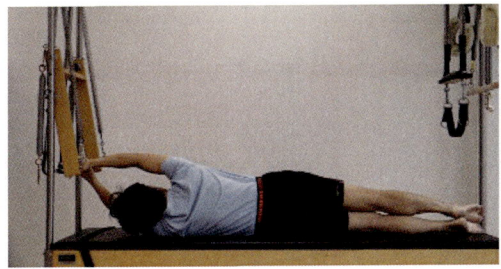 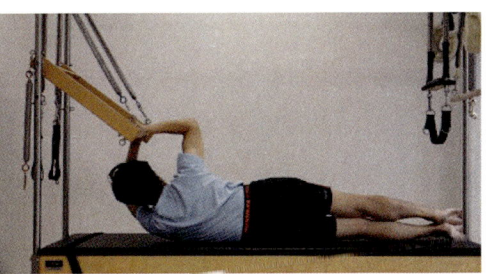

3. 왼손으로 밑에서 밀어올리면서 신체를 일으킨다. 척추의 측면굴곡을 하는 것이다.

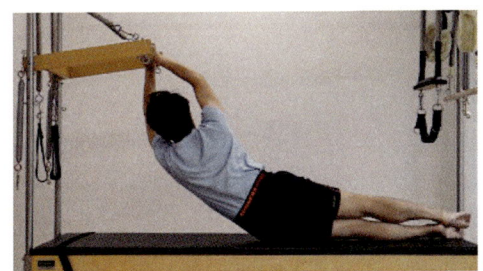

다리가 일어나지 않도록 고정한다. 몸이 앞으로 기울어지지 않고, 정확히 신체의 옆을 앞뒤로 나누는 앞뒤의 면의 중심에서 일어나도록 한다. 즉 옆에서 보았을 때, 옆 몸통이 앞으로 뒤로 기울어지지 않도록 한다.

4, 역순으로 돌아온다. 반복.

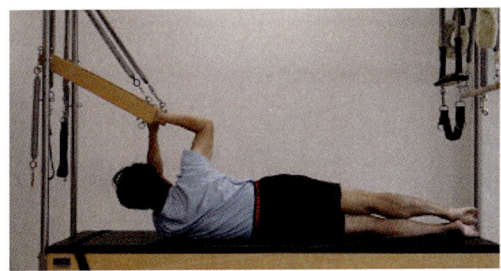 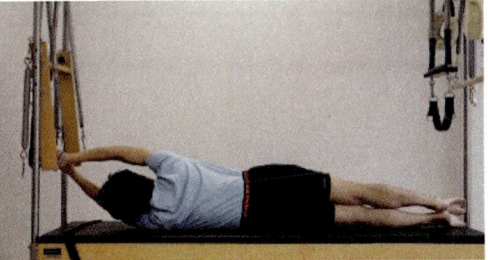

캐딜락 하프웨이 어라운드 더 월드

캐딜락의 롤다운바를 한 손으로 잡고, 몸을 반원을 그리면서 내려가고 다시 그 역순으로 돌아온다.

1. 롤다운바를 잡고 다리를 펴서 발은 봉에 댄다.
2. 뒤로 척추분절해서 가면서 오른팔을 떼서 하늘로 든다.

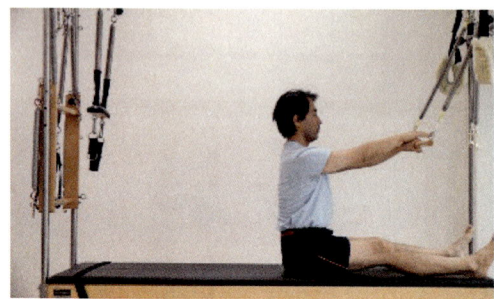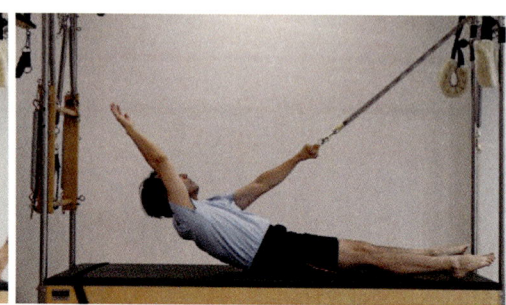

3. 점점 더 척추분절을 하고, 그 팔을 쭉 펴서 척추를 편다.
4. 방향을 바꿔서 몸통을 오른쪽으로 돌리고. 팔도 자연스럽게 오른쪽으로 돌아가고 시선은 오른손을 본다.

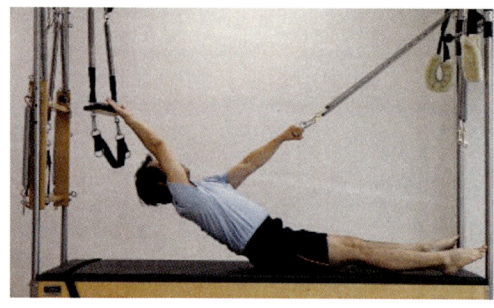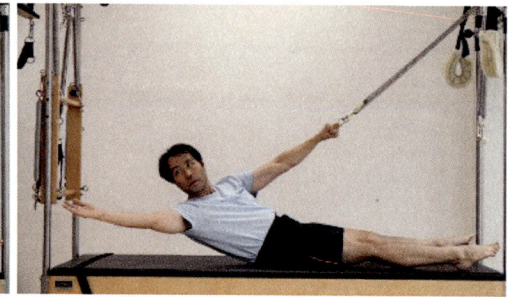

5. 점점 그 팔이 반원을 그리면서 돌아서, 반대쪽 봉으로 다가가고, 몸통도 다시 앞으로 구부리게 된다. 손이 반대쪽 봉에 닿으면, 그 역순으로 돌아온다.

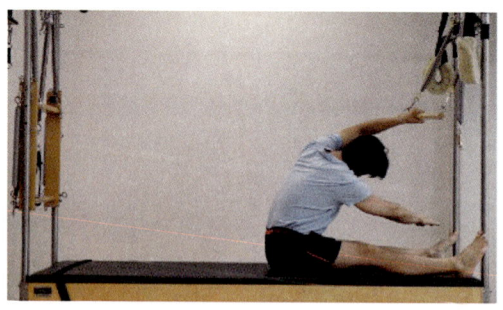

캐딜락 롤다운바 창문 들여다보기

롤다운바를 잡고 뒤로 척추분절해서 내려가는데, 몸통을 옆으로 돌려서 창문을 들여다보는 자세를 하고 내려가고 올라오기를 반복. 척추의 오른쪽 근육이 타이트한 사람은 오른쪽으로 창문 들여다보기를 하면서 행한다.

1. 시작 자세
2. 오른쪽의 창문을 몸을 앞으로 숙여서 보듯이 한다.
3. 그 상태를 유지하면서 척추를 분절해서 내려간다.

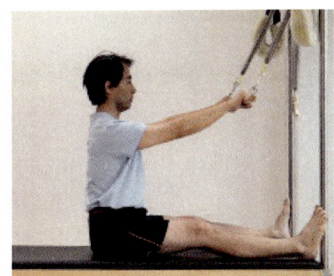 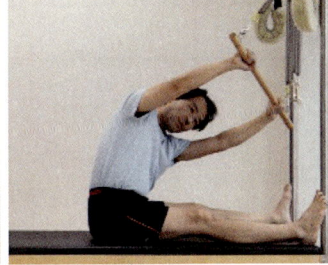 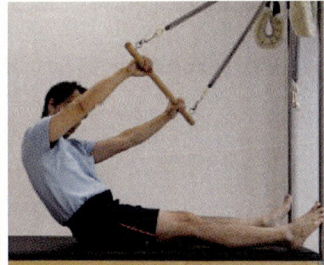

4. 점점 내려가면서, 기울인 각도가 줄어든다.
5. 정중앙으로 눕는다.

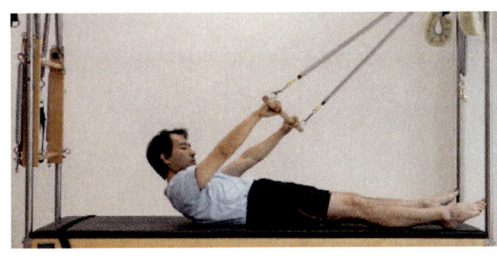 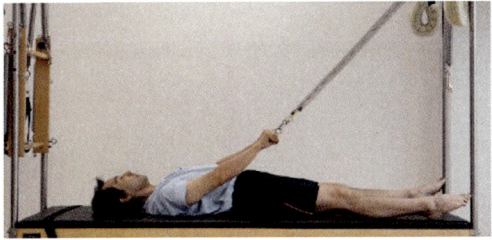

6. 이번에는 반대로 창문을 보면서 일어난다.
7. 점점 더 일어나서 반대창문을 본다.

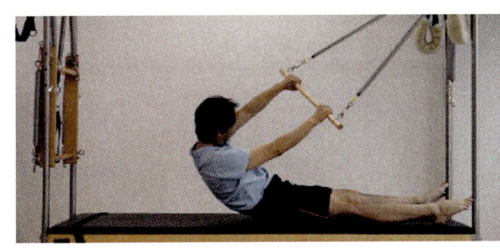 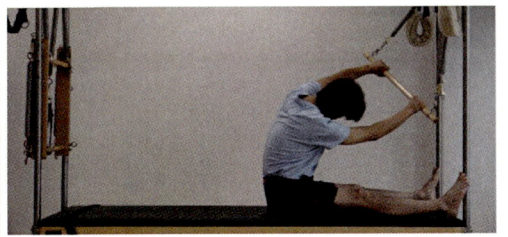

캐딜락 롤다운 바 사이드라잉 레터렐 플렉션

롤다운바를 잡고 옆으로 올라오는 것이다. 척추의 측면굴곡이다. 몸통이 앞이나 뒤로 기울지 않도록 하면서 구부리고 편다.

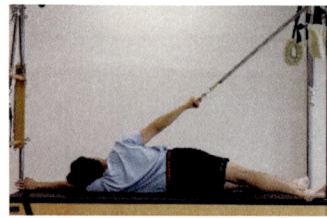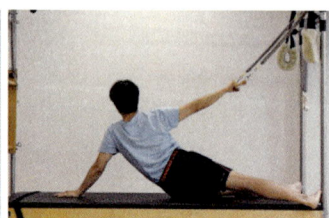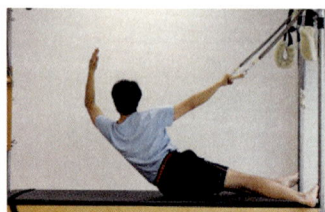

캐딜락 어라운드 더 월드[서클서우]

푸시바를 잡고 몸통을 전체적으로 회전한다.

1. 왼손으로 봉을 잡고, 오른손은 뻗어서 푸시바를 올린다. 시선은 오른쪽을 본다.
2. 머리 위에서 볼 때, 시계가 있다고 가정하고, 시계의 12시에서 11시, 10시 방향으로 몸통과 팔을 돌린다. 오른팔은 푸시바에 매달린다.
3. 점점 몸통과 팔이 돌아서 8시-7시 방향으로 간다.

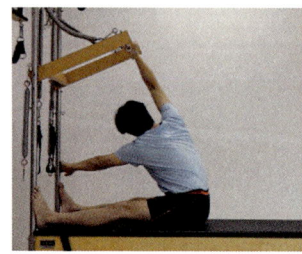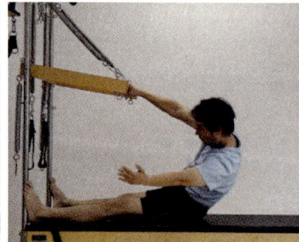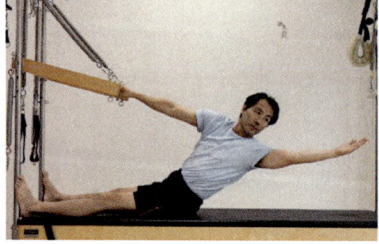

4. 7시 방향으로 가고. 시선은 왼손보다 멀리 본다. 몸통도 쭉 늘어난다.
5. 이번에는 몸통의 방향으로 바꾸어서 오른쪽으로 돌려서 정면에 댄다. 왼팔은 6시에 있다. 오른팔은 푸시바에 매달린다. 목을 뒤로 꺾지 말고 척추와 정렬을 맞춘다.

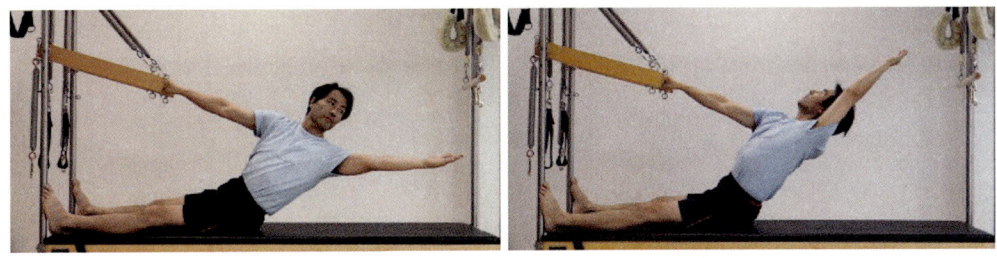

6. 이번에는 팔이 5시, 4시, 3시로 간다. 오른팔은 푸시바에 매달려서 체중을 지탱하고 당기지 않는다.

7. 팔이 2시에서 1시로 오고, 다시 12시로 오면서, 두 손은 푸시바를 잡아서 위로 밀어올리고. 몸통은 수직이 된다. 역순으로 돌아온다.

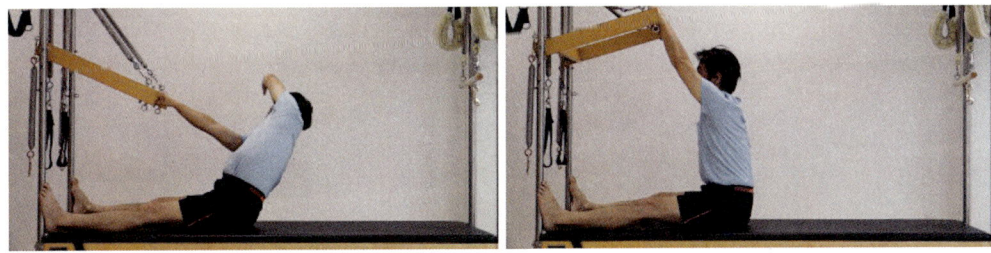

캐딜락 퍼지[발걸이]에 매달리기

캐딜락의 퍼지[발걸이]에 매달리는 동작을 반복하면, 척추가 쭉 늘어난다.

1. 캐딜락의 수직봉과 수평봉이 만나는 끝부분에서 자신의 손과 팔굽의 거리 정도에 퍼지를 위치한다. 퍼지는 봉에서 이동한다. 이 정도 거리가 매달렸을 때 적당하다.

2. 누워서 수직봉을 잡는다.

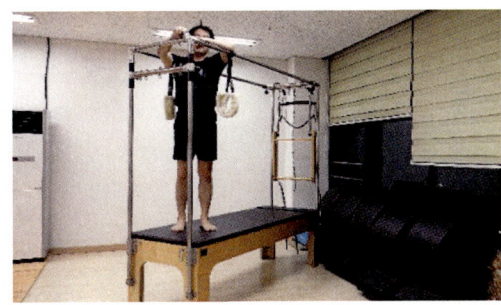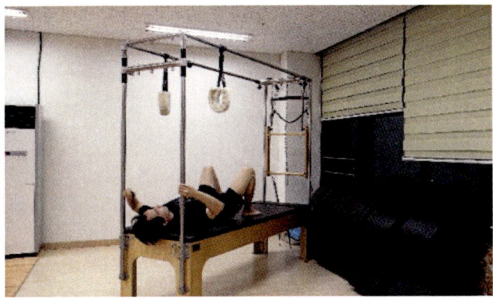

3. 한발씩 퍼지에 건다. 앞에서 뒤로 걸고, 다리를 당겨서 퍼지에 확실히 발목이 걸리도록 한다. 퍼지는 퍼지 스스로 조여주는 것이 아니라, 연습자가 발목을 잘 콘트롤하여 걸리도록 해야 한다. 초보자는 주의해야 한다. 발목이 빠지면 사고가 난다. 그러므로 이 동작을 연습할 때, 강사는 퍼지의 끈 부분을 꼭 잡아서 발목이 빠지지 않도록 보조를 해준다.

4. 두 발목을 모두 건다. 이 자세에서 손을 놓고, 발목이 빠지지 않도록 하면서 체중을 버티도록 연습한다. 충분히 체중을 퍼지에서 발목이 빠지지 않도록 연습한다.

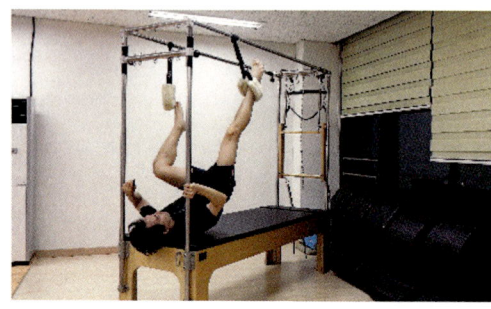 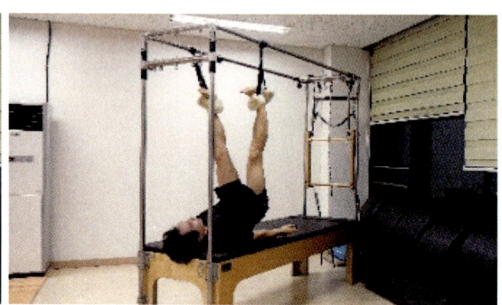

5. 위의 연습이 충분히 되어서 발목에서 퍼지가 빠지지 않도록 되었거나. 강사가 안전하게 잡고 있는 경우에 손으로 봉을 잡고 내려가기 시작한다.

6. 봉을 잡고 다리를 편다.

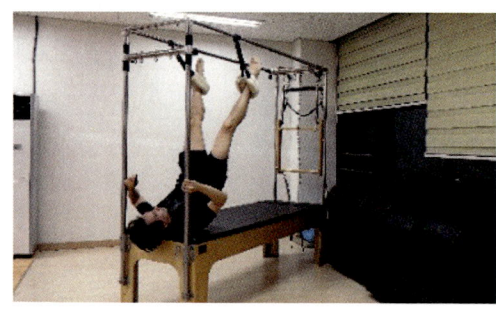 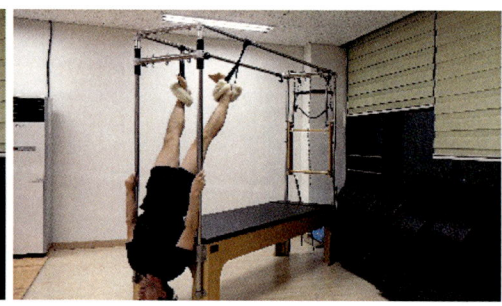

7. 한손을 조심스럽게 놓아본다. 발목이 빠지지 않는지 확인한다.

8. 두 손을 놓는다. 이대로 어느 정도 있는다. 다시 역순으로 돌아온다. 항상 이 동작은 안전에 유의해야 한다.

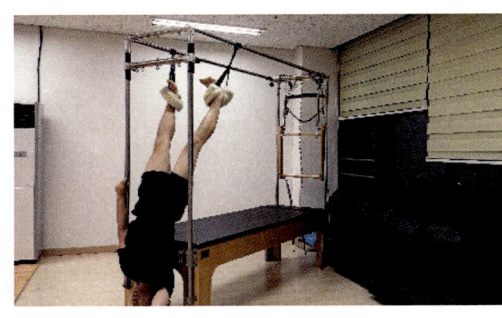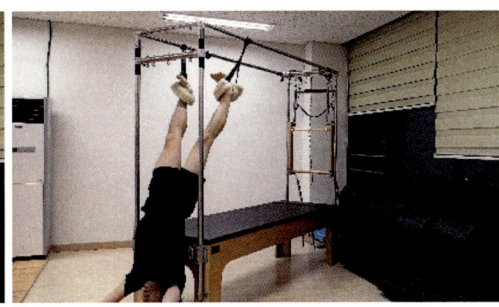

캐딜락 스탠딩 암 어퍼컷

먼저 좌우를 동일하게 반복한 다음에, 흉추의 좌우 중에서 약한 쪽을 더 많이 반복한다.

1. 캐딜락의 스프링을 잡고, 두 팔을 옆으로 벌린다.

2. 신체를 옆으로 기울인다. 한손은 위로 가고. 한손은 밑으로 간다.

3. 아래손을 권투의 어퍼컷처럼 아래에서 위로 복부를 가격하듯이 동작을 행한다. 어퍼컷
   주먹 공격을 하는 것이다. 10회 정도 한 다음에 원위치로 돌아와서 반대쪽을 행한다.

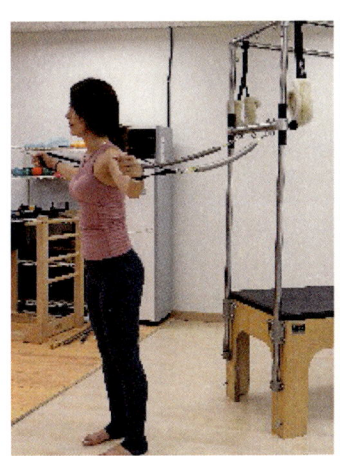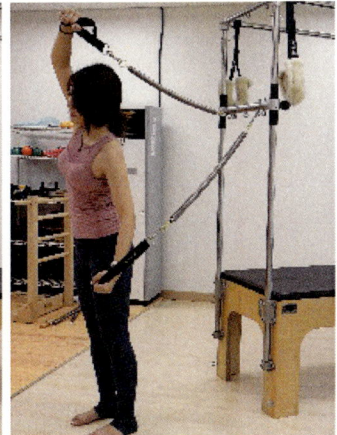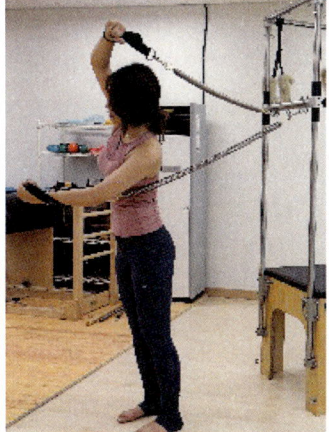

페드오풀

페드오풀에서 정확히 중립 척추를 유지하면서, 팔이나 다리 운동을 하더라도 중립 척추를 유지하는 훈련을 한다. 척추가 좌우로 기울어지지 않게 하고, 머리 뒤통수와 흉추, 선골이 페드오풀에 밀착된 상태를 유지하면서, 동작을 한다.

1. 페드오풀에 선다. 옆에서 보았을 때, 머리 뒤통수, 흉추, 선골이 봉에 밀착하고, 경추와 요추는 떨어지면 중립 척추이다. 앞에서 뒤에서 보았을 때는 일자를 만든다. 다리는 브이자 모양.

2. 숨을 내쉬면서 팔을 내린다. 원위치하고 반복.

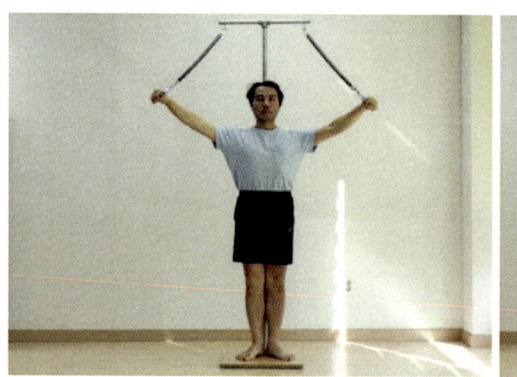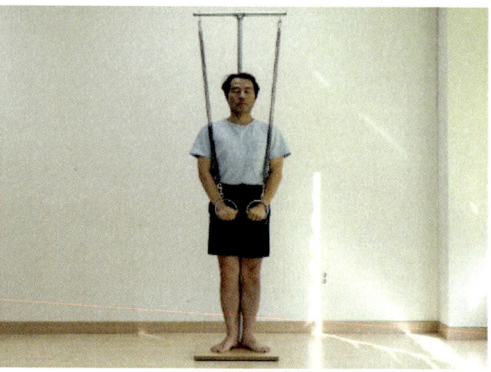

1. 시작 자세

2. 팔을 내리고 무릎을 구부리기 시작한다.

3. 무릎을 구부리고 내려가서 앉는다. 뒤꿈치는 든다. 척추는 봉에서 떨어지지 않고 중립 척추 유지, 원위치로 환원. 반복.

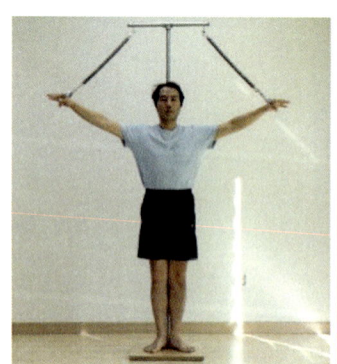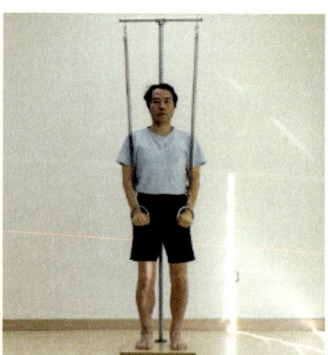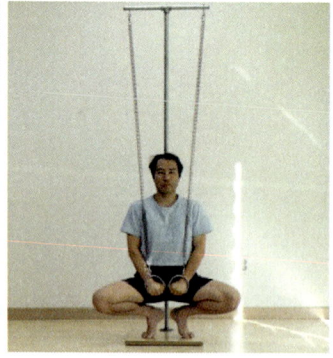

1. 시작자세

2. 신체를 왼쪽으로 회전하면서 팔도 따라간다.

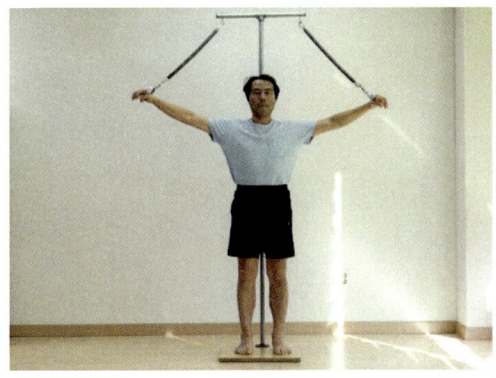 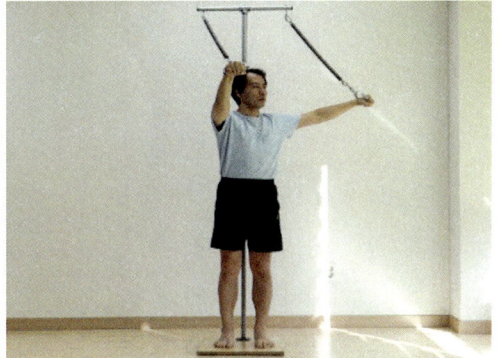

3. 몸통을 앞으로 구부린다. 이때 페드오픈이 앞으로 쓰러지시 않도록 주의한다.

4. 구부린 상태에서 정면으로 와서 오른쪽으로 이동.

5. 천천히 일어난다. 다시 원위치 정면으로 돌아온다. 반복. 반대로도 행한다.

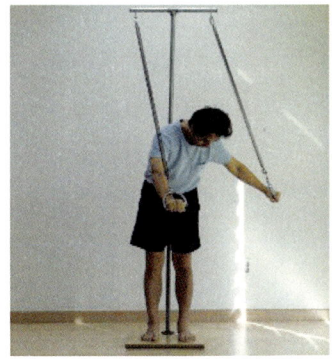 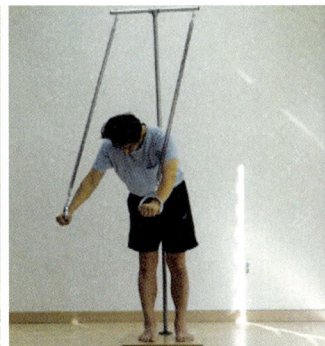 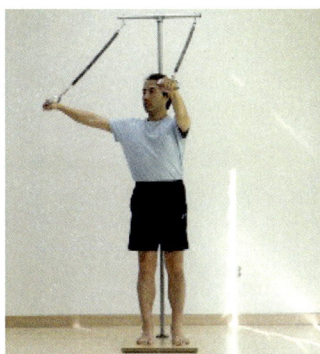

체형 교정 테이핑

체형 교정 테이핑이란 필자가 미국 플로리다에 로리타 필라테스를 배우러 갔을 때에 발견한 것이다. 당시에 필자는 필라테스 운동 중에, 원래 타이트했던 부위가 더 과도한 운동으로 더 타이트해져서 고생을 했다. 그러다가 우연히 타이트한 부위의 반대 근육에 미국 수퍼마켓의 테이프를 사서 붙였다. 그랬더니 타이트함이 사라지는 것이었

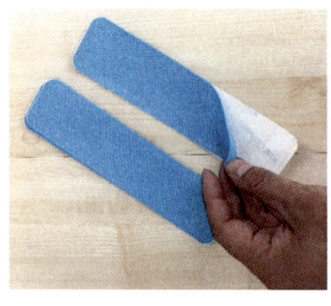

다. 여기에 착안을 했다. 한국에서 테이핑 밴드는 약국이나 인터넷에서 구입할 수 있다.

체형 교정 필라테스와 체형 교정 테이핑을 결합하면, 효과를 더욱 높힐 수 있다. 체형이 틀어진다는 것은 근육이 늘어난 부위가 있고, 반대로 과도하게 수축된 부위가 있다는 것이다. 늘어난 부위는, 근육을 수축해서 테이핑을 하고 수축된 부위는 늘린 후에 테이핑을 한다.

요통 교정의 예

허리[요추 주변]의 근육이 타이트하고, 복부근육이 늘어난 상태인 경우에는 복부의 배꼽을 집어넣은 상태에서 테이핑을 한다. 반대로 허리는 허리의 요방형근을 늘린 상태에서 테이핑을 한다. 이렇게 체형 교정 테이핑을 한 상태로 요통 교정 필라테스를 하면 더욱 효과적이다.

골반의 상승 교정의 예

만약에 왼쪽 골반[왼장골]이 오른쪽 골반보다 상승했다면, 오른골반을 상승시키는 오른요방형근을 수축하고, 테이핑을 한다. 그러면 오른골반이 올라가서 왼골반과 높이가 같아진다. 이 상태로 골반 교정 필라테스를 한다.

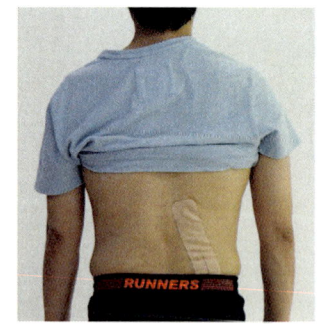

왼발목의 프로네이션에 의해 왼정강이 바깥쪽이 타이트하고 정강이 안쪽이 늘어난 경우

정강이 안쪽 근육을 수축[짧게]하고 근육에 테이핑을 한다.

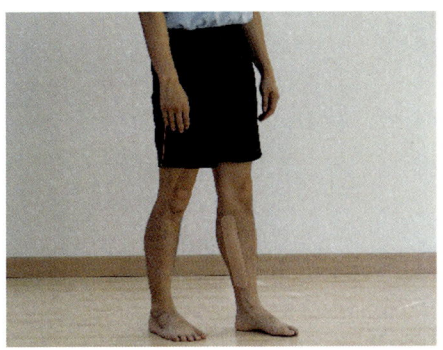

이 상태로 체형 교정필라테스를 하면 더욱 효과가 증대된다.

필자의 기존 출판책

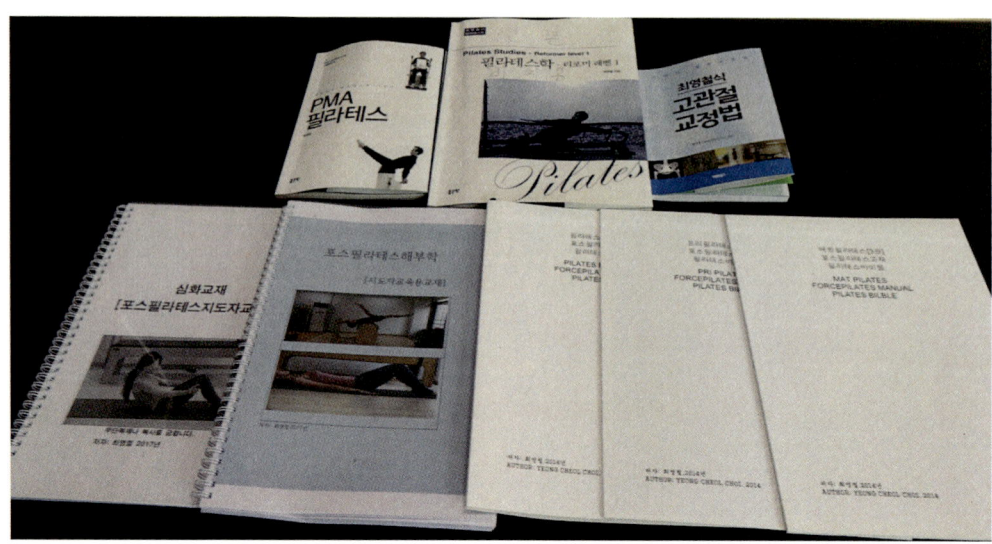

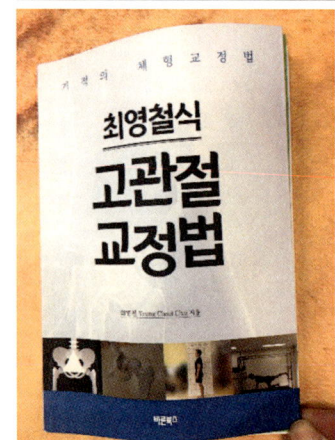

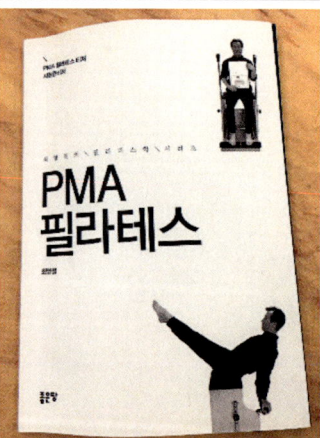

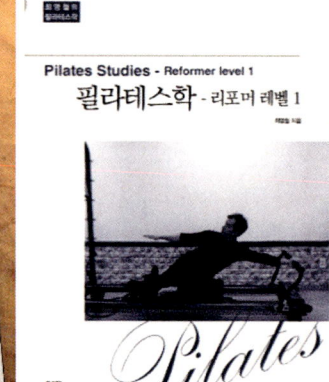

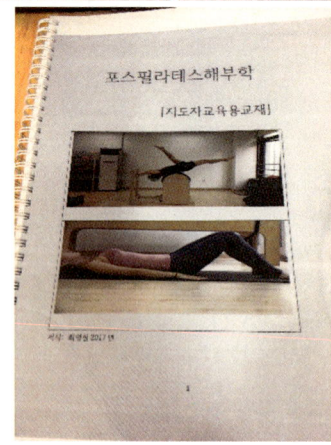

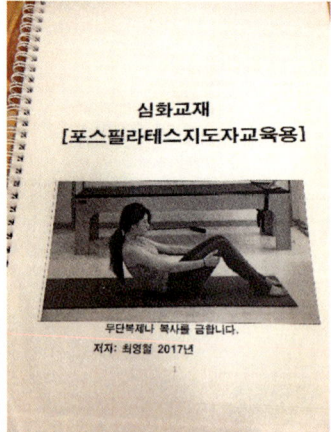

필자의 필라테스 관련 사진 및 자격증 및 문서들

다음의 사진들은 필자가 필라테스를 하면서 찍은 사진들과 각종 자격증, 세미나 참가 수료증 등등이다.

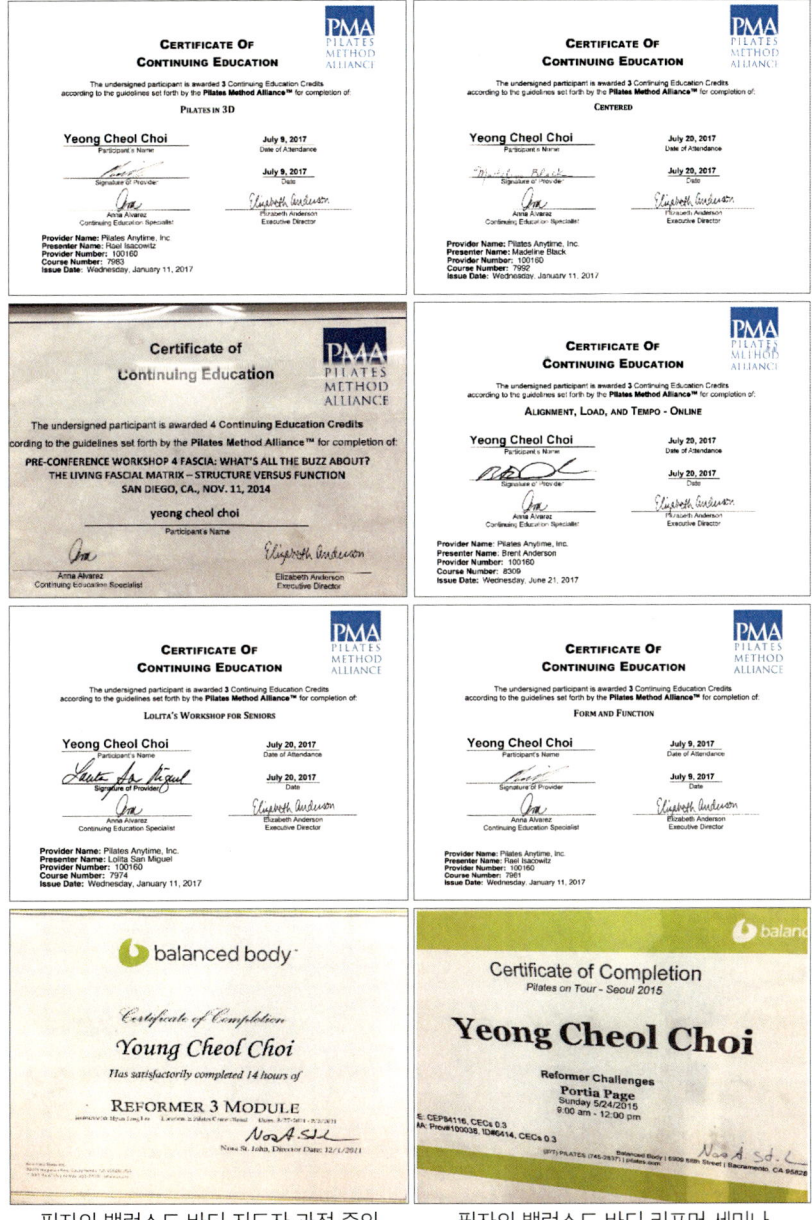

필자의 밸런스드 바디 지도자 과정 중의
리포머3 과정의 수료증

필자의 밸런스드 바디 리포머 세미나

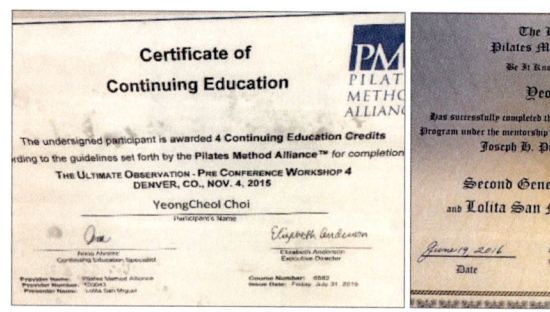
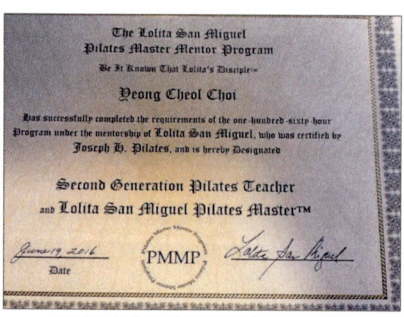

필자의 PMA 필라테스 티처 갱신을 위한
학점 이수 세미나 참가 후의 수료증

2016년에 조셉 필라테스의 제자인
로리타 산미구엘의 모든 교육 과정을
졸업하고 받은 자격증

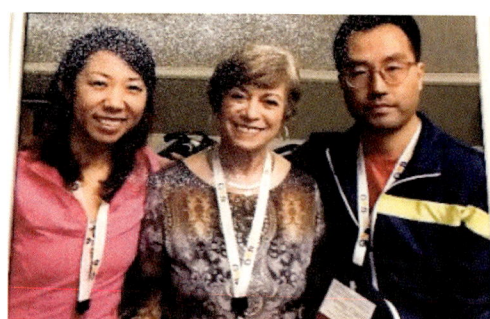
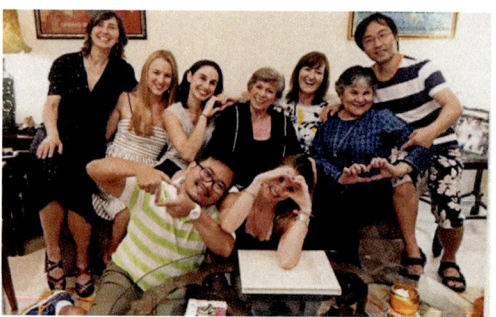

미국 플로리다에서 로리타 필라테스 교육을 받던 중에 같이 배운 전 세계의 필라테스 티처들과 같이 사진 촬영

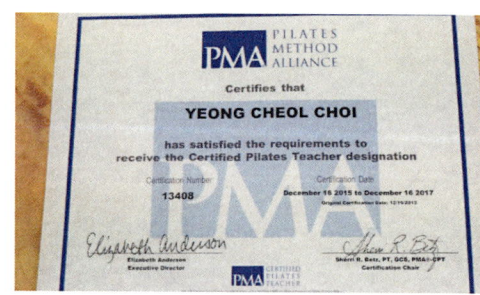
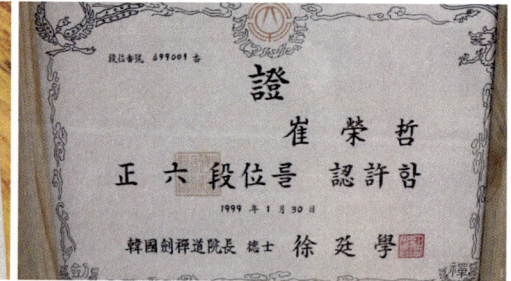

필자의 2015년부터 2017년까지의
PMA 필라테스 티처 지격증

검도의 원로, 고 서정학 선생님의
검선도연사 6단을 받은 자격증

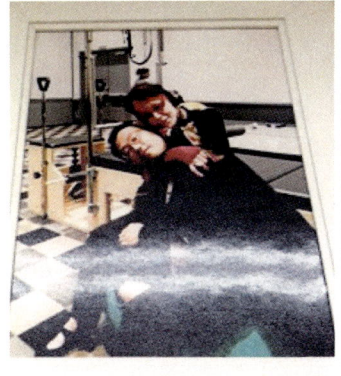
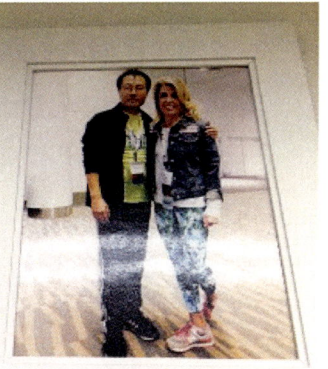

조셉 필라테스의 제자인 메리 보웬의　　미국 필라테스 동영상 사이트 대표와
미국 세미나에 참가 후에 찍은 사진　　미국 PMA 연간 미팅에서 찍은 사진

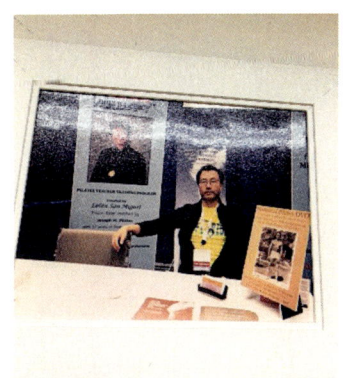
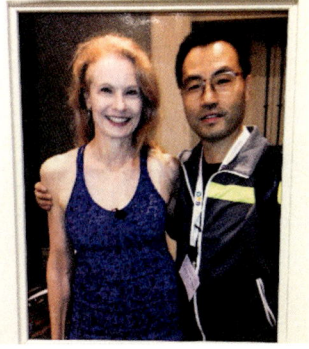

미국 필라테스 티처 질리안 허셀의 미국에서의 세미나를 들은 후